GUKE JIBING ZHENZHI YU XINJISHU YINGYONG

骨科疾病诊治与新技术应用

主编 张伟旭 陆君安 梁 波 等

河南大学出版社
HENAN UNIVERSITY PRESS
·郑州·

图书在版编目（CIP）数据

骨科疾病诊治与新技术应用 / 张伟旭等主编 . — 郑州 ： 河南大学出版社 , 2019.9
ISBN 978-7-5649-3905-2

Ⅰ . ①骨… Ⅱ . ①张… Ⅲ . ①骨疾病 – 诊疗 Ⅳ . ① R68

中国版本图书馆 CIP 数据核字（2019）第 197153 号

责任编辑： 孙增科
责任校对： 聂会佳
封面设计： 卓弘文化

出版发行： 河南大学出版社
地址：郑州市郑东新区商务外环中华大厦 2401 号
邮编：450046
电话：0371-86059750（高等教育与职业教育出版分社）
0371-86059701（营销部）
网址：www.hupress.com
印　　刷： 北京虎彩文化传播有限公司
版　　次： 2019 年 9 月第 1 版
印　　次： 2019 年 9 月第 1 次印刷
开　　本： 880mm × 1230mm　1/16
印　　张： 9.75
字　　数： 316 千字
定　　价： 60.00 元

编　委　会

主　编　张伟旭　陆君安　梁　波
郭宗彩　陶高鑫　崔光豪

副主编　顾光学　姜　波　魏雁楠　曾宪峰　赵振杰
郭绍勇　崔泽升　卢丽莎　许京华

编　委（按姓氏笔画排序）

王少纯　河南省洛阳正骨医院（河南省骨科医院
卢丽莎　中国人民解放军海军第九七一医院
田永福　河南省洛阳正骨医院（河南省骨科医院）
田佳林　重庆市开州区人民医院
朱文潇　河南省洛阳正骨医院（河南省骨科医院）
刘　峰　江西中医药大学附属医院
许京华　河南省洛阳正骨医院（河南省骨科医院）
李文强　南方医科大学深圳医院
宋卫峰　河南省洛阳正骨医院（河南省骨科医院）
张伟旭　中国人民解放军联勤保障部队第九八九医院
陆君安　南方医科大学顺德医院
赵振杰　河南省洛阳正骨医院（河南省骨科医院）
赵晓非　河南省洛阳正骨医院（河南省骨科医院
姜　波　新乡市中心医院
顾光学　连云港市第一人民医院
郭宗彩　高密市第二人民医院
郭绍勇　河南省洛阳正骨医院（河南省骨科医院）
陶高鑫　新疆兵团第七师医院
崔光豪　吉林省中医药科学院
崔泽升　河南省洛阳正骨医院（河南省骨科医院）
梁　波　湛江中心人民医院
覃俊君　广西壮族自治区人民医院
曾宪峰　北京中医药大学深圳医院（龙岗）
蔡一强　河南省洛阳正骨医院（河南省骨科医院）
谭兴春　重庆市开州区人民医院
魏雁楠　锡林郭勒盟中心医院

前言

随着现代人们的生活节奏的加快，交通意外、工业和建筑业事故越来越多，骨伤患者大量增加，使得骨科学的地位逐渐上升。与其他外科学相比，骨科临床不仅涉及骨骼、关节、肌肉、肌腱、血管、神经等多种组织，而且治疗方法比较复杂。因此，作为一名骨科医师，必须不断地学习新知识，掌握新技术，才能提高业务水平，使患者获得良好的功能恢复。

本书首先讲述了手部损伤、上颈椎损伤、胸腰椎损伤、下肢损伤、踝关节损伤、足踝部畸形的矫形，接着叙述了关节镜在关节外科的应用、髋部手术、骨肿瘤，最后介绍了中医骨伤。此书内容丰富、资料新颖、紧密结合临床，科学性与实用性强，可供骨外科医生与相关学科临床医师参考使用。

本书的作者均是来自临床一线的医务工作者，非常感谢他们在百忙之中抽出时间来编写此书。在本书编写过程中，尽管我们反复校对、再三审核，但由于篇幅和编者水平有限，书中不足之处在所难免，敬请广大读者予以批评指正，以便日臻完善。

编　者

2019 年 9 月

目录

第一章

手部损伤

第一节　掌骨骨折

掌骨骨折占手部骨折的 1/3。这些骨折可以分为两类：第一掌骨和第二至第五掌骨。二者之间的区别在于第一掌骨的功能有别于其他掌骨。

解剖要点：第二至第五掌骨可以分成 4 个部分——头部（最远端的部分）、颈部、干部和基底部。

掌骨间韧带紧密连接掌骨的头部，而在基底部则有很大的活动性。第四和五指的掌骨在前后位上有 15° ~ 20° 的前后活动度。第二和三掌骨的基底部则没有活动性，是手部的“固定中心”，其余的手指可以悬吊在上面。在复位掌骨骨折时，首先要考虑正常的活动度。第四和五掌骨的骨折成角移位，不需要很精确的复位，因为它们正常的活动度就可以代偿。第二和三掌骨的骨折必须要准确的复位，因为成角会影响正常的功能。

除此之外，骨折越靠近远端可接受的成角范围越大。换句话说，骨折越靠近近端，造成的掌骨远端的畸形越大。比如，第五掌骨颈部的骨折可以接受的掌侧畸形为 30°。但是在骨干水平的 30° 掌侧畸形就是不能接受的，因为它会导致掌指关节异常过伸。

一、掌骨头骨折

即使是最适宜的治疗，这些骨折仍有可能会出现致残性的并发症。这些骨折位于侧副韧带附着点以远（图 1–1）。

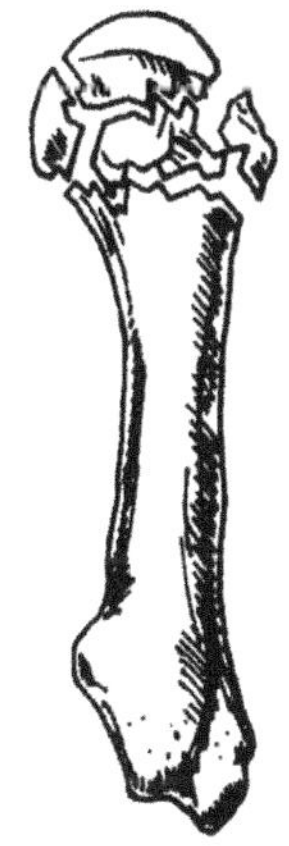

图 1–1　掌骨骨折——头部（第二至五指）

（一）损伤机制

最常见的机制是直接的暴力打击或者是碾压伤导致的粉碎性骨折。

（二）查体

受伤的掌指关节出现肿胀和压痛。沿手指轴向施压可使疼痛加重且疼痛局限在掌指关节。

（三）影像学检查

在前后位、侧位片上即可以发现骨折。有些时候需要斜位片明确骨折情况。旋前 10° 的斜位片有助于诊断第二和第三掌骨的骨折。旋后 10° 的斜位片有助于诊断第四和第五掌骨的骨折。侧副韧带的撕脱骨折可以通过 Brewerton 位观察，即掌指关节屈曲 65°，掌侧面靠近感光板，以 15°投照。

（四）合并损伤

掌骨骨折的合并伤包括：①伸肌腱损伤。②因骨间肌的挤压伤而形成的纤维化。③侧副韧带撕脱伤。

（五）治疗

急诊处理包括抬高、冷敷、镇痛药，以及用大量的软敷料包扎手部。

所有的掌骨头的骨折需要会诊。掌骨头的骨折伴有关节内缺损的多数要术中固定并恢复接近正常的关节位置。小的关节内骨折，多数专家建议将手部固定很短的一段时间后就开始功能锻炼。这些骨折大多需要后续的关节成形术。

骨折伴有邻近的撕裂伤应归为开放性的，需要请矫形外科急诊会诊，进行手术探查，冲洗，并进行修复。

（六）并发症

（1）旋转移位产生的力线不良，必须早期诊断和纠正。

（2）因挤压伤产生的骨间肌的纤维化是一种延迟的并发症。

（3）这种骨折可能伴有伸肌腱的损伤和纤维化。其症状和体征可能早期就出现，也可能晚期出现。

（4）掌关节僵硬。

二、掌骨颈骨折

掌骨颈骨折页被称为“拳击手骨折”，常累及第五掌骨。颈部的骨折多数是不稳定的，并有不同程度的掌侧成角（图 1–2）。即使在复位后，通常在掌侧方的排列也与正常不同。掌骨成功复位是指解剖学活动性的恢复。在第五掌骨，允许有 15°~ 25°，最高可以到 30°的成角而没有正常功能的受限。在第四掌骨接近 20°的成角都是可以接受的。这就是与第二和第三掌骨骨折的不同之处，它们需要解剖复位，以恢复正常的功能。

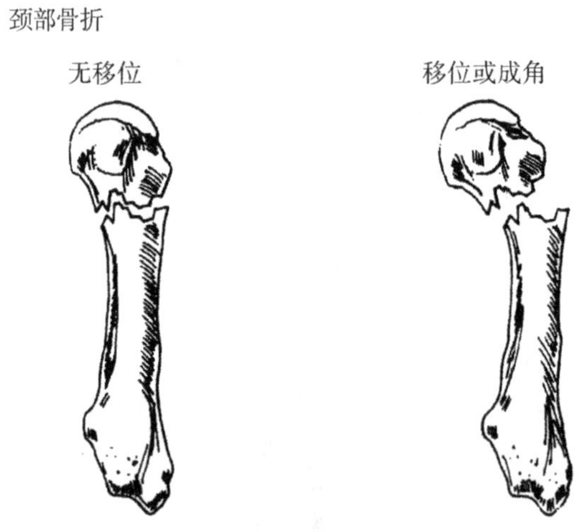

图 1–2　掌骨骨折——颈部（第二至五掌骨）

（一）损伤机制

直接的挤压力，例如握紧拳头击拳时常导致颈部的骨折。

（二）查体

受损的掌指关节出现压痛及肿胀。这些骨折常伴有旋转畸形，必须早期诊断和纠正。

（三）影像学检查

前后位、侧位和斜位片常用于诊断骨折和确定成角的度数和移位程度。旋前 10°的斜位片有助于第二和第三掌骨骨折的诊断。旋后 10°的斜位片有助于第四和第五掌骨骨折的诊断。

（四）合并损伤

这些骨折很少合并有其他的损伤。偶尔会伴随有指神经的损伤。

（五）治疗

掌骨颈骨折的治疗可以分为两组：第四、五指一组，另一组是第二和第三掌骨。

注意事项：在治疗所有的掌骨颈骨折时，有三点必须要注意。①旋转畸形必须早期诊断和治疗。②掌侧成角可以接受程度取决于受损的掌骨的正常活动度。不良的骨折复位可能导致掌指关节过伸和指间关节屈曲。③骨折伴有邻近的撕裂伤应归为开放性损伤，需要请矫形外科急诊会诊，进行手术探查，冲洗，并进行修复。

1. 掌骨颈骨折——第四、五指的治疗　如下所述。

（1）无移位、无成角骨折：第四或第五掌骨颈无移位、无成角的骨折治疗方法包括冷敷，抬高，以及覆盖至掌横纹的掌侧夹板和背侧不包括指间关节的夹板固定。要将腕背伸 15° ~ 30°，掌指关节屈曲 90°。通常建议早期开始近端指间关节和远端指间运动。保护性的掌指关节运动开始于第 3 ~ 4 周。

有证据支持第 2 ~ 5 指单个掌骨颈骨折时在带有功能性石膏（允许腕和手指的活动）后立即开始运动。这种方法可在矫形外科会诊后实施。

（2）成角骨折：第五掌骨颈骨折成角 >30°，第四掌骨颈骨折成角 >20°需要复位。这些骨折在复位时应遵循以下步骤。

①腕部阻滞麻醉即可达到满意效果。

②牵引受伤的手指 10 ~ 15min，纠正嵌塞。

③纠正嵌塞后，掌指关节和指间关节屈曲 90°（图 1–3）。

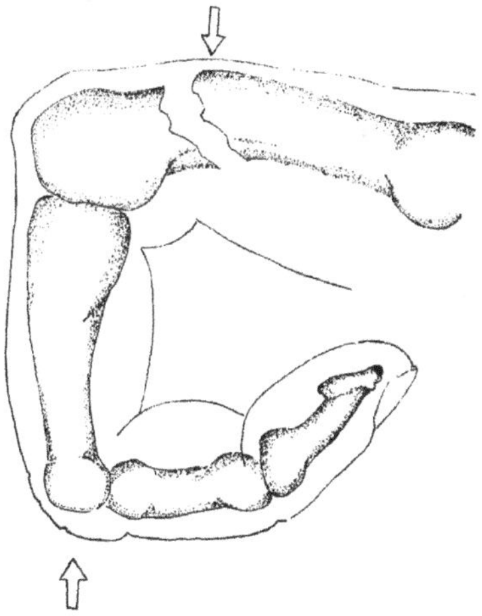

图 1–3　掌骨骨折 90–90 复位法

用近节指骨推挤掌骨骨折维持良好复位

④在掌骨干的掌侧施加直接的压力，同时在屈曲的近端指间关节直接施加背侧的压力。使用这种方法可以完全复位。

⑤覆盖至掌横纹的掌侧和背侧夹板不包括近端指间关节的夹板固定。要将腕背伸 30°，掌指关节屈曲 90°。也可以用尺侧的沟形夹板替代。

⑥复位后一定要拍 X 线片，以确保位置良好。1 周后要重拍 X 线片，以确保复位后的稳定性。这些骨折需要密切的随访，因为尽管有固定，但是仍有向掌侧成角的趋势。如果复位后不稳定，就需要用钢针固定，并且早期的转科治疗。

2. 掌骨颈骨折——第二和第三指的治疗　如下所述。

（1）无移位和成角：第二或第三掌骨颈无移位和成角的骨折，推荐的治疗方法为冷敷，抬高，桡侧的从肘关节到近端指间关节的沟形夹板固定。腕关节背伸 20°，掌指关节屈曲 50° ~ 60°。必须密切随访，确定有无成角和旋转移位。注意：超过 1 周后才发现的移位会很难纠正。这些骨折在损伤后 4 ~ 5d 要随访 X 线片，以排除延迟的移位。

（2）移位的或者成角 >10° 的骨折：第二或第三掌骨颈有移位和成角 >10° 的骨折，推荐的治疗方法为冷敷，抬高，掌侧或者桡侧沟形夹板固定。这些骨折必须精确的复位，并且都需要用钢针固定。

（六）并发症

掌骨颈骨折伴有几种致残性的并发症。

（1）侧副韧带损伤和偏移常常继发于骨折块的移位。

（2）伸肌腱损伤。

（3）旋转移位必须早期诊断和治疗。

（4）背侧骨突常损伤伸肌结构。正确的固定可以避免这种并发症，复位后密切随访确保正确的位置，抬高手部减轻水肿。

（5）如果复位不完全或不稳定，会产生手指的移位或爪形手。

（6）握拳时疼痛。

三、掌骨干骨折

掌骨干骨折可分为四型：简单的横形骨折（无移位）、移位或成角的横形骨折、斜形或螺旋形骨折、粉碎性骨折（图 1–4）。临床医生应该意识到和颈部相比，干部的骨折有小范围的成角是可以接受的。每一种骨折在治疗方法上将单独论述。

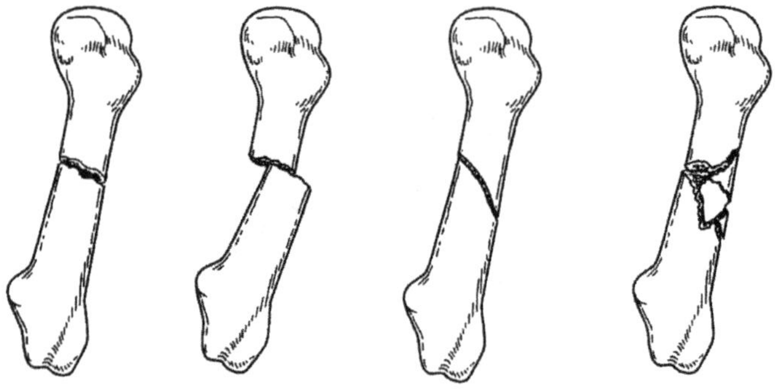

图 1–4　掌骨干骨折（第 2 ~ 5 指）

（一）损伤机制

掌骨干部的骨折有两种受伤机制。手部遭到直接的暴力打击能产生粉碎性、横形骨折，或者由于骨间肌的牵拉形成的向背侧成角的短斜形骨折。

间接暴力下产生的旋转分力常引起掌骨干部的螺旋形骨折。螺旋形骨折很少有成角，因为掌骨间的深横韧带有使骨折短缩和旋转的趋势。

（二）查体

手背出现压痛和肿胀。活动时疼痛加重，多数情况下患者不能握拳。在处理这些骨折时，必须早期排除旋转畸形。例如，掌骨干仅仅 5° 的旋转就会使手指产生 1.5cm 交叠。

（三）影像学检查

前后位，侧位和斜位片就可以准确地显示骨折情况。10° 的旋前侧位有助于显示第二和第三掌骨的骨折。10° 的旋后侧位有助于显示第四和第五掌骨的骨折。越靠近骨干近端的骨折，越容易产生向背侧的成角。当骨干部的直径有差异或者掌骨短缩时要考虑是否有旋转移位。

（四）合并损伤

这些骨折偶尔会有神经的损伤。

（五）治疗

掌骨干骨折常伴有旋转移位。旋转畸形在临床可以通过以下试验中的一个或多个检测出：①辐辏试验。②甲板平行试验。③ X 线片上骨折片的直径。

第二和第三掌骨干的成角畸形是不可接受的，但是第四掌骨超过 10°的成角，第五掌骨 20°的成角都是可以接受的。

1. 无移位的横形骨折的治疗　无移位的横形骨折可以用从前臂到手指末端的沟形夹板固定。腕关节背伸 30°，掌指关节屈曲 90°，近端指间关节和远端指间关节伸直。建议早期转科和重复 X 线检查。

2. 移位的或者成角的横形骨折　移位的或者成角的横形骨折需要抬高、冷敷、固定、切开复位以及随访。如果无法转诊，可以按照以下的方法行急诊闭合复位。

（1）腕部的阻滞麻醉就可以达到满意的麻醉效果。

（2）持续牵引的同时在掌侧向远端成角的骨折片施力。这时也要把旋转畸形矫正。

（3）塑形良好的掌侧和背侧夹板覆盖整个掌骨干，但是不包括掌指关节。腕关节背伸 30°。

（4）患者需要密切的随访，复位后拍摄 X 线片，以后经常复查以保证正确的位置。

3. 斜形或螺旋形骨折　斜形或螺旋形的骨折需要冷敷、抬高、大块的加压敷料包扎固定，转科行切开复位或者用针固定。

4. 粉碎性骨折　掌骨干的粉碎性骨折处理方法有冷敷、抬高、大块加压敷料包扎固定和早期的转科治疗。在处理这些骨折时矫形外科医生更喜欢掌侧夹板固定。

（六）并发症

这些骨折的并发症常常是致残性的。

（1）旋转不良必须早期诊断和矫正。

（2）背侧的骨性突起常损伤伸肌结构。

（3）损伤后继发骨间肌纤维化。

（4）复位不良、不当的固定或者骨折处的骨髓炎常会产生骨不连。

（5）握拳时的慢性疼痛可能是由于骨折远端的掌侧成角。

四、掌骨基底部骨折

掌骨基底部骨折通常是稳定的骨折（图 1–5）。旋转性力线不良在手指末端会表现得更明显。

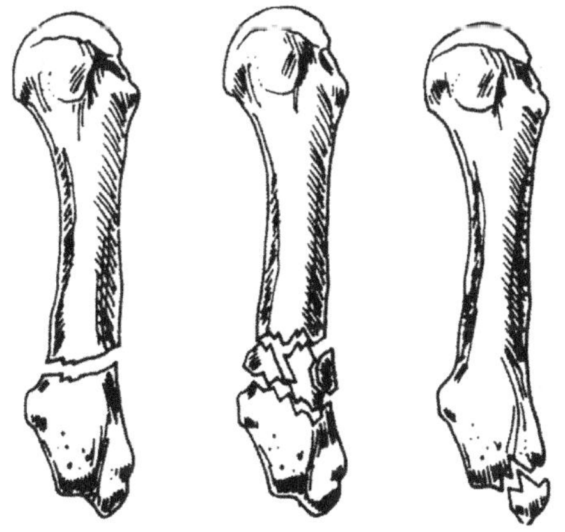

图 1–5　掌骨骨折——基底部（第二至五指）

（一）损伤机制

两种机制可以产生掌骨基底部的骨折。一种是基底部遭受直接暴力打击；手指扭伤间接造成的骨折不很常见。

（二）查体

掌骨基底部有肿胀和压痛。腕关节屈伸活动或纵向受压时会使疼痛加重。

（三）影像学检查

前后位和侧位 X 线片可以确诊这些骨折。为了准确的评价腕掌骨的关系，关节内基底部骨折通常要进行 CT 检查。CT 同样也可以鉴别掌骨基底部的骨折和腕骨骨折。

（四）合并损伤

第四和第五掌骨基底部的骨折常会引起尺神经运动支的损伤，导致除小鱼际肌以外的手部内在肌的麻痹。这种神经损伤多是由于挤压伤造成的，早期可能没有表现，常继发于肿胀和疼痛。

这些骨折的急诊处理包括冷敷、抬高、大块敷料包扎固定然后转科。在处理这些骨折时矫形外科医生更喜欢掌侧夹板固定。如果关节内骨折移位明显时常需要关节成形术。

（五）并发症

掌骨基底部骨折常伴有几种严重的并发症。

（1）伸肌腱或屈肌腱损伤。

（2）旋转不良必须早期诊断和矫正。

（3）慢性腕掌关节僵硬。

第二节　中节和近节指骨骨折

一、概述

中节和近节指骨的骨折在解剖、损伤机制以及治疗上有很多相似性，因此把它们放在一起讨论。

近节和中节指骨骨折可以分为两类：关节外的骨干骨折和关节内骨折。关节外的骨干骨折可以分为 3 个亚型：①无移位的。②移位的（成角的）。③螺旋形的。无移位的，稳定的骨折急诊科医生可以处理。有移位的骨折在复位后可能稳定也可能不稳定，需要矫形外科医生的进一步处理。螺旋形骨折属于不稳定骨折，常并发有旋转畸形，需要复位和固定。

（一）解剖要点

近节指骨没有肌腱的附着，但是肌腱紧贴于近节指骨，使骨折的处理变得复杂化。近节指骨的骨折常会因骨间肌和伸肌腱的牵拉而出现掌侧的成角。

中节指骨的骨折比近节要少见。因为绝大部分的轴向应力被近节指骨吸收，因而近节指骨的骨折和近端指间关节的脱位的发病率要高于中节指骨骨折。中节指骨的骨折多发生于狭窄的骨干处。指伸肌腱在近节指骨的附着仅仅局限在背侧面的近端。指浅屈肌肌腱分裂成两部分，分别附着于几乎整个中节指骨掌侧面的两侧缘，是中节指骨的骨折发生形变的主要力学因素。因此，中节指骨基底部的骨折会出现典型的骨折远端部分向掌侧移位，而远端骨干的骨折会出现骨折近端向掌侧移位。还有一个要注意的解剖结构是中节指骨基底部的软骨样掌板。掌板的损伤可能并发有关节内的骨折。

（二）查体

每一位患者都要彻底地检查，并且要记录骨折点远侧的神经功能。必须及早发现和纠正旋转移位造成的力线不良。如前所述，当握拳后所有的手指不是指向近端的舟骨，或者甲板平面不同时就要考虑是否有指骨的旋转畸形。

（三）影像学检查

旋转畸形可以通过比较 X 线片上指骨骨折段的直径来判断。如果不对称则说明有旋转畸形（图 1–6）。

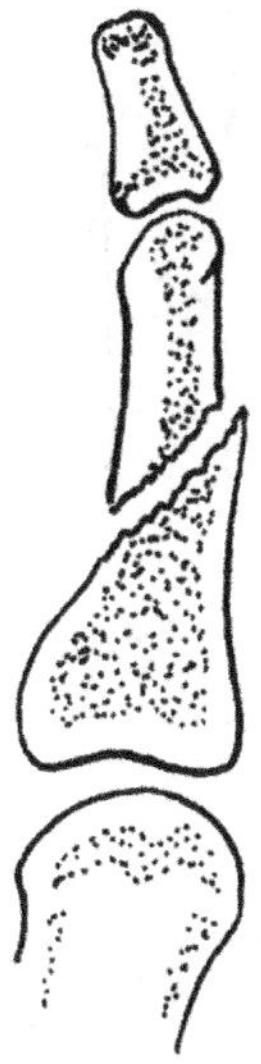

图 1-6 骨折旋转移位，骨折断端两侧骨干直径不对称

（四）治疗

在治疗中节和近节的指骨骨折时有两条原则要注意。

1. 绝对不要把手指固定在完全伸直位 手指要固定在功能位，即掌指关节屈曲 50° ~ 90°，指间关节屈曲 15° ~ 20°，这样能够防止手指的僵硬和挛缩。如果只有在完全伸直时才能维持复位，那么在固定于屈曲位之前就要做好内固定。在屈曲位时，侧副韧带是拉紧的有利于维持骨折的复位。

2. 石膏或者夹板固定不要超过远侧的掌横纹 如果需要远端的石膏固定，如近节和中节指骨的骨折，可以使用沟形夹（在桡侧或者尺侧）把骨折的手指和邻近的正常手指固定在一起。

3. 对于中节和近节指骨骨折的治疗有三种方法 动力性夹板、沟形夹和内固定。各种方案的选择取决于骨折的类型、稳定性以及医生的经验。

（1）动力性夹板：这种方法是把受伤的手指和邻近未受伤的手指固定在一起，最大限度地利用手的功能，早期的运动，防止出现手指的僵硬。这种方法仅适用于无移位的、稳定的骨折，如压缩骨折和横形骨折，累及关节的斜形、旋转和不稳定的骨折不适用动力夹板固定。

（2）沟形夹：桡侧和尺侧的沟形夹板适用于无旋转和成角的稳定骨折。沟形夹板比动力性夹板更加牢固。桡侧沟形夹板适用于第二和第三指骨折，而尺侧沟形夹板适用于第四和第五指骨折。

（3）内固定：内固定多采用克氏针固定，主要适用于不稳定骨折或者需要精确复位的关节内骨折。有开放性骨折的患者术前要应用抗生素。虽然有污染伤口的患者应使用广谱抗生素，但是我们推荐预防性应用头孢类抗生素。清创术前常规棉拭子培养的价值仍值得商榷，并没有被广泛地采纳。推荐在手术室里探查、冲洗和固定。

二、近节指骨骨折：关节外骨折

（一）损伤机制

近节指骨关节外骨折常见的损伤机制有两种（图 1-7）。直接的暴力打击可以造成近节指骨的横形或粉碎性骨折。间接暴力的力矩沿手指的纵轴作用，常引起螺旋形骨折。

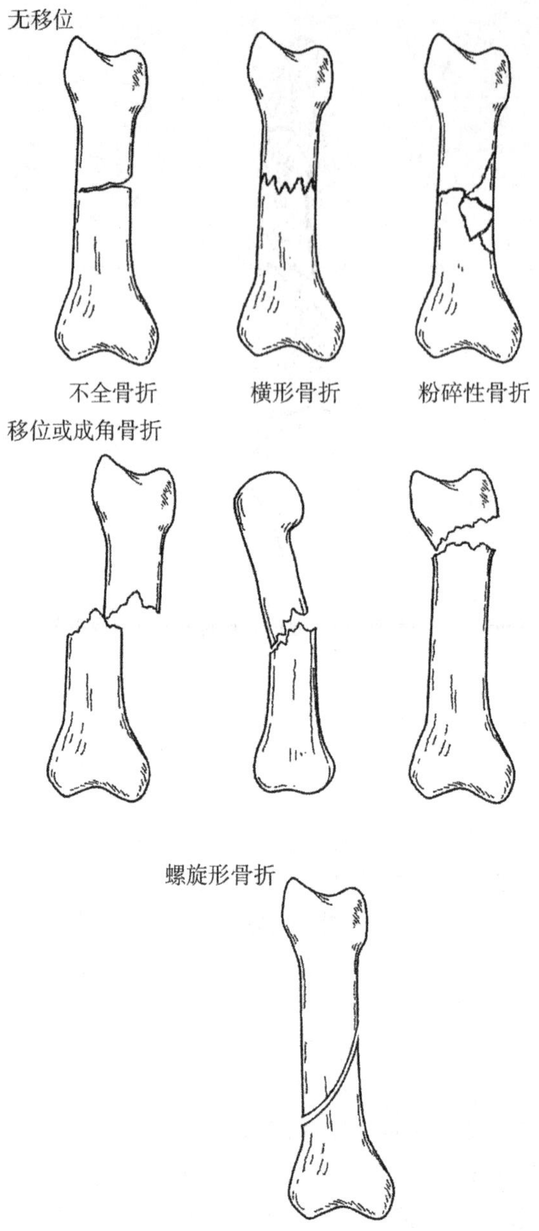

图 1-7　近节指骨骨折——关节外骨折

（二）查体

骨折处疼痛和肿胀。纵向压缩手指引起骨折处的疼痛。近节指骨常常伴有旋转畸形。临床上一定要识别手指的旋转骨折，因为任何程度的旋转畸形都是不能接受的。

（三）影像学检查

需要有正位、斜位和侧位片。如前所述，若手指骨折部位的直径不一致，要考虑是否有旋转畸形。

（四）合并损伤

近节指骨骨折常合并有指神经损伤，包括挫伤和横断伤。罕见的有肌腱的损伤，包括肌腱的断裂和部分肌腱断裂后粘连引起的延迟活动受限。

（五）治疗

近节指骨骨折可能出现的功能障碍常被低估。彻底体检，纠正成角和旋转并固定后，大多数情况下能够完全恢复手指的功能。临床上表现不明显的旋转畸形，通过以下的三个试验可以检查出来：①朝向手舟骨的辐辏试验。②对比手指和甲板。③测量 X 线上骨折处的直径。

1. 无移位　无移位的近节指骨干骨折包括青枝骨折、横形骨折和粉碎性骨折。青枝骨折属于稳定的骨折，因为它的骨膜是完整的，不会有移位和成角的趋势。这种骨折应该选用动力性夹板，早期开始运动锻炼，7 ~ 10d 后要复查 X 线片，排除延迟出现的移位和旋转。无移位的粉碎性或者横形骨折因为骨膜不完整是不稳定的。这些骨折根据其稳定性的不同，可以选择以下两种方案中的一种。

（1）我们推荐使用沟形夹板，如果 10 ~ 14d 后复查 X 线片，骨折断端位置良好，那就可以使用动力性夹板。

（2）应用动力性夹板，早期功能锻炼，5 ~ 7d 后复查 X 线片，确定骨折位置良好。

2. 移位或成角的骨折　常见的近节指骨有移位的关节外骨折包括有移位和成角的横形骨干部或者颈部的骨折（图 1–7）。这些骨折是不稳定的，需要进一步的复位。这些骨折的急诊处理包括沟形夹固定、冷敷、抬高手指和转诊到矫形外科。如果没有矫形外科，那么急诊医生也可以复位这些骨折。复位方法如下。

（1）麻醉可以选用腕部或者掌部的局部阻滞麻醉。

（2）掌指关节屈曲 90° 使外侧韧带紧张，可以减轻手内在肌产生的使骨折移位的力。当掌指关节屈曲时，纵向牵引可以增加长度。

（3）保持近端指间关节屈曲 90° 持续牵引：在这个位置骨折可以复位。如果近节指间关节没有复位并有轻度的过伸，说明骨折不稳定，需要内固定。若用这种方法不能复位，就要考虑是否骨折断端间有软组织的嵌入。

（4）如果复位后能保持稳定，可以使用长度至掌纹的短臂石膏（指间关节背伸）或者掌指关节屈曲位的沟形夹板固定。屈曲掌指关节的目的是最终达到解剖学的复位。复位术后需要拍摄 X 线片记录位置。

（5）请矫形外科进一步处理。

3. 螺旋形骨折　螺旋形骨折（图 1–7）的急诊处理包括沟形夹板固定、冷敷、抬高手指和矫形外科治疗。多数情况下需要进行内固定。

（六）并发症

近节指骨骨折可能产生永久性的残疾。包括以下并发症：

（1）旋转造成的力线不良是一种致残的并发症，在后续的检查时必须排除。

（2）伸肌结构靠近骨膜，在损伤后容易发生粘连。常见于有移位的和螺旋形骨折，结果会导致部分运动功能丧失，可能需要外科手术治疗。

（3）固定后深屈肌腱和浅屈肌腱之间常发生粘连。这些损伤需要手术治疗来恢复肌腱的功能。

（4）除非是开放性骨折或固定不当，骨不连很少见。

三、中节指骨骨折：关节外骨折

（一）损伤机制

直接的暴力打击是中节指骨骨折最常见的原因（图 1–8）。间接创伤，如沿纵轴的扭转力常造成近节指间关节的脱位而不是中节指骨的螺旋形骨折。

这些骨折常伴有因屈指肌腱和伸肌腱的牵拉而导致的成角畸形。屈肌结构施加主要的力，能把较大的骨折片向掌侧牵拉。

（二）查体

骨折处出现疼痛和肿胀。在临床和影像学检查中应注意旋转畸形。

（三）影像学检查

前后位、侧位以及斜位 X 线片能够辨认骨折线、成角和旋转畸形.

（四）合并损伤

在中节指骨骨折时，手指的神经血管组织可能受损伤。此外，在这些骨折中可能会有肌腱（急性或延迟）断裂以及肌腱粘连形成。

（五）治疗

中节指骨骨折的治疗方法取决于骨折是无移位的、有移位的（成角）或者是螺旋形的。

1. 无移位骨折　这种骨折可以用动力性固定或者沟形夹板固定 10 ~ 14d 后，复查 X 线片，确定骨折是否愈合。

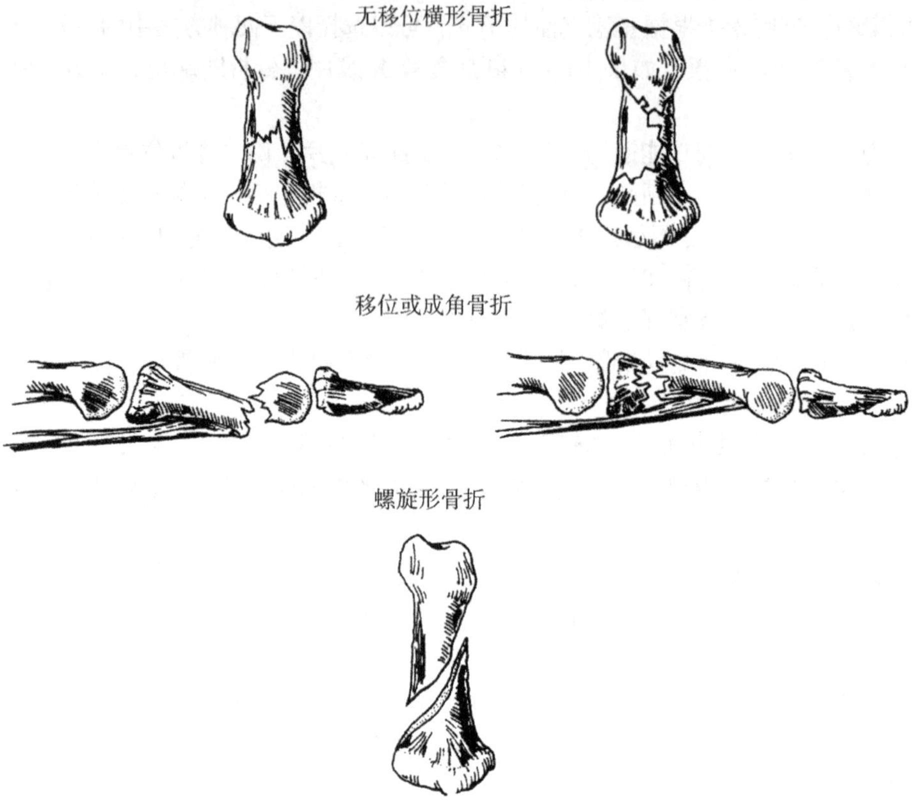

图 1-8　中节指骨骨折——关节外骨折

2. 有移位的或成角骨折　这些骨折是不稳定骨折，即使是在复位后仍可能不稳。这些骨折的急诊处理方法包括沟形夹板固定、冷敷、抬高患肢以及矫形外科手术。如果无法急诊会诊，那么急诊医生可以尝试复位。有移位的、成角的骨折复位方法如下。

（1）采用腕部或者掌部局部阻滞麻醉。

（2）轻柔地纵向牵引，并屈曲和推拿远端的骨折块使其复位。

（3）如果骨折不稳定并有轻度的过伸，则需要内固定。

（4）如果复位后骨折稳定，使用沟形夹板固定 4 ~ 6 周。复位后要拍摄 X 线片记录复位后的位置。

（5）请矫形外科进一步处理。

3. 螺旋形骨折　螺旋形骨折的急诊处理包括沟形夹的固定、冷敷、抬高手指和矫形外科的治疗。

（六）并发症

和近节指骨外伤的并发症相似。

（1）旋转造成的力线不良必须早发现、早纠正。

（2）复位后并发伸肌结构的瘢痕形成。

（3）屈肌腱粘连的发生是一种致残的并发症。

（4）骨不连继发于固定不当和复位不良。

四、近节指骨骨折——关节内骨折

这些关节内骨折可以分为两类：①无移位的。②移位的、粉碎的或者是累及 >20% 的关节面（图 1-9）。无移位的骨折不常见，需要闭合复位。而有移位的和粉碎性的骨折较为常见，需要手术切开复位。

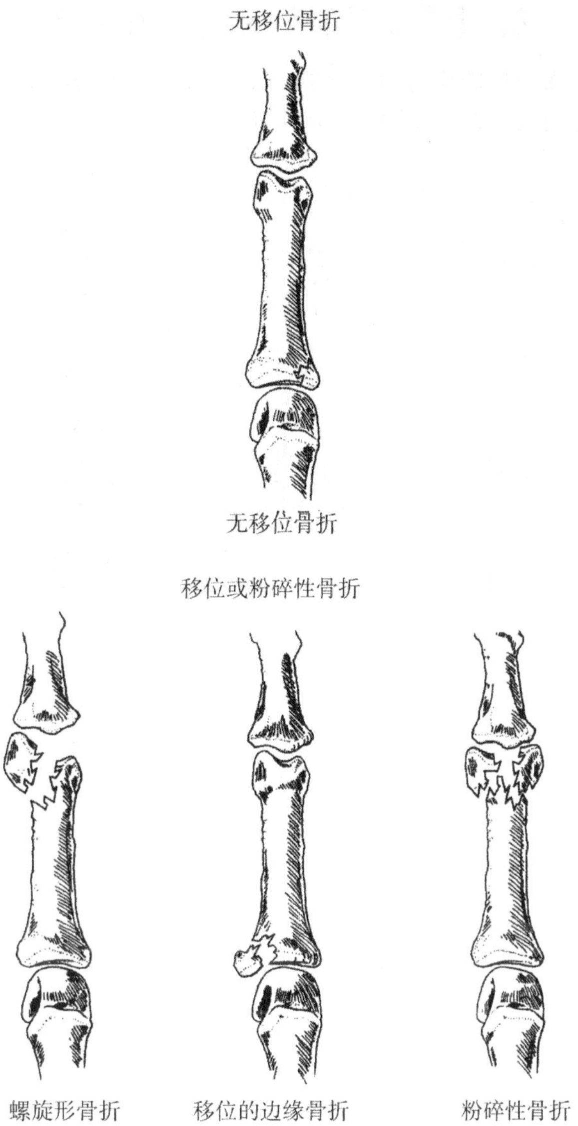

图 1-9　近节指骨骨折——关节内

（一）损伤机制

最常见的机制是继发于侧副韧带的牵拉引起的撕脱骨折。沿纵轴间接传导的力可能会产生髁的骨折。

（二）查体

受损伤关节会出现梭形肿胀和压痛。关节不稳表示有侧副韧带撕脱。

（三）影像学检查

前后位、侧位和斜位片常用来诊断这些骨折。

（四）合并损伤

撕脱骨折可能会产生侧副韧带的脱离及继发的关节不稳。

（五）治疗

1. 无移位骨折　第二至第五指的近节指骨基底部的关节内撕脱骨折，如果骨折稳定并且累及 <20% 的关节面时，可以保守治疗。在密切监护的条件下可以采用动力性夹板，早期开始主动功能锻炼。

2. 移位的粉碎骨折，累及 >20% 关节面　急诊处理包括沟形夹板固定、冷敷、抬高患肢，采用切开复位内固定。

（六）并发症

最常见的并发症是慢性关节僵硬或关节炎。

五、中节指骨骨折：关节内骨折

这些骨折可分为三类：①无移位的髁骨折。②移位的髁骨折。③粉碎的底部骨折（图 1–10）。撕脱骨折单独讨论，因为它和前述的三种骨折在治疗原则上不同。

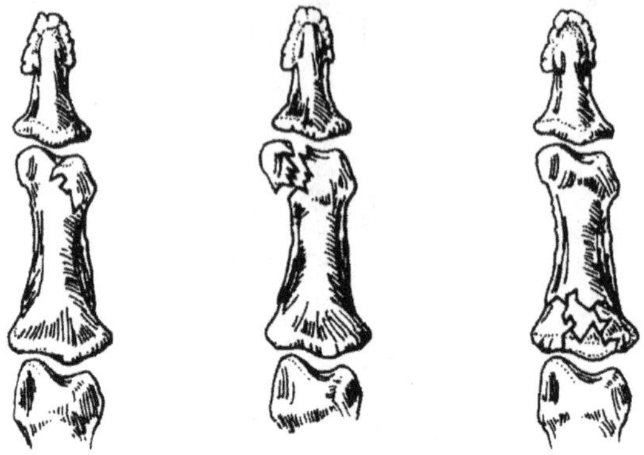

图 1–10　中节指骨骨折——关节内

（一）损伤机制

在中节指骨的关节内骨折中有两种常见的机制。但是，很少有直接的创伤导致这些骨折。最常见的机制是从远节指骨传来的纵向力。

（二）查体

受损伤的关节出现梭形肿胀和压痛。

（三）影像学检查

前后位、侧位和斜位 X 线片即可发现这些骨折。

（四）合并损伤

很少会有合并伤出现。

（五）治疗

1. 无移位的髁部　推荐用动力性夹板，并且早期开始功能锻炼。
2. 移位的髁部急诊处理　包括沟形夹板固定、冷敷、抬高和手术用钢针固定。
3. 基底部粉碎性　急诊处理包括沟形夹固定、冷敷、抬高和手术用钢针固定。

（六）并发症

最常见的并发症包括关节僵硬或者关节退变，尽管采用最适合的治疗方法，仍有可能出现。

六、中节指骨骨折：关节内撕脱骨折

这些骨折分为三组：①伸肌腱中央腱束的撕脱骨折，如果不治疗，就会产生纽状指畸形。②掌板的撕脱伤（Wilson 骨折）。③侧副韧带的撕脱伤（图 1–11）。

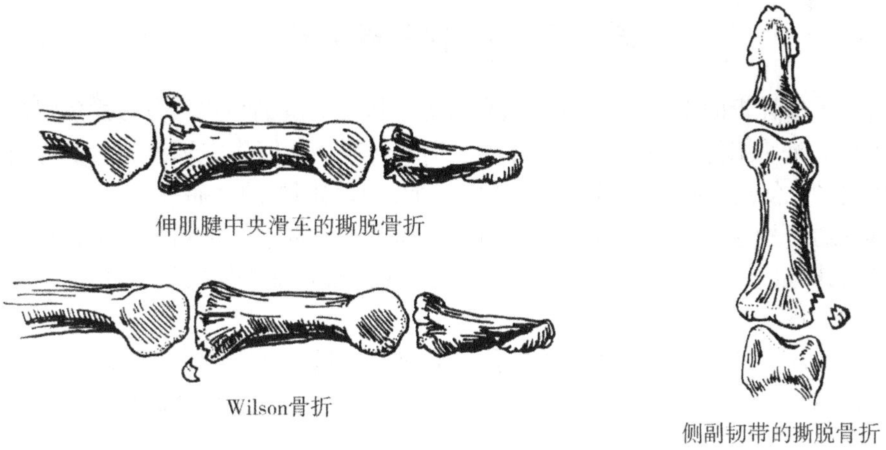

图 1-11　中节指骨骨折——撕脱伤

（一）损伤机制

每一种撕脱骨折都有不同的损伤机制。伸肌腱中央腱束的撕脱伤是由于伸直位时强烈屈曲引起的。近节指间关节的极度过伸会导致掌板的撕脱伤。常伴随中节指骨的背侧半脱位或脱位。近端指间关节在受到内侧或外侧的极度外力时，由于侧副韧带的牵拉会出现撕脱骨折。

（二）查体

该类骨早期诊断困难。早期指间关节处可有压痛点，不伴有肿胀和畸形。随后，指间关节处出现弥漫性肿胀和压痛。早期诊断可在手指麻醉后检查关节的活动度和稳定性。掌侧撕脱骨折使安全伸直受限。如指间关节松弛则可能有侧副韧带损伤。

（三）影像学检查

前后位和侧位就可以发现骨折。

（四）合并损伤

在伸肌腱的中央束完全撕裂时可以没有骨的撕裂伤。近端指间关节的半脱位和脱位常伴有掌板的破裂。在临床上仅依靠疼痛和肿胀很难诊断。侧副韧带的撕脱伤常会出现关节的侧方不稳。

（五）治疗

撕脱骨折的固定时间应短，以减少关节僵硬的发生。在愈合过程中重复 X 线检查以确保位置良好，并需要早期转诊。

1. 伸肌腱撕脱骨折　背侧面撕脱骨折需要内固定，因而需要紧急手术。无骨折的肌腱撕脱伤可以用夹板固定近端指间关节 5 ~ 6 周。远端指间关节不用固定，在夹板固定期间进行主动和被动功能锻炼。

2. 掌板撕脱骨折（Wilson 骨折）　如果骨折片累及 <30% 的关节面，可以采用保守治疗。在复位半脱位或移位后，可以用夹板把近端指间关节固定在 45° ~ 50°的屈曲位 4 周。这种方法是有争议的，因为对这些骨折手外科医生会选择内固定，以修复掌板。对于没有半脱位的关节处的骨折采用保守的治疗方法。因此，建议早期会诊，以选择一种恰当的治疗方案。

3. 侧副韧带撕脱骨折　大多数的外科医生建议手术固定。强烈地建议早期会诊，以选择一种最恰当的治疗方案。

（六）并发症

撕脱骨折常伴有几种致残性的并发症。

（1）继发于韧带损伤的关节不稳。

（2）慢性退行性关节炎。

（3）骨不连造成的伸肌腱功能的丧失。

（4）若背侧面的撕脱骨折漏诊或者不恰当的治疗会产生锤状指畸形。

第三节　远节指骨骨折

远节指骨骨折占手部骨折的 15% ～ 30%。只有对远节指骨的解剖结构十分熟悉的情况下才能对这些骨折进行诊断和治疗。纤维隔连于骨膜和皮肤之间，形成间隔，能够稳定远节指骨的骨折。在这些间隔之间常形成创伤性血肿，使这些密闭性间隙内的压力增加，引起剧烈的疼痛。

指屈肌腱和伸肌腱分别止于每一个远节指骨的掌侧和背侧。从第二指到第五指，指深屈肌腱附于手指的掌侧，指伸肌腱末端附着于手指的背侧。在大拇指，拇长屈肌腱附着于末节指骨基底部的掌侧，拇长伸肌腱止于基底部的背侧。

当遭受过度的应力时，这些肌腱能够撕裂指骨，临床上引起一定的功能丧失，同时 X 线片经常能够看到沿指骨基底部的撕脱骨折。这些骨折被认为是关节内骨折。远节指骨骨折在分类时既有关节外骨折也有关节内骨折。

一、关节外骨折

远节指骨的关节外骨折可分为纵向的、横向的、粉碎的或者横向并伴有移位（图 1–12）。

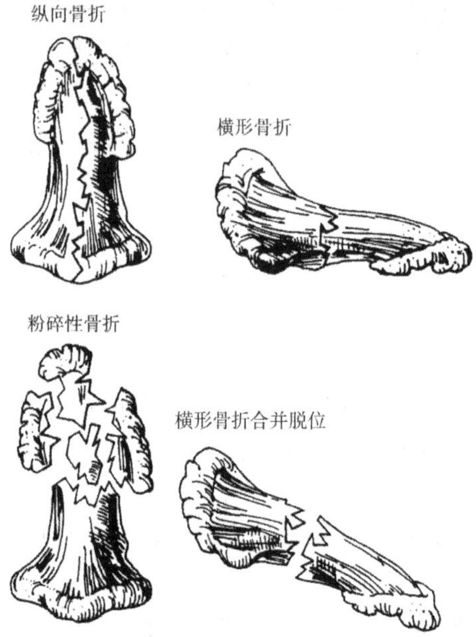

图 1–12　关节外骨折

（一）损伤机制

损伤的机制为对远节指骨的直接打击。打击的力量决定了骨折的严重程度。最常见的骨折为粉碎性骨折。

（二）查体

典型的症状为末节手指肿胀和压痛，包括指腹。常能发现指甲下有血肿，提示有甲床的撕裂伤。

（三）影像学检查

为了明确是否有骨折和移位通常做前后位和侧位片检查。

（四）合并损伤

常见甲下血肿和甲床的撕裂伤。末节指骨的横行骨折常伴有指甲（甲板）的不完全撕脱伤。

（五）治疗

无移位的骨折治疗可以选用夹板固定，抬高患肢以及服用止痛药。简单的夹板或者是发夹样的夹板可以适应有不同程度的肿胀的骨折。这些骨折需要夹板固定 3 ～ 4 周。粉碎性骨折的疼痛可能要持续几个月。

有明显的成角或者移位的横形骨折要把远端的骨折片向背侧牵引复位，然后在掌侧用夹板固定，复查X线片记录位置。可能会因为有软组织嵌入骨折端之间而使复位比较困难。如果没有成功，就可能会产生骨不连，因此，矫形外科会使用克氏针固定。

伴有甲下血肿时，不论血肿的大小，只要甲板保持完整，就不需要摘除指甲。利用电灼或者18号的注射针头钻透指甲，就可以缓解患者的痛苦。伴有甲板破裂或者撕裂的远节指骨骨折被认为是开放性骨折，但是在急诊治疗时可以遵循以下的指导方针。

（1）手部消毒后，选用手掌部的区域阻滞麻醉。

（2）使用锋利的剪刀把甲板直接从甲床上剪下。

（3）当把指甲去掉后，就可以暴露出甲床的撕裂伤，用生理盐水彻底地冲洗。骨折复位后用5–0的可吸收线间断缝合甲床。因为甲床连接着远节手指的背侧，缝合甲床后有利于保持骨折的复位。

（4）用合适的、干纺薄纱放在背侧基质和甲床之间隔离，或把患者刚摘除的指甲放回甲襞处，并在两侧各缝两针固定住，防止其移位。将甲床和顶部隔离开后能够防止其粘连出现以及出现指甲的畸形再生。

（5）整个手指都用纱布包扎并用夹板固定。外面包扎的纱布可以根据需要更换，但是隔绝甲床与基质的材料应该保留10d。

（6）抗生素要使用7 ~ 10d。

（7）复查X线片记录复位的情况。如果骨折仍不稳定，骨科医生就需要使用钢针固定。

（六）并发症

远节骨折能产生严重的并发症。

（1）开放性骨折可能会出现骨髓炎。

（2）骨折断端间有甲床嵌入时会出现骨不连。

（3）粉碎性骨折常出现延迟愈合。

二、关节内背侧面骨折

这些骨折分类是根据骨折累及关节面的程度和是否有移位（图1–13）。

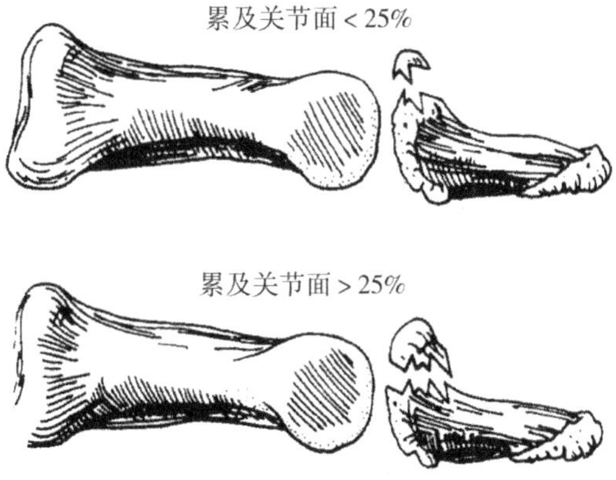

图1–13　远节指骨关节内撕脱骨折——背侧面

（一）损伤机制

这些外伤多是由于远节手指在绷紧伸直时受到暴力屈曲引起，受伤后多形成“锤状指”。这些骨折在篮球、棒球和垒球运动员中很常见，由于球突然撞击手指的末端引起过度屈曲所致。伸肌腱可能会遭受三种合并伤（图1–14）。

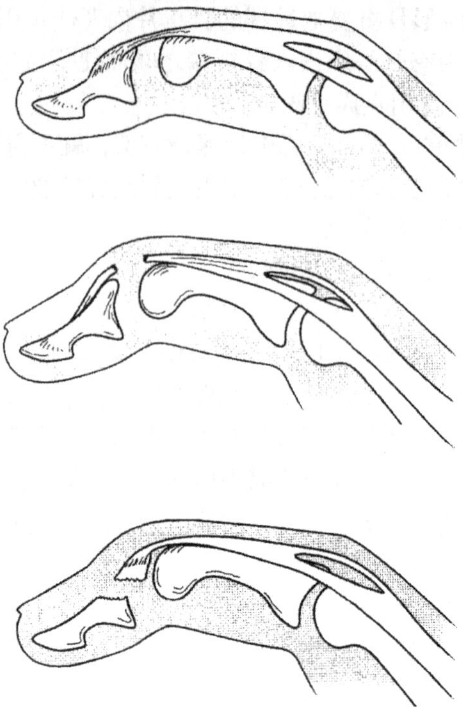

图 1–14　伸指肌腱断裂的三种方式

A. 肌腱牵拉伤，断端未分离；B. 肌腱在远节指骨止点处断裂，远节手指屈曲 40°畸形，患者不能主动伸直远侧指间关节；C. 随肌腱撕脱的远节指骨骨块

（1）肌腱被拉长，结果在伸直时会产生 15° ~ 20°的屈曲。

（2）肌腱可能断裂，在伸直时产生 45°的屈曲畸形（软组织锤状指）。

（3）肌腱可能从远节指骨上撕脱一小块骨碎片，在伸直时产生 45°的屈曲畸形（骨性锤状指）。

（二）查体

主要的表现是关节背侧面的肿胀和压痛。远端指间关节主动伸展功能的丧失。

（三）影像学检查

侧位 X 线片是必需的，要明确撕脱性骨折的骨折片是否大于关节面的 25% 和有无移位。

（四）合并损伤

这些骨折常伴有甲板的损伤。

（五）治疗

这些骨折的治疗主要由三个因素决定：患者的合作性、骨折块的大小及移位的程度。

1. 无移位骨折　在合作的患者中，采用保守治疗，在掌侧或者背侧用夹板固定。手指的背侧夹板固定较牢固，因为在夹板和骨折间的软组织较少。

远端指间关节保持伸展位，近端指间关节可以屈曲。手指必须保持这种位置 6 ~ 8 周。在这段时期内，远节指间关节任何程度的屈曲都会产生慢性的屈曲畸形。为了保持这种位置，在更换夹板时也要求患者把手指的末端压在桌子上保持伸直位。6 ~ 8 周后，夹板可以在白天去掉，要求患者注意在剩余的 4 周不要屈曲手指。

如果患者不合作，就必须在手部和手指石膏固定，保持远节指间关节于伸直位。石膏必须固定 6 周，然后再用夹板把手指固定 2 ~ 3 周。

2. 移位并且超过 25% 关节面的骨折　这种骨折常伴有不同程度的远端指间关节的半脱位。处理方法包括按照矫形外科的要求给予背侧的夹板固定。对于持续的固定和手术治疗哪种方法更有益存在着争议，但是闭合复位和克氏针内固定通常是必需的。

如果骨折没有正确处理，那么由于破裂的伸肌腱和对应的末端屈肌腱的失衡可能产生近端指间关节的过度伸展畸形（鹅颈）。

三、关节内掌侧面骨折

指深屈肌腱附于远节指骨的基底，肌腱牵拉形成的撕脱伤被归入关节内骨折（图 1–15）。

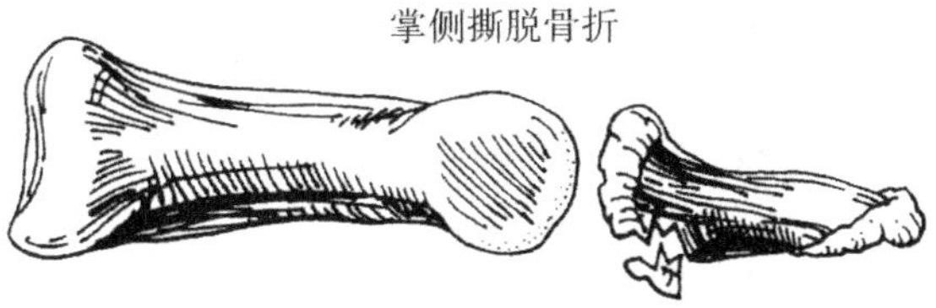

图 1–15　远节指骨的关节内撕脱骨折——掌侧面

（一）损伤机制

这是一种很罕见的损伤，是由于指深屈肌腱强烈收缩时被动过度伸展造成的。

（二）查体

患者的远节指骨无法屈曲。远节指骨或手掌的掌侧有压痛，并且断裂后的肌腱可出现短缩。

规则：患者远节指骨的掌侧有外伤性的肿胀和压痛，并伴有手掌的疼痛，除非能通过别的方法证明没有损伤，那么一定是有指深屈肌腱的断裂。

（三）影像学检查

侧位 X 线检查是确认是否有骨折最好的方法。

（四）合并损伤

这种骨折很少有合并伤。

（五）治疗

急诊处理包括指骨掌侧的夹板固定和矫形外科早期的手术固定。

（六）并发症

远端指骨掌侧关节内的撕脱骨折常会出现畸形愈合。

第四节　手部韧带损伤

手部最常见的韧带损伤是拇指掌指关节尺侧侧副韧带损伤，常造成拇指对指力和精细指捏能力丧失。1961 年，Weller 就确认这是滑雪运动中特别常见的一种损伤，Cantero、Reill 和 Karutz 报道的资料分别有 53% 和 57% 是由滑雪所致。因此，该损伤又称为滑雪拇指。

一、手部韧带损伤的功能解剖

拇指掌指关节是单一的铰链式关节，平均屈伸活动为 10° ~ 60°。关节旋转轴为偏心性，关节囊两侧各有两个强有力的侧副韧带加强，即固有侧副韧带和副侧副韧带，维持关节的被动稳定性。固有侧副韧带从第一掌骨小头的背外侧向远掌侧行走，止于近节指骨基部的外侧结节，宽 4 ~ 8mm、长 12 ~ 14mm，相当厚，能承受 30 ~ 40kg 外力。副侧副韧带从第一掌骨髁上固有侧副韧带的掌侧起，部分越过掌侧籽骨，至掌侧纤维软骨，当关节伸直位时紧张（图 1–16）。

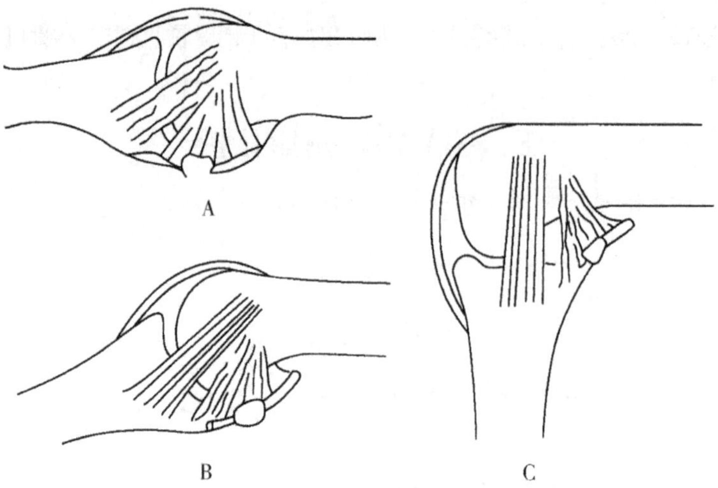

图 1–16　拇指掌指关节的功能解剖示意

二、手部韧带损伤机制

拇指掌指关节尺侧侧副韧带损伤可由拇指用力外展、旋转和过伸所致。在滑雪损伤时，多由不正确的握雪杆滑行引起。打球时，尤其是在接球时，可能为球的直接创伤所致。使用手杖也可致慢性损伤。在手着地跌倒时，处于外展位的拇指使尺侧侧副韧带过度负重，而滑雪杆柄在拇指和食指之间更加重了这种负重（图 1–17）。韧带损伤的程度主要取决于作用力的方向、受力瞬间拇指所处的位置和关节所受的压力。

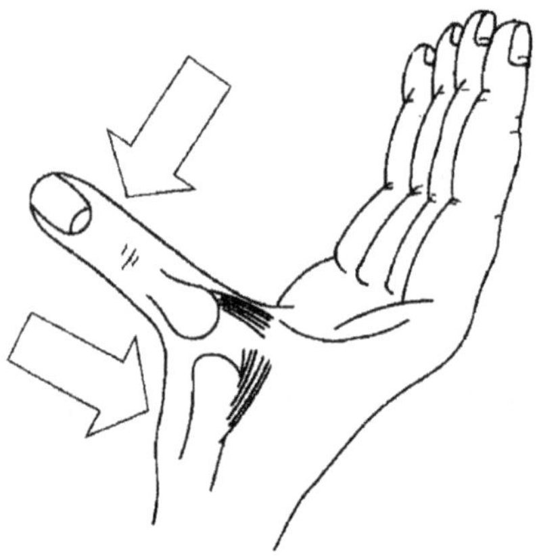

图 1–17　拇指掌指关节尺侧侧副韧带的损伤机制示意

外力所致侧副韧带断裂一般有 3 种类型（图 1–18）：

（1）远侧止点附近断裂。

（2）远侧小骨片撕脱。

（3）韧带中间断裂。

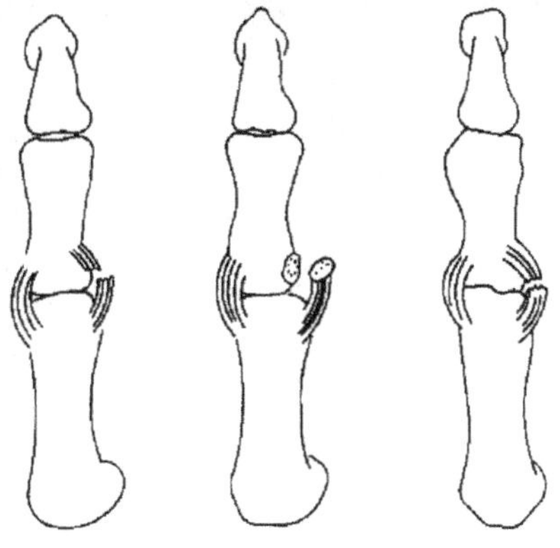

图 1-18　拇指掌指关节侧副韧带损伤的类型示意

三、手部韧带损伤的临床表现

患者有典型的外伤史，拇指掌指关节的损伤侧疼痛、肿胀、大多伴有局部皮下青紫、运动明显受限。局部明显压痛，特别是掌指关节侧方运动时可引起剧烈疼痛。通常情况下，拇指掌指关节向外翻约 25°，即是侧副韧带断裂的可靠征象。如果关节能在伸直位侧翻，表明掌板和侧副韧带均已断裂；如轻度屈曲的关节外翻约 20°，表明仅有侧副韧带损伤。陈旧性韧带损伤者，在瘢痕区行走的皮神经常引起放射性疼痛。

拍摄拇指掌指关节正侧位 X 线片，伴有骨性韧带撕脱时，可以确定骨片的大小和部位，为临床治疗方法的选择提供参考。

四、手部韧带损伤的治疗

（一）非手术治疗

单纯挫伤、扭伤、部分韧带断裂而无拇指掌指关节过度外翻和不稳定时，可用石膏托将整个拇指直至指间关节固定 3 周即可。

（二）手术治疗

新发侧副韧带损伤应在损伤后行一期修复，根据损伤的情况不同，采用不同的方法（图 1-19）。

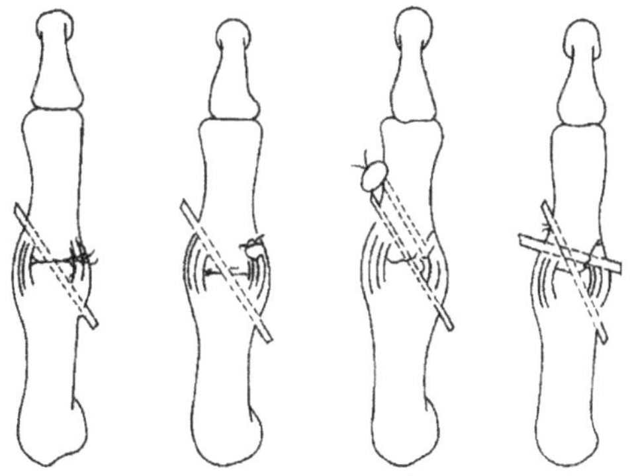

图 1-19　拇指掌指关节侧副韧带损伤的治疗方法示意

韧带断裂可在伤后立即或 4 ~ 7 天局部肿胀消退后，进行直接缝合。延迟的一期缝合，可在伤后 2 周内进行。手术在臂丛神经阻滞麻醉和止血带下进行，跨越拇指掌指关节的尺侧背部弧形切口，切开皮肤及皮下组织，保护行走于切口内的桡神经分支。纵向切开拇收肌腱，在其深面显露断裂的侧副韧带，一般多见于韧带的中部和远端。将其直接缝合，也可钢丝抽出缝合法或者带线锚钉将撕脱的侧副韧带固定于近节指骨基部的骨粗糙面处（图 1–20），缝合拇收肌腱和皮肤。

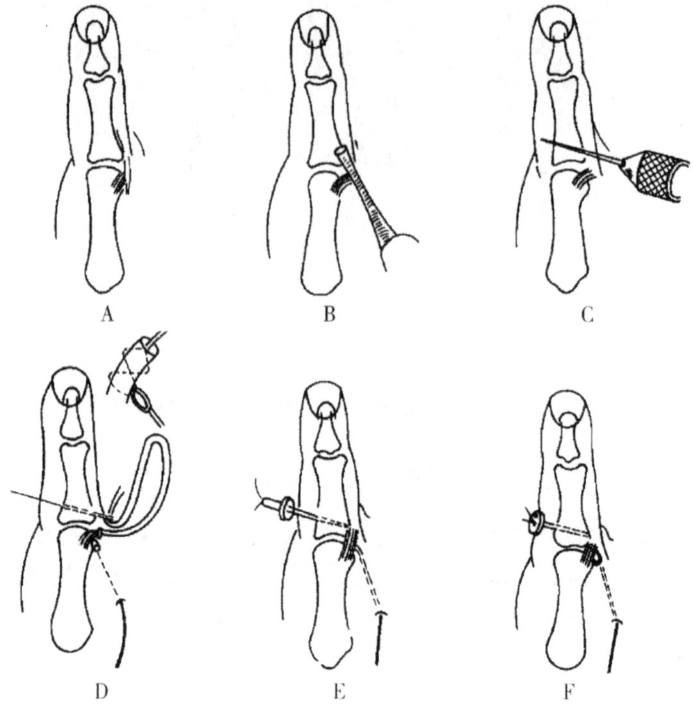

图 1–20　拇指掌指关节侧副韧带损伤的手术修复示意

陈旧性侧副韧带损伤无法直接修复时，可行自体肌腱移植，于拇指掌指关节内侧行“8”字形韧带成形术或用筋膜片移植修复（图 1–21）。

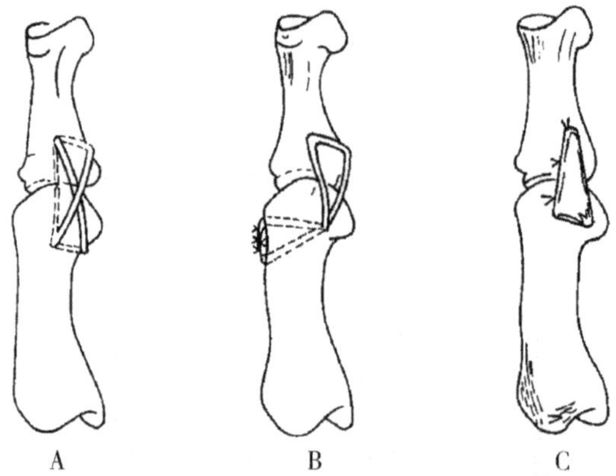

图 1–21　陈旧性侧副韧带损伤修复术示意

关节进行性疼痛性畸形关节炎伴不稳定性活动时，可行关节固定术，将掌指关节固定于屈曲 20°位。

术中可用一枚克氏针将掌指关节行临时固定，以利于修复的韧带愈合；或术后用前臂石膏托将拇指于内收位固定 4 ~ 5 周；小骨片撕脱而用抽出缝合法、克氏针或微型螺丝钉行骨固定者，术后固定 6 周。拆除石膏托时，拔除抽出钢丝，开始进行拇指功能锻炼。

第二章

上颈椎损伤

第一节　寰椎骨折

1920年Jefferson首先报道了4例寰椎爆裂性骨折，并就其损伤特点作了描述。后来，学者们陆续进行了报道，并将这种寰椎椎弓的特殊骨折称为Jefferson骨折。这是一种较少见的上颈椎损伤，其骨折的发生率占全颈椎损伤的2% ~ 4%，Lipson报道260例成人颈椎损伤仅有10例寰椎骨折（占3.8%）。这种骨折的机制，临床和X线片表现与其他颈椎损伤有明显不同的特点。

一、概述和解剖特点

寰椎即第1颈椎（C_1），系联结枕骨和其他颈椎的主要解剖结构。它是一节非典型的脊椎，外观呈椭圆环状，无椎体，而在环形两侧增厚变粗，称之侧块，其上下表面各自为斜向内前方的关节面，与枕骨髁状突和枢椎关节面相对应，分别构成枕寰和寰枢关节。从侧块伸出两臂左右联结成环，即为前后弓，两弓中央增粗为结节，在与侧块相遇处骨质较纤弱，是骨折部位好发所在。前弓后面的中央与齿突对应构成寰齿关节，由寰椎两侧块间的横韧带和关节囊维持其稳定性。寰椎椎管矢径约3cm，其间容纳脊髓约1.0cm，齿突约占据1.0cm，尚有1.0cm空间为缓冲间隙。

二、病因和发病机制

自上而下的传导暴力已被公认是造成寰椎骨折的主要作用形式。当暴力作用到头顶后，通过枕骨两髁状突分别向下并向后到达寰椎两侧块的关节面（图2–1）。由于枢椎两关节侧块作为人体纵轴对抗这种冲击暴力，致使寰椎介于外力之间，就可能导致寰椎前后弓与其侧块联结处的薄弱带发生骨折。

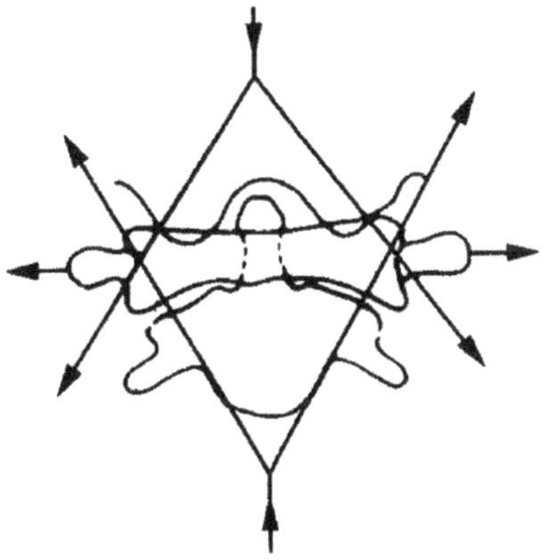

图2–1　寰椎骨折传导暴力方式

寰椎介于垂直暴力对抗力之间损伤的具体原因有多种，然而，头顶直接遭到外力作用，例如最常见的创伤，如跌倒、交通事故及跳水等运动创伤，都有可能造成此类损伤。直接暴力作用多是由于刀或子弹引起穿透性损伤，此时可因椎动脉和颈椎脊髓损伤而立即死亡，故平时医疗单位极少见到。由于暴力的大小、方向以及损伤瞬间伤者头颈姿势的不同，寰椎骨折具有多样性（图 2–2）。

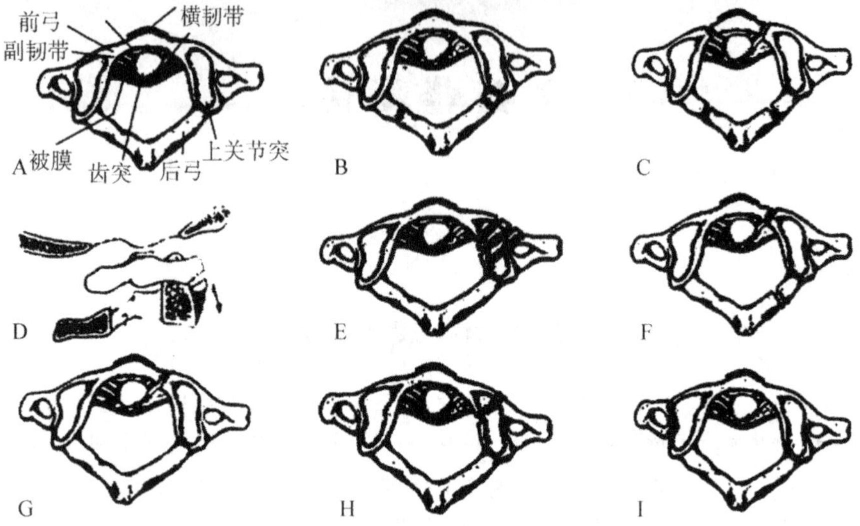

图 2–2　各种类型的寰椎骨折

A. 寰椎的骨与韧带关系；B. 后弓骨折；C. Jefferson 骨折；D. 寰椎前弓下部过伸型骨折；E. 侧块粉碎骨折；F. 同侧前后弓骨折；G. 单侧后弓骨折；H 单侧侧块骨折；I. 横突骨折

根据骨折部位和移位状况可分为 4 种类型。

Ⅰ型：寰椎后弓骨折，系由过伸和纵轴暴力作用于枕骨髁与枢椎棘突之间，并形成相互挤压外力所致（图 2–3），也可能与枢椎骨折和齿突骨折并发。

Ⅱ型：寰椎侧块骨折，多发生在一侧，骨折线通过寰椎关节面前后部，有时波及椎动脉孔。

Ⅲ型：寰椎前后弓双骨折，即在侧块前部和后部都发生骨折，通常称之为 Jefferson 骨折，多系单纯垂直暴力作用结果。骨折移位特点与该部解剖和暴力大小有关。寰椎的前后弓 4 处骨折是本损伤的基本特点，4 个骨折块分别为两侧块的外厚内薄楔状结构，作用力呈离心式分布，骨折块也常随作用力呈分离移位，即造成爆裂性骨折。

Ⅳ型：寰椎稳定性骨折，包括寰椎椎弓单处骨折、经侧块关节面骨折及单纯横突骨折。并发齿突骨折较少见，Anderson 报道一组 32 例齿突Ⅱ型（齿突基底部）骨折仅有 1 例寰椎骨折。并发横韧带断裂则更少见，而寰椎无骨折的单纯横韧带断裂者较多。

三、临床表现

颈部僵硬和枕下区域疼痛是寰椎椎弓骨折的主要临床表现，局部压痛限于枕骨粗隆下方，被动头部运动以旋转受限最明显。颈部疼痛、僵硬，患者常以双手托住头部，防止其活动；有时出现咽后血肿，但通常不会引起呼吸困难和吞咽障碍；头部前倾呈强迫体位，有时用手扶持头部，避免头颈向任何方向转动。枕骨髁与枢椎棘突挤压可致寰椎后弓骨折，脊髓或神经根受压比较少见，这与该区椎管矢状径大，骨折后其骨折片离心分离有关。如第 2 颈神经（枕大神经）受累时，患者感觉枕部疼痛，颈肌痉挛，颈部活动受限，若伴脊髓损伤，可有运动感觉丧失，损伤严重者可致瘫痪甚至立即死亡（图 2–3）。

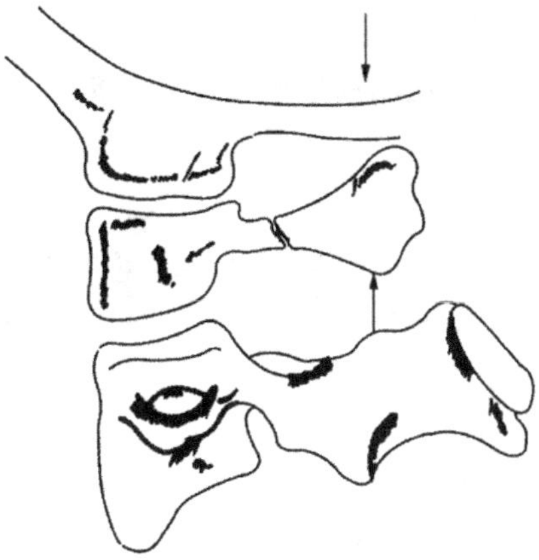

图 2-3　枕骨髁与枢椎棘突挤压可致寰椎后弓骨折

四、诊断和鉴别诊断

（一）X 线检查及表现

寰椎椎弓骨折的诊断主要依赖 X 线检查。普通的前后位和侧位 X 线拍片常因该部结构复杂造成影像重叠，影响对损伤的判断。因此，寰枢区前后位开口拍片，能够集中显示解剖形态，利于上颈椎损伤的判断。

Jacobson 认为正常人寰椎区开口拍片可因不同程度的旋转和侧屈引起寰—枢椎斜倾，从而造成 X 线影像上侧块与齿突的位置改变。因此发现两侧块偏斜时，应仔细观察枢椎棘突的位置是否居中，这对正确的判断至关重要。如枢椎棘突位置居中，侧块移位意味着既不是旋转也不是侧屈，而是由于损伤所引起的骨折移位。

寰椎骨折损伤的 X 线表现特点归纳如下。

（1）寰椎的两侧块移位，可以同时向外侧分离移位，也可为不对称的移位，移位的范围可达 2 ~ 4mm。

（2）判断侧块移位应参照枢椎的棘突是否维持在中央。若棘突阴影在中央而有侧块移位，则表示并非因旋转所致侧块与齿突距离的差异。

（3）断层拍片可了解细微结构的变化，可能发现寰椎侧块的内侧有一小游离骨片，系为横韧带撕脱所致。但这种小的撕脱骨片在普通 X 线片上是无法显示出来的。

（4）咽后壁软组织肿胀阴影能在清晰 X 线片上显示出来，表示该部骨折 m 血的血肿部位。双侧寰椎侧块都发生偏斜，这是 Jefferson 骨折所特有的表现。但在没有旋转和侧屈异常条件下，发生偏斜也见于寰枢椎前脱位，应结合上颈椎的侧位 X 线片加以鉴别。

（二）稳定性的判断

寰椎爆裂性骨折诊断时多因对此类损伤认识不足或摄片时投照部位、角度不佳，参数选择不当而发生困难。清晰的上颈椎前后位开口片通常可以显示寰椎骨折和解剖关系的变化。根据该区正常 X 线解剖关系的变化，能够较准确地做出诊断。

正常情况下，上颈椎前后位开口片表现寰椎两侧块与齿突间的距离相等而对称；两侧块外缘与枢椎关节突外缘在一直线上；侧位 X 线片表现寰椎前结节后缘与齿突前缘即寰齿间距成人为 3mm，这是恒定的 X 线标志。以上 X 线表现若发生变化，尤其寰椎侧块向外滑动移位，就是骨折的重要诊断依据。

同时必须注意因颈椎过伸时枕骨直接撞击寰椎后弓致椎动脉沟处单纯寰椎后弓骨折，该骨折仅能从侧位 X 线片上显示出来。在侧位 X 线片如果寰齿间距大于 3mm，还提示可能并发横韧带撕裂伤。损伤后的稳定程度主要取决于横韧带和翼状韧带损伤状况。尤其横韧带对固定齿突、稳定寰枢关节及保持寰椎两侧块间的张力起着极为重要作用。如果横韧带无损，则两侧块的分离移位是有限的，其两侧移位距离之和必然小于 6.9mm；如果横韧带完全断裂，则两侧块失去了韧带控制，离心性分离移位大于 6.9mm，即造成该区不稳定（图 2-4）。严重的不稳定性骨折常表现为寰枢椎关节脱位。为了解寰枢区损伤的细微结构的变化，宜采用断层拍片及 CT 扫描，常能显示寰椎爆裂的骨折片分离状况，对确定其稳定程度是有益的。注意寰椎侧块内侧缘撕脱骨折，是横韧带撕裂征象，提示骨折不稳定。

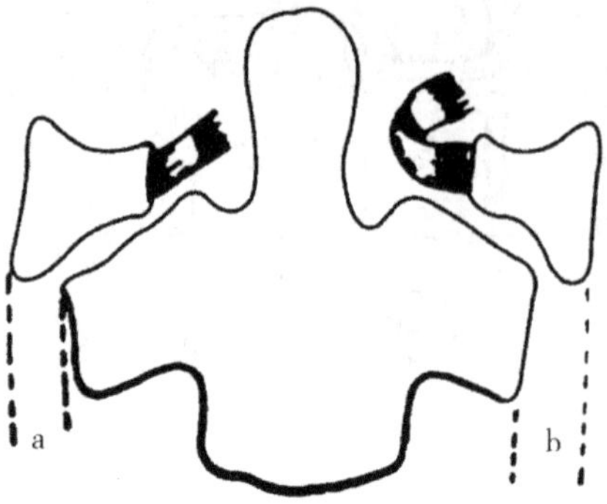

图 2-4　寰椎骨折分离移位 a + b ≥ 6.9mm，表示寰椎骨折横韧带断裂

（三）骨折与神经损害的关系

根据 Jefferson 骨折机制和骨折移位特点，可以推测此损伤不应并发严重神经损害。因寰枢区椎管矢径和横径大，骨折后骨折块自椎管向外滑动，使椎管容积扩大，通常对脊髓不会产生压迫。但下列几种情况可能造成神经损害。

（1）小骨折片撕脱分离或侧块嵌入椎管并压迫脊髓。

（2）并发横韧带断裂或齿突骨折导致寰枢关节脱位可严重损伤颈脊髓，导致四肢瘫痪，甚至立即死亡。

（3）陈旧性寰椎爆裂性骨折经治疗未能达到骨性愈合，遗有永久性不稳定，正常解剖及生理功能丧失，可能出现迟发性神经损害。

五、治疗方法

关于此类损伤治疗的专题文献较少，各学者报道的病例有限，但也已形成较系统的治疗措施。治疗目的在于恢复枕 - 寰 - 枢解剖区域的稳定性及其功能，避免脊髓急性受压或迟发性损害。早年曾施行寰椎后弓切除术，但目前已不再有人单纯采用这种既危险又破坏稳定因素的手术方式。

（一）非手术治疗

采用非手术治疗的新鲜的损伤，是一种合理的治疗方法。不管骨折是否稳定，都可以获得满意的疗效。其方法是在骨折诊断确定后，用颅骨牵引或 Glisson 枕颌带牵引，重量为 3 ～ 5kg。牵引的作用是可减少或解除枕骨髁和枢椎对寰椎骨折块的压力，并使分离的侧块与前后弓断端接触，有利于骨折的复位和愈合。

自 Halo 支架应用于颈椎固定后，许多学者愿意采用这种装置来控制上颈椎损伤后的稳定。尤其对并发横韧带断裂的不稳定性寰椎爆裂性骨折，Halo 头盆环具有保持枕—寰区域的高度稳定作用。必须使骨折有充分愈合时间，通常要 3 ～ 5 个月。骨折愈合还应用颈托继续保护一个时期。

（二）手术治疗

为获得伤后枕寰枢区永久性稳定，有些学者积极主张手术治疗。手术方法有 2 种，即寰枢间融合术和枕颈融合术。

1. 寰枢间融合术　包括传统、改良的 Gallie 和 Brooks 手术方法。寰枢间融合术不能用于新鲜的寰椎骨折，必须等待后弓与两侧块牢固地骨性愈合后施行。其方法如下。

（1）切口：自枕骨粗隆下 2.0cm，沿中线通过发际抵 C_4 棘突，切开皮肤、皮下，用电凝止血。

（2）枢椎棘突和椎板的显露：沿中线于项韧带基部做潜行切割分离，自 C_2、C_3 棘突一侧切断肌肉止点，用骨膜剥离器从棘突侧方及椎板做钝性骨膜下剥离，用干纱布条填充止血，将项韧带推向对侧。同法剥离对侧。用自动拉钩牵开固定，C_2、C_3 棘突和椎板即充分显露。

（3）寰椎后弓的显露：自枢椎椎板两侧方切割肌肉附着部，沿正中线切开枕颈交界部肌肉层和疏松结缔组织，用手指可在枕骨大孔后缘与 C_2 椎板间触及寰椎后弓结节，切开枕寰间韧带和纤维组织，即用小型锐利剥离器细心加以剥离。切开后弓骨膜并做骨膜下剥离，剥离范围应在后结节两侧不超过 1.5cm，以避免损伤椎动脉第 3 段（即裸露段）。

（4）植骨融合和钢丝结扎

① Gallie 法及改良法：剥离寰椎后弓，用长柄尖刀自寰椎所显露的后弓上缘，谨慎切开与枕寰后膜的粘连，将神经剥离子伸入其间隙，紧贴后弓深面充分剥离。

寰椎椎弓完整者，将其下缘用咬骨钳咬除皮质骨，制成骨粗糙面，枢椎上缘包括椎板和棘突同法制备出骨粗糙面。

将自体髂骨修剪成两块楔形骨块，其高度为 8 ～ 10mm，楔形上下面均为松质骨，底面为皮质骨。使用优质中号钢丝，用钩状导引器或动脉瘤针将双股钢丝自寰椎后弓的一侧深面自上而下穿越并在后弓的后上方与钢丝尾端套入收紧，同法贯穿另一侧钢丝。将 2 块楔形骨块嵌入寰枢椎两侧，固定在寰椎后弓的钢丝分别从楔形骨块表面通过，再穿过 C_2 棘突，收紧后结扎，并保证寰椎后弓和枢椎椎板间隙为 8 ～ 10mm。

近年有多种改良方法，如 Fielding 法，大块骨块嵌入寰枢椎之间，或在寰枢椎后弓和椎板间植骨，再以钢丝固定。其基本技术多属于 Gallie 法技术操作。

② Brooks 法及改良法：与 Gallie 法不同的是钢丝自寰椎后弓穿出后，再贯穿枢椎椎板下方，植骨时将植骨块松质骨面朝向寰椎后弓和枢椎椎板。骨块下方咬一豁口，恰好与枢椎椎弓基底相嵌收紧，并结扎钢丝。根据 Brooks 法基本原理，采用不同形状的植骨块，钢丝的结扎形式也不同。

此外，还有侧块螺钉、Apofix 夹等将寰枢椎后结构植骨融合的内固定法。

2. 枕颈融合术　枕颈融合术方法多种多样，这里仅介绍枕骨瓣翻转及自体髂骨移植法。患者俯卧于石膏床内。全身麻醉或局部麻醉。做枕后结节至颈动脉的后正中切口。暴露寰椎后弓和枢椎椎板。

自枕骨大孔后缘上方 6cm 处，即枕骨结节下方双侧，用锐利骨刀向下凿取 1 ～ 1.2cm 宽的 2 枚骨瓣，其深度限于枕骨外板，向下至枕骨大孔后上方 2cm。将骨瓣向下翻转折曲，盖住颈 1 ～ 2 椎板，保持骨瓣连接处不折断。

将自体髂骨片移植到骨瓣浅面，上至骨瓣折曲处，下达 C_3 的椎板和棘突表面。逐层缝合创口。术后维持石膏床内的体位并借助石膏床翻身，1 个月后可以用头颈胸石膏固定。

第二节　齿突骨折

枢椎齿突骨折是一种累及寰枢椎区稳定性的严重损伤，由于局部解剖学上的特殊性，其不愈合率较高，日后不稳定的持续存在，可能导致急性或迟发性颈髓压迫并危及生命。

一、解剖概述

胚胎时期的齿突为一向上直立的软骨性突起，约在第 6 个月出现位于两侧的骨化中心，出生时通常已融合为一网柱，但在尖端仍有一裂隙遗留呈凹状；至 2 岁又出现一骨化中心，完成骨化时间一般不超过 12 岁。枢椎椎体与齿突的基底部由一软骨板分开，4 岁开始骨化，7 岁时形成骨性联结，但大约有 1/4 的软骨板骨化不完全，致使齿突与椎体间有部分软骨存留。齿突血供也具特殊性，基底部骨折后极易发生骨折不愈合（图 2–5）。

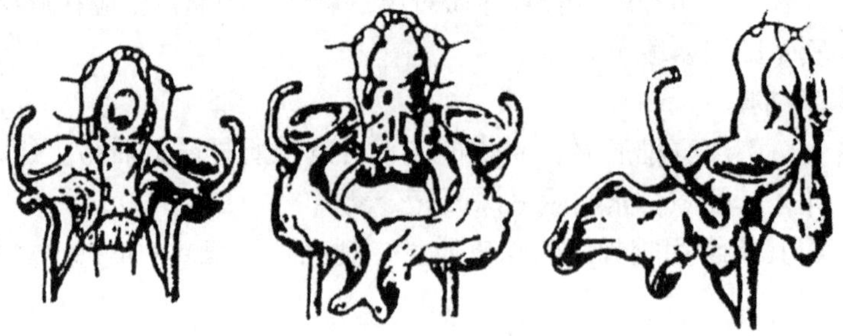

图 2-5　齿突的血供

齿突是枕寰枢椎的骨性中轴，长 14 ~ 16mm，被寰椎横韧带束缚在前弓的内面并与前弓和韧带分别构成关节。其两侧和尖部分别有翼状韧带附着并止于枕骨大孔前缘和枕骨髁的内侧面。齿突对于寰枢椎稳定具有重要作用，它与横韧带以及其他韧带一起共同限制着寰枢椎的过度活动。例如，当上颈椎屈曲至一定程度时，齿突即与枕骨大孔前缘相抵触，使屈曲活动受到阻碍，从而防止因寰枢椎过度活动引起颈髓损伤。

二、病因和损伤机制

齿突骨折在成人的颈椎损伤中占 10% ~ 15%，而尽管小儿颈椎损伤并不常见，但齿突骨折所占比例却相当高。Althoff 在生物力学实验中用尸体颈椎标本进行研究，分别对寰枢关节施加过屈、过伸及水平剪切等负荷，结果均未能造成齿突的骨折。因此他认为前、后水平方面的外力主要引起韧带结构的破坏或 Jefferson 骨折，而不引起齿突骨折。研究还表明，引起齿突骨折不同类型的负荷量由小至大依次为：水平剪切 + 轴向压缩，来自前侧方或后侧方与矢状面呈 45° 的打击，与矢状面成直角的侧方打击。

因此提出水平剪切与轴向压缩力的共同作用是造成齿突骨折的主要机制。而 Mouradin 在实验中加载寰枢椎侧弯造成齿突骨折，并认为寰椎侧块撞击所产生的剪切力可能起重要作用（图 2-6）。

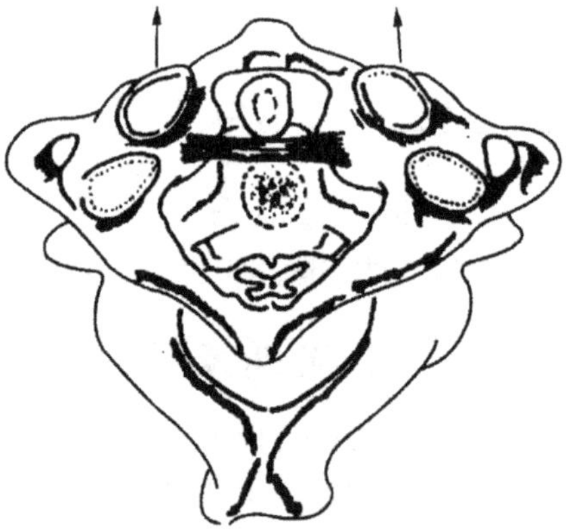

图 2-6　剪切暴力致齿突骨折

骨折类型：尽管对于齿突骨折已有多种分类，目前在临床上多采用 Anderson–D'Alonzo 分类，即根据骨折部位分成 3 型（图 2-7）。Ⅰ型：齿突尖端翼状韧带附着部的斜形骨折，约占 4%；Ⅱ型：齿突与枢椎椎体联结处的骨折，占 65%；Ⅲ型：枢椎体部骨折，这一部分相当于胚胎时期前寰椎与尾侧颈 2 体节融合处，占 31%。多数学者认为以这种分类方法为基础，结合患者的年龄、骨折移位的方向等因素能够判断骨折的预后并选择有效的治疗方法。而其他的分类方法尚未被广泛承认和应用。

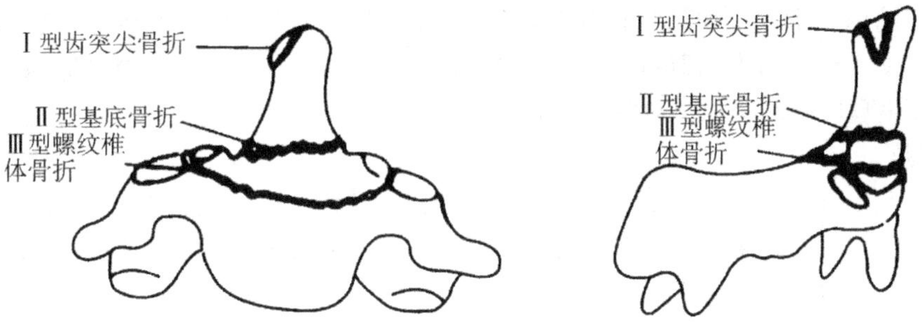

图 2-7　齿突骨折 Anderson 分型

三、临床表现

枕部和颈后部疼痛是最常见的临床症状，并常有枕大神经分布区域的放射痛。颈部僵硬呈强迫位置，典型的体征为患者以手扶持头部可缓解疼痛，但在临床上并不常见。有 15% ~ 33% 的患者有神经系统的症状和异常体征，其中以轻度截瘫和神经痛最为常见，严重者还可发生呼吸骤停，多见于老年人，常常当即死亡。

X 线检查是诊断齿突骨折的主要手段和依据。上颈椎的常规检查应包括正、侧位片和开口位片，如疑有齿突骨折应进一步摄断层片或行 CT 扫描。齿突和脊髓各占据椎管矢状径的 1/3，而其余 1/3 为缓冲间隙。成人寰椎前结节后缘与齿突之间的距离（寰齿间距）一般为 2 ~ 3mm，而儿童略偏大，为 3 ~ 4mm，超出这一范围即应考虑有齿突骨折和（或）韧带结构的断裂。有时引起向前水平位移的负荷首先引起骨的破坏而非韧带断裂，但 Fielding 研究中发现，横韧带断裂时也可无齿突骨折。在Ⅱ型齿突骨折时骨折断端间的接触面积要小于 X 线片所显示的范围。骨折段向后移位 4mm 可减少接触面积 50%，如同时有侧方移位则将使接触面积进一步减少。如两个方向和移位均不超过 2mm，接触面积将在 64% 以上。

四、诊断和鉴别诊断

详尽准确的损伤史和局部的检查，常能使医师考虑到这种损伤存在的可能。

早期诊断十分重要，尤其无移位的齿突骨折，常常因满足于常规拍片未发现骨折而误诊；有时虽已拍摄开口位片，但因拍片角度不合适，齿突骨折处显示不清或多重骨影掩盖等因素而漏诊。对有临床上可疑者必须密切观察，随时复查，必要时多次拍开口位断层片。有学者经常遇到损伤后未能及时发现骨折，日后经复查反复摄片再确诊的病例已为陈旧性骨折，给治疗带来困难。

清晰的开口位片可以显示齿突骨折及其骨折的类型，侧位片能够显示寰枢椎是否脱位。必须注意齿突骨折可能并发寰椎骨折。

五、治疗

根据骨折类型和移位程度及影响骨折愈合因素进行综合考虑，采取相应的治疗方法。

（一）非手术治疗

对新鲜骨折，采用牵引复位 + 头颈胸石膏固定。牵引重量通常为 1.5 ~ 2kg，牵引方向应根据骨折移位情况而定，2 ~ 3d 后摄片复查，尤其前后位及侧位片，了解骨折复位情况，必要时可将牵引位置进行适当调整。一经获得良好复位即可取正中位，维持牵引 3 ~ 4 周，然后在维持牵引下取仰卧位施行头颈胸石膏固定，持续 3 ~ 4 个月。拆除石膏后，再摄 X 线片了解骨折复位情况，并常规采用石膏或塑料颈托保护 2 ~ 3 个月。

Ⅰ型齿突骨折较少见且稳定性较好，因而采用简单的局部制动多能达到骨性愈合而无后遗症；对于Ⅲ型骨折则几乎都用坚强的外固定如 Halo 支具等；Ⅱ型骨折晚期骨不连的发生率最高，因此目前争论的焦点也多集中在对Ⅱ型的治疗。

近来，一些学者采用Halo支具固定治疗齿突骨折，能够保持高度的稳定作用，并也获得较好的效果，但这种装置的安装给患者带来不便，穿钉和固定的并发症并非少见，安装技术也比较复杂。虽然头颈胸石膏日后可能发生少许松动而不如Halo支具固定那样稳定，但是头颈胸石膏是以枕颌部和肩部为支点，能够保持骨折端的生理压缩性接触，对骨折愈合是有益的。

（二）手术治疗

齿突骨折及由此引起的不连接是寰枢椎不稳定的主要原因之一，尽管对于新鲜的齿突骨折特别是Ⅱ型和有移位骨折的处理意见尚未统一，但通常认为融合术的指征是：①颈脊髓损伤；②持续的颈部症状；③骨折不愈合且移位超过4mm，寰齿间距大于5mm。融合方法的选择也不一致。从生物力学的观点看，枕颈融合并不合理，但由于其易于操作且稳定性好而仍为不少学者所采用。

对于陈旧性骨折并发寰椎脱位，术前应细心地检查寰椎移位情况，并摄动态X线片以了解寰椎移位是否具有可复性。颅骨牵引1周后摄片，在持续牵引中，一些移位严重者均可出现不同程度的复位。多数病例可得到较满意复位。因此，术前耐心观察对选择治疗方法极为有利。一经复位便可立即应用寰枢椎融合，而避免枕颈融合。

寰枢融合的术式主要有2种：一是Gallie首先采用的寰椎后弓与枢椎椎板间中线植骨的方法；二是Brooks和Jenkins于棘突两侧植楔形骨的方法，前面已做过详尽介绍。有的学者采用前路经枢椎椎体插入螺钉直接将齿突固定。

第三节　枢椎创伤性滑脱

枢椎椎弓骨折后，两骨折段分离，椎体可发生脱位，故又称之为“创伤性枢椎滑脱”（Traumatic-Spondylolisthesis of The Axis）。

枢椎骨折包括椎体和附件骨折。椎弓骨折和椎体脱位是于1866年由Haughton在1名被处绞刑的罪犯身上第一次被发现并描述的。1931年，Wood-Jones注意到在绞刑中将绞索的绳结置于颏下总是造成同一种致命的枢椎骨折/脱位（双侧椎弓根骨折）。1965年，Schneider等于汽车事故和其他突然减速的事故（如跳水时额部触及池底）中发现了同样的损伤，而第一次提出术语绞刑者（Hangman）骨折，并作为这种损伤的称谓，逐渐被众多学者所采用。也有人对此提出异议，如Nijima认为这个术语不准确，因为“hangman”的定义是“一个吊起另一个人的人”（即绞刑执行者），按照Garfin和Rothman的观点，这种损伤(绞刑者骨折)是每名绞刑执行者力争达到的一种情况，因而建议将其更名为绞死者(hanged-man)骨折。实际上，这种损伤常表现为枢椎前脱位，因此更为适合的名称应是“创伤性枢椎滑脱”。因为创伤的结果是枢椎的后结构发生骨折，其基本概念应为：枢椎双侧椎弓根骨折，伴或不伴前滑脱，如有脱位则应为创伤性枢椎滑脱。

一、概述和生物力学特点

枢椎作为整个枕颈部复合体与下位颈椎的连接部，在脊柱的生物力学功能方面有很重要的意义。其前柱的上部是齿突，与寰椎前弓和横韧带及其他附属结构构成寰枢关节；下方借椎间盘和前、后纵韧带与C_3椎体联结；其后柱的椎板和棘突均较为宽厚、坚实，棘突较长且尾部分叉，与其他颈椎棘突有明显的形态上的区别，在颈椎后路手术中，可作为定位的解剖标志；其中柱则较为薄弱，上关节突靠前，下关节突靠后，两关节突之间为一狭窄的骨质联结，通常称为峡部，其间又有一椎动脉孔穿越，在解剖上属于一个脆弱部位。

从生物力学观点上看，一个轴向的压力从上到下呈漏斗状，到枢椎平面合为一条力线，通过峡部（图2-8）。一个伸展力量作用于齿突产生一个集中点，迫使它在矢状面上绕X轴旋转，这个力依靠两个力平衡：一边是张力，作用于前纵韧带、椎间盘和后纵韧带；另一边是压力，作用于C_2、C_3的小关节突关节。这两个相等和相对的力产生了一个平衡点，位于枢椎上、下关节突之间的峡部，恰好也是解剖上的薄弱处，当应力超出其极限时，将导致骨折。

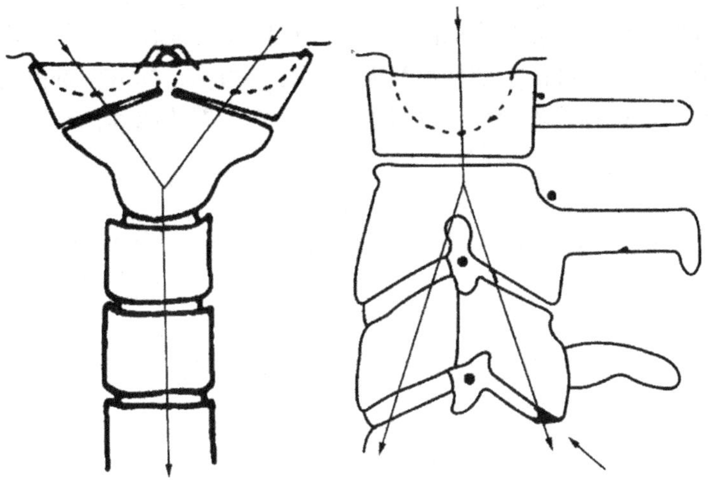

图 2-8　自下而上的暴力以枢椎椎弓为焦点造成骨折

一、病因和发病机制

主要的损伤机制为以下两点：

（1）超伸展外力是枢椎椎弓部断裂的一个主要的损伤机制。

（2）绞刑中使用颏下绳结的机制。

已有大量的研究确定这种损伤，称为绞刑者骨折，骨折发生在侧块最前面的部分，或进入椎弓根，并有前纵韧带、椎间盘和后纵韧带的断裂。其损伤机制是过伸加上突然和猛烈的牵张暴力，造成颅颈分离（图 2-9），即枢椎椎体和颅寰结构作为一个整体向上分离，后方的枢椎后结构与 C_3 的联结仍是完整的，常造成脊髓横断并立即死亡。但也有承受了这种损伤的一些报道，仅存在有短暂的神经症状。这个区别被解释为负荷方向和重量，以及施加时间不同所致。

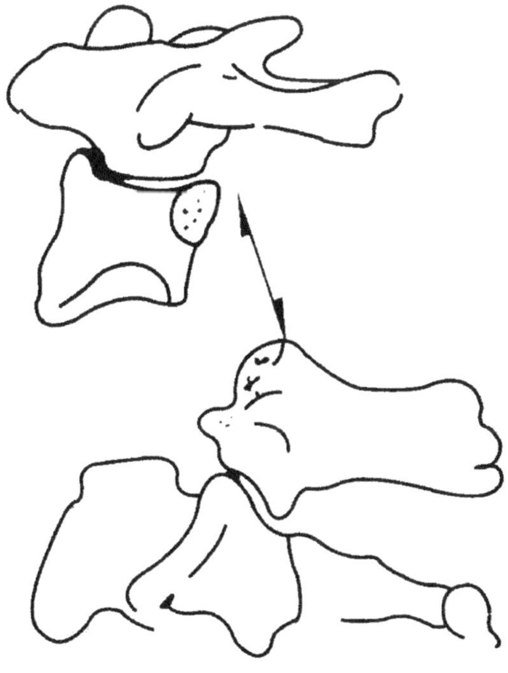

图 2-9　颅颈分离示意

（3）在车祸或跳水事故中，损伤机制为过伸和轴向压缩暴力。过伸是由于身体前冲，前额撞击在倾斜的车窗玻璃或游泳池底所致，也涉及了轴向的压力，可能还有旋转的成分。相当多的枢椎骨折伴随 C_3 椎体压缩性骨折。还有不能用一种简单的伸展机制来解释的损伤，如低位颈椎的关节突骨折，这提示轴向压应力的存在。与绞刑中过伸伴收紧和牵张暴力相反，汽车事故或其他减速事故中是过伸伴轴向压缩暴力作用于枢椎。

（4）屈曲损伤也可能是绞刑者骨折的原因，但这种情况较少。

实际上，枢椎椎弓根骨折，其损伤的各种外力组合依据涉及的具体暴力矢量而定，包括暴力的大小、方向、作用点及作用时间。总的来说，暴力到达时脊柱各结构的位置，特殊患者其脊柱结构的独特的力学特征都决定了特别的损伤、破坏的结构部位和移位的程度（图 2–10）。当观察到创伤性枢椎前滑脱时，X 轴的弯曲是致伤暴力的主要组成部位，而最可能涉及的机制是过伸性暴力。

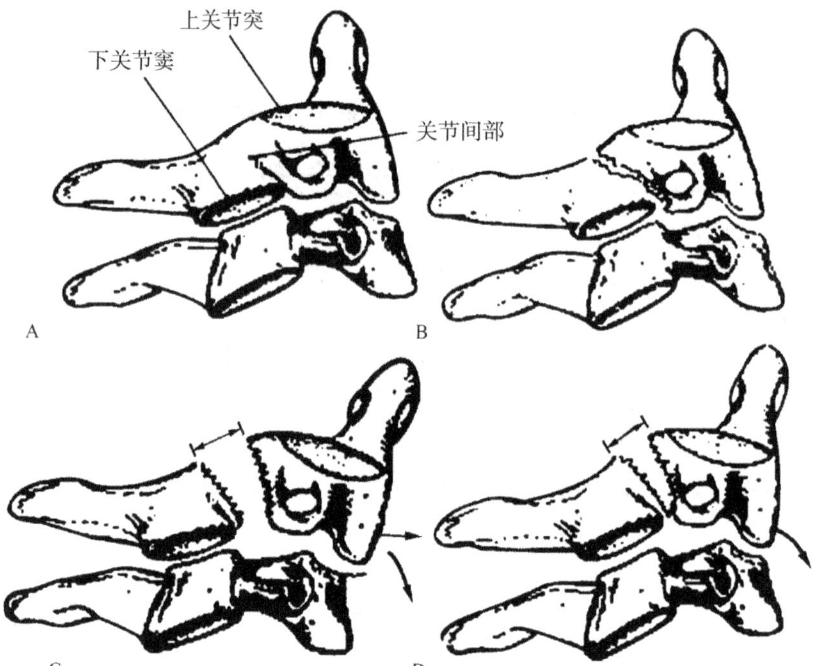

图 2–10　不同暴力所致不同程度的移位

A. 完整枢椎；B. 枢椎椎弓骨折；C. 骨折块向前下方移位；D. 骨折块向下方移位

三、骨折分类和临床表现

（一）分类

1. Francis 分类　直到 20 世纪 80 年代，有人提出绞刑者骨折分类的标准。首先是 Francis 等按照骨折移位、成角和韧带的不稳定情况将绞刑者骨折分为 5 个等级（表 2–1）。移位的测量是在侧位片上 C_2、C_3 椎体后下缘分别划垂线，测量垂线距离；成角 C_2、C_3 椎体后缘分别画线，测量两线交角的度数。

表 2–1　绞刑者骨折的 Francis 分类

等级	移位（mm）	成角（°）
Ⅰ	< 3.5	< 11
Ⅱ	< 3.5	> 11
Ⅲ	> 3.5 或 < 1/2 椎体宽度	< 11
Ⅳ	> 3.5 或 < 1/2 椎体宽度	> 11
Ⅴ	椎间盘破裂	

Ⅰ级骨折被认为是稳定的；Ⅱ～Ⅳ级骨折是不稳定的；Ⅴ级骨折意味着移位超过 C_3 椎体矢状径的 50% 或成角畸形已造成至少一侧 $C_{2,3}$ 间隙大于正常颈椎间盘的高度。

2. Effendi 分类　Effendi 等根据骨折的稳定程度将其分为 3 型。

Ⅰ型：稳定骨折，骨折线可以涉及椎弓的任何部位，$C_{2,3}$ 椎体间结构是正常的。

Ⅱ型：不稳定骨折，枢椎椎体显示屈曲或伸展的成角或明显的向前滑脱，$C_{2,3}$ 椎体间结构已有损伤。

Ⅲ型：移位的骨折，枢椎椎体向前移位并有屈曲，$C_{2,3}$ 小关节突关节发生脱位或交锁。

3. Levine 和 Edwards 分类　1985 年，Levine 和 Edwards 根据骨折的形态和稳定程度结合损伤机制将创伤性枢椎滑脱分为 4 型。

Ⅰ型：骨折有轻微的移位，韧带损伤轻微，是稳定的骨折，占 28.8%。损伤机制是过伸加轴向负荷造成枢椎椎弓在伸展位上断裂。

Ⅱ型：骨折有超过 2mm 的前移和不显著的成角，是稳定骨折，占 55.8%。损伤机制是过伸和轴向负荷引起椎弓近乎垂直的骨折，随后突然的屈曲导致椎间盘的后部纤维伸展和椎体的前移和成角，$C_{2,3}$ 椎间盘可因这种损伤机制中涉及的突然屈曲成分而破裂。

Ⅲ型：Ⅲ型骨折是Ⅱ型骨折一种变形，$C_{2,3}$ 间显示严重的成角和轻度的前移，骨折线通常不是垂直，而是从后上到前下斜形通过枢椎椎弓，占 5.8%。损伤机制是屈曲占主要成分并伴有牵张成分的暴力。

Ⅳ型：双侧椎弓根骨折伴后侧小关节突的损伤，通常伴有椎弓骨折的严重移位和成角，以及一侧或两侧的小关节突脱位，占 9.6%。损伤机制是屈曲暴力加轴向压缩。通常认为，Levine 和 Edwards 的分类方法结合了骨折形态和损伤机制，对治疗方法的选择有指导意义。

从解剖角度看，创伤性枢椎前滑脱是十分危险的损伤，但神经损害的发生率相对较低，甚至有时令人难以置信。如 Levine 的 52 例中仅有 4 例伴颈脊髓损伤，而不相关的神经损伤如闭合性颅脑伤有 11 例。Brashear 的 29 例此类骨折患者，1 例左上肢瘫痪，6h 后恢复；1 例全身暂时性麻木；1 例脊髓中央管综合征，5 周后仅残留左上肢无力；另有 1 例四肢瘫痪，25d 后完全恢复。也有神经损害发生率相对较高的报道。Tan 报道的 31 例患者中 20 例无症状，7 例不完全四肢瘫痪（3 例中央管综合征），2 例不完全截瘫，2 例 Brown-Sequard 综合征，2 例完全的膀胱功能障碍。Marar 的 15 例中 11 例伴发不同程度的神经损害，其中 6 例 24h 后即告恢复，5 例时间稍长，但在 3d 至 3 个月内也全获得恢复。

此类损伤的神经损害发生率和损害程度较低可能是由于前方骨折块向前移位产生椎弓缺损并造成实际上椎管的扩大，脊髓也随之前移，而免受了寰椎后弓的压迫。但当骨折线累及枢椎椎体时，枢椎椎体后下方骨质仍留在原位，则出现了脊髓受压的危险。

（二）临床表现

最常见的症状是颈部疼痛和僵硬。其次是四肢麻木和无力。另一临床特点是并发有头和颌面部的损伤，位于前额或下颊，多为皮肤挫伤。有时可有其他椎体和长骨的骨折。如 Tan 的 31 例中有 18 例伴额部软组织的损伤，15 例有其他椎体（5 例）和长骨（10 例）骨折。Levine 的 52 例中也有 13 例其他部位骨折。此外，Okuchi 报道 1 例并发右侧椎动静脉瘘。

四、诊断

诊断程序包括：①骨折的分类；②有无神经损伤；③有无伴随伤；④是否为多发伤。

1. 普通 X 线检查　包括颈椎常规片和断层片。创伤性枢椎前滑脱的诊断主要依靠侧位片，侧位片可清楚显示骨折线及移位和成角的情况，据此可做出骨折类型的影像学诊断。在医师陪同保护指导下，谨慎做颈椎伸、屈位拍片，可进一步提供骨折稳定情况的信息。有时尚需做断层检查才能清楚显示骨折线。X 线的典型表现是双侧枢椎椎弓根骨折，骨折线呈垂直或斜形，枢椎椎体可有不同程度的移位和成角畸形。另需注意寰椎、下颈椎有无伴随骨折，对婴幼儿还需注意枢椎椎弓根先天性缺损或软骨联结的可能。检查其他损伤部位可了解有无多发伤的情况。

2. CT 扫描检查　CT 可清楚显示骨折线、移位情况及与椎管的关系。CT 三维重建有助于对骨折形态的全面了解。

3. MRI 成像　MRI 检查可了解脊髓及周围软组织的情况，对整个损伤可有全面的评估，并为手术入路的选择提供依据。

在整个颈椎骨折脱位中，创伤性枢椎前滑脱占 4% ~ 7%，如缺乏准确的外伤史或对该损伤特点认识不足，会造成漏诊。有时损伤较为复杂，伴有多发伤，尤其是存在明显的致命性非颈部伤时，更会引开医师的注意力，而造成颈椎伤被忽视。

再次强调颈椎常规片对外伤后颈部疼痛患者的重要性。对可疑的患者不要放过，应反复检查直到肯定或排除诊断为止。通过详细的病史了解和体格检查，掌握暴力的作用点及方向，结合影像学检查，判断其损伤机制，并可指导治疗方案的选择。

五、治疗

治疗方法的选择取决于骨折的稳定程度，大多数创伤性枢椎前滑脱患者采用密切关注的非手术治疗可以获得仅有最小畸形的坚固的骨性愈合，不融合的发生率很低。

（一）非手术治疗

非手术治疗包括头颈胸石膏、石膏颈托、Halo 支架和牵引。

1. 稳定骨折（Levine-Edwards Ⅰ型）　可直接采用石膏固定 12 周，拍片复查获得骨性愈合后改用颈托固定 6 周。

2. 不稳定骨折（Levine-Edwards Ⅱ型）　可行牵引复位，入院后行床边拍片，观察搬运途中有无移位，可从小重量开始牵引，起始 2kg，渐加重到 4 ~ 5kg。根据损伤机制、移位和成角情况选择牵引方向及颈部位置，密切进行 X 线复查了解牵引效果，如发现牵引后移位加重或过牵，需立即调整，减轻重量或改变牵引方向，观察到复位后，改中立位牵引 2kg 维持 3 ~ 6 周，以制动和维持复位，然后带 Halo 支架下地活动。注意在骨折初期，Halo 支具并不能取得和维持复位，过早带 Halo 支具下地可能造成再移位。待伤后 3 个月期满后，骨折常能愈合，并带有一个最初的间隙，C_2、C_3 常自发融合。对 Levine-Edwards Ⅱ A 型骨折的识别是重要的，此型骨折患者行牵引治疗后会造成 C_2、C_3 分离和移位加重，推荐的治疗是 Halo 支具制动并在影像学监测下施行轻度的加压，以取得和维持解剖复位。在 X 线片显示已获得解剖复位后继续 Halo 支具制动 12 周，观察到骨折愈合后，改用塑料颈托维持 6 周。

在影像学检查提示 C_2、C_3 的纤维环和韧带已有断裂的情况下，牵引可能产生较大的过牵。但也有原始 X 线片显示较大的 C_2、C_3 分离而采用牵引获得接近解剖复位的报告。显然，小心的、轻重量的牵引可以在外固定前或手术前采用，以改进复位，解除肌肉痉挛和获得软组织的修复，但必须在密切观察之下，一旦发现过牵，需立即停止。

（二）手术治疗

Levine-Edwards Ⅲ型骨折是唯一需要手术治疗的绞刑者骨折，因后方的小关节突骨折和脱位若不予复位，可引起持续的颈部疼痛。可进行后路手术复位及钢丝固定植骨融合术，然后以 Halo 支具制动，以获得植骨的融合和骨折的愈合。C_2、C_3 前方韧带和椎间盘的断裂，可造成该节段的极度不稳，有时牵引难以维持复位，需进行手术固定，术式有后路椎弓根钉内固定术、C_2、C_3 开槽植骨融合术、前路钢板内固定术。术后给予有效的外固定制动作为保护，直到有骨性融合的 X 线表现。手术的目的是减压、复位及提供稳定。Matsumoto 等报道 1 例累及枢椎椎体的枢椎椎弓根骨折患者，MRI 提示脊髓压迫来自枕骨大孔和寰椎后弓，开始进行颅骨牵引治疗，几天后拍片复查见未复位，而神经症状加重，行枕骨大孔减压、寰椎后弓切除减压、枕一颈融合术，并以 Halo 支具制动，术后几天神经症状改善，术后 12 周 X 线显示牢固的融合，此后改用颈托保护。此时复查 MRI，提示高位颈脊髓已获减压，膜下间隙正常。

关于创伤性枢椎前滑脱的预防，在汽车事故中安全带的使用可以大大减少这种损伤，当然，对交通法规的遵守是最有益处的。

第四节　枢椎骨折

一、枢椎侧块骨折

枢椎的侧块是齿突两侧骨膨大部，其表面为关节面并与寰椎下关节面构成寰枢关节，侧块后外方为椎间孔，有椎动脉通过。侧块骨折为一种较少见的损伤，损伤机制与寰椎椎弓骨折基本相似，垂直压缩和侧方屈曲为其主要暴力方式（图 2-11）。

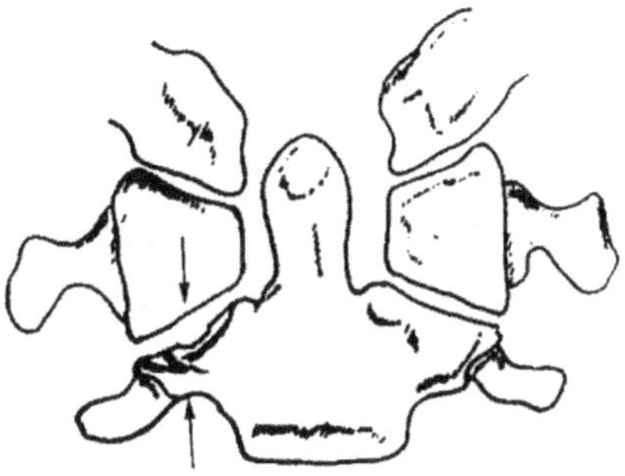

图 2-11　枢椎侧块骨折

颈部或枕部疼痛和头颈活动受限为主要局部临床表现。极少并发脊髓或神经根损伤，尽管并发 C_1、C_2 其他部位损伤，较少出现神经症状。

治疗主要依据损伤严重程度来选择合适治疗方法。①轻度压缩骨折而无移位者，仅需要颈领固定直至骨折愈合。②侧块严重骨折者，需要牵引复位。③关节面不平的陈旧性损伤，并发有退行性改变及存在不稳定因素，且有局部疼痛或功能受限者，需要寰枢椎固定融合。

二、枢椎椎弓骨折

见上节内容。

三、枢椎椎体骨折

关于枢椎椎体骨折的报道不多，实际上这种损伤并非不常见，只是散在于绞刑者骨折和齿突骨折的专题报道中，一些非典型的绞刑者骨折的报道实际上是枢椎椎体骨折，而 Anderson-D-Alonzo 分类的Ⅲ型齿突骨折从其定义上就是枢椎椎体骨折，确切地讲并非齿突骨折。

（一）病因、分类和损伤机制

枢椎椎体骨折位于齿突基底部和双侧椎弓根之间，按照骨折的形态，可分为 3 型。

Ⅰ型：骨折线呈冠状排列的垂直的枢椎椎体骨折，其机制包括以下几点。

（1）较引起绞刑者骨折的暴力略少伸展，并伴较小的轴向负荷的暴力作用引起枢椎椎体背侧部位的垂直骨折。

（2）主要的轴向压缩负荷加伸展暴力作用于额顶部，从而引起椎体后背侧部位的垂直骨折加 $C_{2,3}$ 椎间盘前部断裂，C_2 椎体前下缘撕脱骨折，伴 C_1 和 C_2 大部分椎体的过伸（但往往不能表现出骨折）。

（3）屈曲暴力加轴向负荷作用于枕顶部，引起颈 - 椎体侧垂直骨折，椎间盘断裂，C_2 复合体（寰椎和枢椎大部分椎体）前移和前纵韧带撕裂。

（4）屈曲加牵张暴力可引起枢椎椎体后部骨折，椎间盘部分断裂和 C_2 复合体屈曲。

（5）一个急性过伸和旋转的暴力。Schneider 等曾描述了 1 例类似的骨折，是因绞索套的绳结放置于耳下位置而发生的。

Ⅱ型：骨折线呈矢状方向的垂直枢椎骨折，即枢椎侧块骨折或枢椎上关节突骨折，其损伤机制是轴向压缩和侧屈暴力通过枕骨肌传导到寰椎侧块再传递到枢椎侧块，引起压缩性骨折。

Ⅲ型：骨折线呈水平方向的椎体部骨折，即齿突Ⅲ型骨折，此处不作赘述。

（二）临床表现和诊断

枢椎椎体骨折的临床表现特点依骨折类型有所不同。

（1）Ⅰ型骨折的患者伴随神经损害的概率较高。

（2）枢椎椎体前半部分连同寰椎移位，而枢椎椎体后侧骨折碎片仍留在原位，从而造成脊髓受压的危险，但也有神经功能完整仅有颈部剧烈疼痛为主要症状者。

（3）Ⅱ型骨折的患者一般不伴有神经损害症状，仅有局部症状，颈部疼痛、僵硬。诊断时应根据准确、详尽的病史，体格检查并结合多种影像学检查结果综合研究。

（三）鉴别诊断

普通X线检查中，颈椎侧位片和矢状面的断层片对Ⅰ型骨折的诊断非常有用。侧位片可显示骨折线通过枢椎椎体背侧，椎体的前方大部分和寰椎一道向前移位，并伴屈曲或伸展的成角畸形，而其椎体后、下部分仍在原处，位于C_3椎体上方的正常位置，断层片可清楚显示骨折线及骨折块移位的情况。

开口位片和冠状面的断层片对Ⅱ型骨折的诊断非常有价值，可显示枢椎侧块塌陷、寰椎侧块进入枢椎上关节面。

CT及CT三维重建对了解骨折的全面信息非常重要。MRI对软组织的良好分辨率使其在脊髓损伤中使用广泛；同样，在枢椎椎体骨折患者中，MRI可清楚显示脊髓损伤和受压的情况。

（四）治疗

1. 枢椎椎体骨折的治疗应以保守治疗为主　根据每名患者的独特的损伤机制，采取不同的治疗。对无神经损害、无明显移位的患者进行石膏固定；有移位的患者进行牵引复位，注意事项同绞刑者骨折的治疗。对屈曲加牵张暴力所致损伤的患者，牵引可能造成移位加重或过牵，需改用Halo支架固定，并在影像学监视下略作加压。对伴有神经损害的患者，可先进行牵引复位，密切观察，同时进行多种的影像学检查明确骨折移位情况和脊髓受压情况，如能复位，症状改善，可继续维持牵引。

2. 手术治疗　如症状无改善或症状改善后停滞，则根据影像学检查所显示脊髓压迫的部位选择手术的入路及术式。对Ⅱ型骨折不能复位者，为防止长期的不稳、畸形愈合和退变性寰枢关节炎也可考虑行后路融合手术。

第三章

胸腰椎损伤

第一节　胸椎损伤

一、胸椎损伤的分类

脊柱骨折多见于颈段及胸腰段，而发生于胸椎者比较少见。在一组 1 209 个脊柱损伤的部位统计显示：颈椎 26.1%，$T_{1\sim10}$ 占 8.65%，$T_{11}\sim L_1$ 占 42%，$L_{2\sim5}$ 占 22.4%。通常将 $T_{1\sim4}$ 称为上胸椎，$T_{5\sim10}$ 称为中胸椎，$T_{11\sim12}$ 称为下胸椎。下胸椎位于胸腰段，其发病类型、治疗方法均与腰椎类似，被列入腰椎骨折章节中讨论，本节重点讨论上胸椎和中胸椎骨折的诊治。

与腰椎不同，胸椎脊柱是一完整坚固的骨韧带复合体。它包括肋骨和胸骨，其完整性明显影响胸椎的稳定性。正常情况下，胸椎的椎体前高低于后高 2 ~ 3mm，从而形成胸椎生理后凸。椎体的前后径由上至下逐渐增大，椎体横径由 $T_{1\sim3}$ 逐渐减小，尔后又逐渐增加。其压缩载荷由椎体来承受，拉伸载荷由后方椎弓韧带等承受。胸椎的椎板短而宽，呈叠瓦状，与小关节突一起可防止胸椎的过伸活动。胸椎椎管狭小，故骨折后易造成脊髓损伤。在 $T_{1\sim10}$ 水平关节突关节的关节面呈冠状位，因此允许胸椎有一定范围的轴向旋转活动，并对向前的移位有较强的抵抗作用。胸椎的稳定性大约为胸腰段的 2 ~ 3 倍，主要归因于肋骨框架的加强：在前方肋软骨于胸骨构成胸肋关节，在后方则由肋骨头与相应椎体、椎间盘及横突形成肋椎关节。

由于胸椎在解剖学及生物力学方面的特殊性，其损伤主要有以下特点：①由于胸椎稳定性加强，如发生损伤，所需致伤暴力也更为强大。损伤原因以交通伤和坠落伤为主。②胸椎椎管相对狭窄，当骨性结构破坏时，脊髓损伤发生率也相对较高。③胸椎损伤多由前屈及轴向压缩载荷所致，很少发生旋转移位。

由于脊柱脊髓解剖结构及受伤机制的复杂性，胸腰椎损伤的分类目前尚难以有统一的方法。随着影像诊断学及脊柱生物力学的发展，对脊柱运动节段的三维立体概念有了更确切的了解，亦对胸腰椎损伤分类的完善提供了相关理论基础。下面简要介绍 Hanley 和 Eskay 分类、Magral 及其同事提出的 AO/ASIF 分类以及 Vaccaro 提出的胸腰椎损伤严重度评分系统（thoracolumbar injure score system，TLISS）分类。

（一）Hanley 和 Eskay 分类

（1）压缩性骨折：由轴向压缩载荷与前屈暴力引起，以椎体前部塌陷和前柱破坏为特征。当椎体高度丢失 <50%、成角 <30°时一般为稳定性骨折；反之，如椎体高度丢失 >50%、成角 >30° 时则为不稳定骨折。在后者常同时合并后部结构的损伤，如椎板骨折、关节突骨折或脱位、肋骨骨折等。

（2）骨折脱位：一般向前脱位，因同时累及三柱，为不稳定骨折。

（3）爆裂性骨折：为轴向压缩载荷引起的前中柱损伤，以椎体后高丢失、椎体后缘骨折凸入椎管及椎弓根间距增大为特征，为不稳定骨折。由于胸椎的生理后凸，中柱承受轴向压缩载荷比例较小，故此类骨折较少见。

（4）爆裂脱位：由轴向压缩载荷及向前的暴力引起，表现为上一椎体的前脱位和下一椎体的爆裂性骨折，亦属不稳定骨折。其与骨折脱位的区别在于：骨折脱位时相对于向前移位的上一椎体下方椎体较为固定，容易对脊髓造成牵拉损伤；而在爆裂脱位时下一椎体呈爆裂性且多有后部结构的破坏，可能会在损伤瞬间对脊髓产生减压作用，脊髓损伤程度相对较轻。

（二）AO/ASIF 分类

见表 3-1。

表 3-1　脊柱损伤分类

A 型 椎体压缩	B 型 前方及后方结构牵张性损伤	C 型 前方及后方结构旋转性损伤
A1 嵌压骨折	B1 后方韧带结构损伤	C1A 型损伤（压缩）
A1.1. 终板嵌压	（屈曲牵张型损伤）	伴有旋转
A1.2. 楔型嵌压	B1.1. 伴有椎间盘的横贯损伤	CL.1. 楔型旋转骨折
1. 上方楔型嵌压骨折	1. 屈曲半脱位	C1.2. 分离旋转骨折
2. 侧方楔型嵌压骨折	2. 前方脱位	1. 矢状面旋转骨折
3. 下缘楔型嵌压骨折	3. 屈曲半脱位 / 前方脱位	2. 冠状面旋转骨折
A1.3. 椎体塌陷	伴关节突骨折	3. 钳夹样旋转骨折
A2 分离型骨折	B1.2. 伴有 A 型椎体骨折	4. 椎体分离旋转骨折
A2.1. 矢状面分离骨折	屈曲半脱位 +A 型椎体骨折	C2B 型（屈曲牵张型损伤）

（三）TLISS 分类

Hanley 和 Eskay 分类过于简化，很多骨折类型未能分类；而 AO/ASIF 分类过于繁杂，故都不能很好地用来决定手术适应证。2005 年，Vaccaro 详细阅读各种胸腰椎骨折分类治疗的文献，选取循证医学长期检验，由来自美、加、奥、德、法、瑞典、荷兰和印度的 15 家一级创伤中心的 40 位专家开会研讨后认为新分类必须包括：①骨折的主要形态学特征。②严重性分析。③机械损伤和神经损伤评估。④再生可能性。⑤对前瞻性研究的作用。⑥未来临床研究的适用性。新标准分类决定将胸腰椎骨折通过下述三个方面来评定：①形态学类型（压缩、扭曲、分离）。②后柱复合体状态。③神经状态（椎管形态和脊髓）。最后，三大指标下的每个亚指标都有对应的分数，1 分最轻，4 分最重。形态学：单纯性压缩骨折 1 分，爆裂骨折 2 分，侧移或旋转骨折 3 分，分离骨折 4 分，疑似骨折不积分。后柱复合体完整性：无损伤不积分，不确定损伤积 2 分，明显断裂积 3 分。神经状况：完全损伤积 3 分，这样构成 TLISS。被评为 3 分或 3 分以下不需要手术治疗。4 分介于手术和非手术之间，需要综合考虑。5 分或 5 分以上必须手术治疗。

二、临床表现

患者常有明确的外伤史，如高处坠落、车祸或重物砸伤等的病史。伤后有胸背部的疼痛、活动受限，有脊髓损伤时可出现截瘫症状：双下肢的感觉、运动功能障碍或大、小便功能障碍。有神经根受压时亦可以表现为明显的肋间神经疼痛。损伤局部可以见到软组织肿胀及皮下瘀血，可有后凸畸形。局部有明显触痛及深部叩击痛，有后部韧带结构撕裂时可以触及增宽的棘突间隙。

导致胸椎骨折损伤的暴力通常较为强大，尤其是对于车祸伤或高处坠落伤患者，要密切监测患者的生命体征，注意处理创伤性或失血性休克，检查并及时治疗颅脑、心、肺和腹盆等重要脏器损伤，如创伤性湿肺、血气胸、内脏破裂出血。同时，还应注意全身其他部位的骨折或损伤的处理，如车祸伤容易引起全身多发骨折，而高处坠落常导致颅底、脊柱与跟骨骨折。

对脊髓损伤预后一般难以评估，至少在脊髓休克期后方可进行。若损伤平面以下运动和感觉丧失，而反射恢复，或 24 ~ 48h 后，神经损伤无恢复，则属永久性脊髓损伤。若脊髓损伤平面以下存在少量感觉和运动，则脊髓可能最终完全恢复或至少部分恢复，上述属不完全性脊髓损伤。

三、检查与诊断

胸椎骨折的诊断：胸椎骨折的诊断包括病史采集、物理检查及影像学检查。详细、准确的病史采集是临床诊断的关键。根据胸椎骨折的特点，病史询问既要系统、全面，又要突出重点，其内容应包括年龄、外伤史、疼痛性质、特点及相关伴随症状等方面，既要了解脊柱骨折局部情况，还要掌握全身整体状况，避免只注重脊柱骨折而忽略内脏器官或其他部位的损伤，以避免不良后果的发生。

其次，正确、熟练的物理检查不仅可以了解脊柱的形态与功能变化、疼痛的具体部位与特征，还可以及时发现并确定全身其他部位的骨折或损伤。其中，对胸椎骨折后神经系统功能的检查与评价也是物理检查的重要内容之一。检查脊髓损伤的诊断方法中，最重要和最敏感的方法是体格检查。伤后应尽早检查患者，由同一检查者在伤后 48h 重复数次。伤后很难立即确定脊髓损伤的分类。在起初 24 ~ 48h 内，脊髓休克可表现为上运动神经元损伤，即支配区的感觉和运动功能丧失，48h 后脊髓功能恢复。小块的皮肤感觉或轻微的肌力是相当重要的发现，但是易被忽视。应正确记录完全性或不全性神经损伤支配区感觉、肌力、反射，并采用标准神经分类法分类。

当然，对于胸椎骨折的准确定位、骨折的分型、治疗方案的选择以及对预后的评估，在很大程度上仍依赖于相关的影像学检查。对于所有怀疑有胸椎骨折的患者均应常规行胸椎正、侧位 X 线摄片检查。在 X 线（片）上可以获得整体、直观的印象，可以了解椎体有无骨折、骨折的类型与严重程度、脊椎后突的角度、椎管矢径的改变，以及有无椎板、关节突、横突或棘突的骨折。由于肋骨和胸骨的参与使胸椎成为坚强的整体，活动度很小。冠状面旋转超过 50 或者移位大于 2.5mm，提示胸椎不稳。但若要进一步了解骨折的类型、粉碎程度及椎管内占位情况，仍需行 CT 检查，以明确骨折的不稳定程度及制订相应的手术治疗方案。CT 检查在脊柱骨折脱位也被列为常规检查。MRI 可以清晰显示脊椎有无骨折，椎间盘、黄韧带有无破裂，椎管内有无出血，同时，对于爆裂骨折或骨折脱位的病例，还可以准确了解脊髓及神经根受压的程度，椎管内血肿的大小，以及脊髓信号的改变情况与累及范围。而且，MRI 还可以区别新发骨折和陈旧性骨折，特别是对于骨质疏松性骨折患者新发骨折部位的判断而言，有着特殊的意义。因为此类患者常有多个椎体的楔形改变（骨折），有时单凭 X 线（片）或 CT 常难以准确区分，此时，MRI 就有着明确诊断的作用。因为在新发骨折部位，T_1 加权像上可以见到组织水肿的信号（骨折椎的低信号改变），而 T_2 加权像上则可以见到骨折椎的高信号改变。

四、胸椎损伤的治疗

（一）非手术治疗

1. 全身治疗　卧床休息，注意生命体征的监测与维持水、电解质平衡，保证充足的营养及规律的排尿、排便习惯，防止卧床相关并发症，如肺部感染、泌尿系统感染、压疮、深静脉血栓等，并要注意积极观察和治疗其他部位的损伤。

2. 药物治疗　对于有急性脊髓损伤的患者，可采用药物治疗，以减轻脊髓水肿及一系列继发性病理损害。

（1）激素治疗：急性脊髓损伤后 8h 内，可采用甲泼尼龙冲击疗法。药物越早使用越好，初始剂量为 30mg/kg 甲泼尼龙，在持续的医疗监护下，15min 内静脉注射。大剂量甲泼尼龙注射后应暂停 45min，随后以 5.4mg/（kg・h）的速度持续静脉滴注 23h。以后每天 1g，静脉滴注，连用 3 ~ 5d。使用期间注意预防应急性溃疡出血，可同时加用雷尼替丁或奥美拉唑。

（2）脱水剂治疗：可交替采用甘露醇和呋塞米脱水治疗。20% 甘露醇（每 6 ~ 8h，1 ~ 2g/kg，连用 3 ~ 5d），呋塞米（20mg，每天 1 ~ 2 次，连用 3 ~ 5d）。使用期间要注意监测肾功能，特别是老年患者。

（3）神经营养药物：胸椎骨折并发脊髓或神经根损伤的患者，可采用维生素及神经生长因子治疗。如口服维生素 B_1（10mg，tid）、维生素 B_{12}（如弥可保 0.5mg，tid）及神经生长因子 [如单唾液酸四己糖神经节苷脂（GM-1），对脊髓或神经损伤的恢复可能有一定的帮助。

（二）常规手术治疗

一般认为胸椎骨折不稳的手术适应证有：椎体前柱压缩 >50%，同时伴有后柱损伤；后凸畸形 >23°；骨折 – 脱位和脱位；神经损害进行性加重等。

胸椎骨折的手术方式可分为后路手术、前路手术及前后联合入路手术。具体的手术方式取决于骨折的类型、部位及椎管受侵犯的程度，同时也取决于医师熟悉的手术方式及其治疗倾向。一般而言，如果椎体前柱压缩 >50%，同时伴有后柱损伤，神经系统检查正常，适于后路脊柱固定并融合术。椎板切除减压是胸椎损伤的禁忌证。对于不全性脊髓损伤主张前路减压。上胸椎多选择前路，中胸椎多选择后路（图 3–1、图 3–2）。

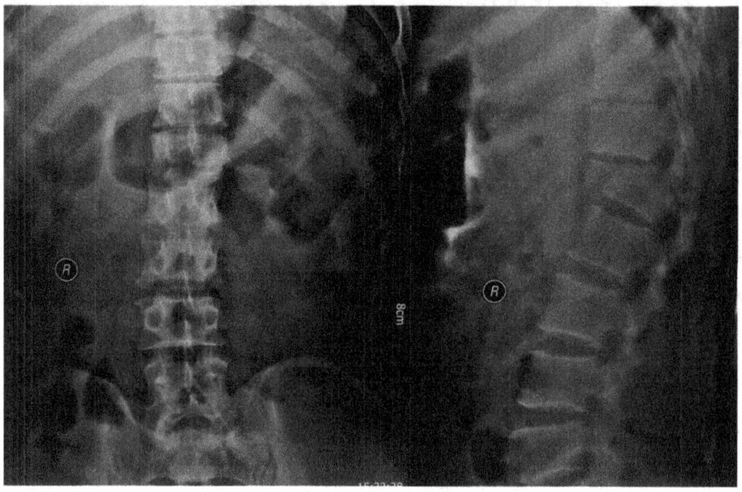

图 3–1　胸椎骨折 8 根钉术前

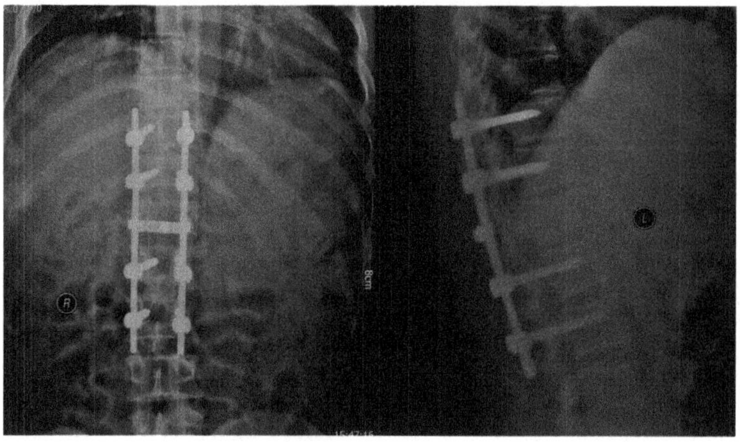

图 3–2　胸椎骨折 8 根钉术后

1. 后路手术　后路手术临床上应用相对广泛，手术创伤相对较小，技术上容易掌握，手术并发症相对较少。标准入路包括后正中、经椎弓根和后外侧入路。

（1）后路复位机制：研究表明，轴向撑开力是使椎管内骨折块复位的主要力量。椎管内骨折块的复位是在轴向撑开力的作用下借助于后纵韧带的伸展，使附着在椎体上的纤维环及其周围的软组织牵引骨折块完成的。但是，对于后纵韧带及后柱结构完全损伤、椎管内骨折块向前旋转、椎管狭窄 >50%，以及陈旧性骨折患者，单纯经后路闭合复位则较难取得满意结果。

（2）后路内固定：后路内固定主要包括钉板系统、钉棒系统、钉钩系统三种方式，而固定节段亦由长节段固定发展为短节段三柱固定。三柱短节段固定的主要优点是：①三柱固定较为牢固。②固定节段短，能最大限度地保留脊柱的运动功能。③通过撑开可以起到间接复位、减压的作用。④可经椎弓根或后外侧直接减压。⑤可同时行后外侧植骨融合。

2. 前路手术　前入路的优势在于可直接暴露脊髓和神经根，对神经组织彻底减压而不需施加任何牵拉动作，减压和融合所涉及的活动节段相对较少。但手术创伤相对要大，并有损伤大血管的危险。标准的手术入路为经胸膜腔切口和胸膜外切口。

20 世纪 70 年代，Dunn 等最先报道胸腰椎骨折前路器械固定技术。此后，Mcaffee、Kaneda、Dunn 等相继开展了前路手术，并证明前方入路是一项安全的手术。由于前路手术能直接解除致压物，恢复脊柱的对位；同时，前柱承载着脊柱主要的载荷分布，而前柱手术能实现前柱的骨性融合并重建脊柱前柱的高度。因此，前路手术正日益受到推崇。

一般认为，前柱手术的适应证为：①胸椎陈旧性骨折（伤后 2 周以上），脊髓前方受压。②严重骨折脱位椎管侵占 >50%，椎体高度丢失 >70%，后凸 >20°～ 30°。③后路内固定复位不满意，脊髓前方压迫未解除。④后路内固定失败，脊髓重新受压。⑤陈旧性胸椎骨折后凸畸形并发迟发性截瘫。常用于胸椎前路固定的器械类型有 Kaneda、Z-plate、Ventrofix 等胸腰椎前路固定系统，特别是 Z-plate 及 Ventrofix 系统以其可通过撑开来矫正后凸及侧方畸形，而且压缩时可嵌紧骨块的优点而在国内被广泛使用。

（三）微创手术治疗

微创外科的目的是减少组织创伤，减轻术后疼痛，尽快功能恢复，电视辅助的胸腔镜手术（video-assisted thoracoscopic surgery，VATS）是脊柱前方手术的一种新方法。脊柱前方椎体的结构是轴向负重的主要因素，当脊柱畸形和椎体压缩时，恢复脊柱正常生理曲线和维持脊柱稳定固定结构以及解除脊髓腹侧受压，VATS 手术和 EMI-VATS 手术是一种较为理想前路手术方式。

胸腔镜下前路手术优点在于肋间切口小，不需要切除肋骨和使用肋骨牵开器械。利用高清晰度 30° 或 0° 胸腔镜可提供手术区优良的成像质量和视感效果，达到有效的安全的椎管前方减压，失血少，术后伤口疼痛轻，加速康复过程，降低围术期及其术后并发症。但其缺点为手术麻醉要求高，手术操作难，术者及助手既要掌握传统开胸手术技巧，又要掌握镜下操作技能，要经过长期学习培训；手术时间长。应用此项技术应严格掌握手术适应证，充分术前准备，规范术中操作，认真术后处理，才能达到预期目的。

1. 手术适应证　①不完全性胸段脊髓损伤，经影像学证实椎管前方有致压物，而后方无致压物者。②有明显的脊髓前方压迫症状者。③前柱损伤严重或爆裂骨折，而后部结构未完全破坏的不全瘫者。④逐渐发生瘫痪的晚期病例或陈旧性爆裂骨折者。⑤进行性后凸畸形者。⑥前、中柱不连者。⑦已行后路减压但前方仍有压迫者。

2. 手术禁忌证　①严重骨折脱位者。②不完全性胸段脊髓损伤，影像学检查证实椎管后方有效压物，而前方无效压物者。③后部结构破坏而无前方受压的不全瘫者。④同 VATS/EMI-VATS 技术手术禁忌证。

3. 术前准备　①根据影像学检查分析确定骨折类型、椎体破裂程度、损伤范围和椎管堵塞状况。②仔细检查受伤平面及其相应的神经支配功能。③仔细检查胸椎创伤是否并发气胸、血胸及连枷胸。④仔细检查胸椎创伤是否并发胸腹部脏器损伤。⑤全面检查心、肺、肝、肾及出凝血功能。⑥作好 VATS/EMI-VATS 的常规准备工作。⑦告知患者和家属实施此项技术的优点和缺点，以及术中可能发生脊髓神经、交感神经、腔静脉、奇静脉、胸导管、输尿管（胸腰段）直接或间接损伤，有可能转为开胸手术，以及交代清楚术后可能发生的并发症，征得患方同意和支持。

4. 手术方法　如下所述。

（1）VATS 技术

①手术操作器械：a. 常规手术器械。b. 视频内镜：三芯片摄像头、30° 硬端头、氙灯光源、图像逆转监视器、图像记录仪、打印机、光谱仪等。c. 胸腔镜下器械：骨凿、拉钩、探针、咬骨钳、髓核钳、刮匙、把持器、锤子、起子等。

②麻醉：双腔导管插管单肺通气麻醉。

③体位：左侧或右侧卧位。

④定位：在 X 线透视下确定病变椎体，在皮肤上标出骨折椎体边界，工作通道位于目标的中心，内

镜通道于脊柱轴线距离目标椎体头端 2 ~ 3 个肋间隙处。吸引或灌洗通道和牵开通道于工作通道及内镜通道前方约 5 ~ 10cm 处。

⑤入路：手术切口开始于内镜通道，在肋间隙切开皮肤，钝性分离胸壁肌肉，暴露胸膜，切口胸壁，开始单肺通气，插入套管（Troca），沿套管插入 30° 透镜，然后在内镜监视下，将 2、3、4 个套管插入胸腔。

⑥分离：以 $T1_2$ ~ L_1 为例，通过前方通道插入扇状牵开器暴露病变区。利用牵开器向下牵拉膈肌，暴露其在脊柱的附着点，以单极电凝标记出膈肌切开线，然后沿此借助内镜剪切开膈肌，保留距脊柱附着处 1cm 边缘，以便术后闭合膈肌。

⑦暴露：切开膈肌，腹膜后脂肪即暴露出来，将其自腰大肌附着点前方推开，自椎体处解剖腰大肌附着处，小心隐藏在腰大肌下方的节段血管，给予分离结扎。暴露 T_{12}、L_1、L_2 椎体。

⑧切除：用骨凿打开压缩椎体上终板或下终板处的椎间隙，切除椎间盘和破裂的骨性终板。小心取出椎体骨折的骨块，注意不要去掉脊柱非骨折部。

⑨减压：需要行椎管内减压者，应将邻近椎管的部分骨质以高速磨钻去除。先以钝性探子找到椎弓根下缘，然后用 Kerrison 咬骨钳或高速磨钻自上向下去除椎弓根基底部，直至显露出硬膜囊，这样就可以摘除压迫椎管的骨折碎块。

⑩植骨：准备植骨床，以双角规测量植骨床的长度和深度，自髂嵴取下三面皮质骨块植入骨缺损部，或用钛网重建脊柱生理曲度。

⑪固定：在 C 形臂 X 线机透视下，在椎体侧方，肋骨头外缘处，植入椎体螺钉，置入钢板，锁紧螺帽，完成钢板螺钉内固定。

⑫闭合：内镜下常规缝合膈肌裂孔，冲洗胸腔，去除血凝块，于肋膈角最下方处放置胸腔引流管。取出套管，缝合所有通道。

（2）EMI-VATS 技术

①麻醉、体位：同 VATS 技术。

②定位：C 形臂 X 线机透视下绘出骨折椎体在体表的投影及相应肋间隙和肋骨位置。

③入路：背正中线与腋后线之间，即骶棘肌外侧缘，以骨折椎体为中心，沿相应肋间隙或肋骨做 5 ~ 7cm 长的皮肤切开。切开肋间肌，暴露肋骨并将肋骨切除 5 ~ 6cm，取下备作植骨材料。在肋骨床上切开胸膜，让肺脏逐渐塌陷。在相应腋后线上做胸腔镜光源切口，插入 Troca 安装胸腔镜，并安装显微窥视器撑开操作切口。

④以 T_{12} ~ L_1 为例，牵开膈肌，在距离椎体附着点 1cm 处切开膈肌脚，此时可暴露腹膜后脂肪及腰大肌。推开腰大肌附着点，暴露椎体及节段血管，电凝或结扎节段血管，暴露骨折椎体。

⑤电刀切开压缩椎体上下椎间盘纤维环，摘除椎间盘和破裂的终板软骨。小心摘除向椎管移位的骨碎块，注意摘除时不要破坏非压缩骨折部分。当去除骨碎块时，椎体有大量渗血，可用骨蜡涂封。当脊髓硬膜外静脉丛出血时可用双极电凝止血。

⑥脊髓充分减压后，可在压缩椎体的上下椎作凹槽，取三面皮质骨之髂骨块或肋骨嵌入骨缺损部，再以侧方钢板或用钛网、钢板重建脊柱稳定性。

⑦缝合膈肌后冲洗创口，肋膈角最低处置胸腔引流管。

5. 操作注意事项　如下所述。

（1）定位结扎骨折椎体及上下椎体的椎横血管。

（2）用电刀切开椎旁软组织，剥离牵开。用骨刀或磨钻头切断肋骨头，暴露骨折椎的椎弓根。在切除肋骨头时必须保护交感神经链，胸导管及肋间动、静脉及肋间神经，必要时可一一结扎。

（3）用磨钻头磨除椎弓根，显露骨折椎的后缘，此时可见骨折块向后压迫硬膜囊。当暴露或切除压迫硬膜囊的骨折块时，出现椎体渗血较多，可以用骨蜡填封。硬膜囊外血管出血，采用双极电凝止血或蛋白胶海绵止血，禁用单极电凝止血。

（4）仔细用骨刀或咬骨钳将压迫脊髓的骨块切除，彻底减压脊髓。在椎体缺损部位填塞髂骨块或异体骨或自固化磷酸钙等补缺。

（5）在减压椎的上、下椎体外侧方钻孔，穿透对侧皮质骨，必须在C形臂X线机透视下进行，以免损伤椎体周围的重要组织。见钻孔定位位置良好，然而按步骤扩大钉道、拧入螺钉、安装钉板系统或钉棒系统，进行椎体前缘撑开。

6. 术后处理　如下所述。

（1）严密观察术后生命体征，对于阻塞性肺病、心血管疾病及高龄患者需术后24h保持人工通气。术后给予小剂量低分子肝素预防血管栓塞。

（2）麻醉清醒后严密观察感觉、运动及括约肌功能变化，并作详细检查和记录。

（3）严密观察胸腔引流瓶的水柱变化、引流量及颜色变化，通常术后24 ~ 48h后拔除引流管。

（4）术后应用抗生素及神经营养药物。

（5）术后摄片观察内固定物情况，分别于术后3d、1个月、6个月、12个月复查内固定物情况。

（6）术后第2天开始物理治疗，1h/d；术后第3周起行强化理疗，2 ~ 3h/d；术后4 ~ 6周下地负重。

第二节　腰椎损伤

一、腰椎损伤的分类

引起脊柱节段性不稳的因素包括创伤、肿瘤、感染、退变等，其中因急性创伤所致的腰椎骨折是引起腰椎不稳的常见原因之一。

不同的伤力及受伤机制决定了骨折的类型与严重程度。早在1944年，Bohler就提出了胸腰椎骨折的5种损伤机制，即屈曲、伸展、旋转、剪切和轴向负荷。此后，Nicoll于1949年增加了屈曲旋转及侧屈2种损伤机制，并将胸腰椎损伤分为稳定性和不稳定性。1963年，Holdsworth修改和补定了Nicall分类法，认为骨折是否稳定要视后方韧带复合结构的完整性而定。1968年，Kelly和Whitesides提出两柱理论，即椎管形成的空心柱和椎体形成的实心柱，认为骨片向后移位的爆裂型骨折是不稳定的。1983年，Denis提出脊柱三柱分类概念：前柱包括前纵韧带和椎体前1/2，椎间盘的前半部；中柱包括椎体后1/2，椎间盘后半部和后纵韧带；后柱包括椎弓、黄韧带、椎间小关节和棘间、棘上韧带。脊柱稳定性有赖于中柱的完整性。1984年，Ferguson和Allen进一步完善了Denis三柱概念。前柱包括前纵韧带、椎体和椎间盘前2/3；中柱包括椎体和椎间盘后1/3，后纵韧带；后柱包括椎弓、椎间小关节、棘间和棘上韧带，同样认为中柱完整性代表脊柱稳定性。Roy-Camille、Saillant提出的三柱体概念略有不同，中柱包括椎弓根和关节突；后柱包括椎板、横突、棘突及其棘间、棘上韧带，概念更广泛，但同样认为中柱损伤属脊柱不稳定。因此，对包括骨折的三维形态学特征分析及后柱复合体结构完整性等综合因素的评价，是判定腰椎骨折的稳定性与严重性程度，以及决定手术或非手术治疗方式的重要依据。

由于脊柱脊髓解剖结构及受伤机制的复杂性，胸腰椎损伤的分类目前尚难以有统一的方法。随着影像诊断学及脊柱生物力学的发展，对脊柱运动节段的三维立体概念有了更确切的了解，亦对胸腰椎损伤分类的完善提供了相关理论基础。下面简要介绍胸腰椎骨折的Denis分类、Gertzbein分类、载荷分享分类。

（一）Denis分类

Denis分类系统是由Denis三柱理论发展而来的。三柱中两柱或两柱以上骨折导致脊柱不稳，以稳定程度决定手术还是非手术治疗。Denis根据三柱改变将骨折分为4个主要类型，即压缩骨折、爆裂骨折、安全带型骨折和骨折脱位。压缩骨折属一柱损伤，有固有的稳定性，分为4个亚型；爆裂骨折由轴向压缩暴力使前、中柱受累，分为5个亚型；安全带型骨折是伸展位后、中柱破坏，分为4个亚型；骨折脱位是压缩、拉力、旋转或剪应力下三柱破坏，最不稳定，分为3个亚型。

1. 压缩骨折（分为4个亚型）　A型：骨折同时累积上、下终板（占16%）；B型：骨折仅累积上终板（占63%）；C型：骨折仅累积下终板（占6%）；D型：上下终板均无损伤，前面皮质骨折（占15%）。

2. 爆裂骨折（分为5个亚型）　A型：骨折同时累积上、下终板（占24%）；B型：骨折仅累积上终板（占49%）；C型：骨折仅累积下终板（占7%）；D型：中柱发生爆裂骨折，同时并发旋转损伤，导致侧方半脱位或倾斜（占 15%）；E 型：中柱发生爆裂骨折，前柱受到不对称性的压缩（占 50%）。

3. 安全带型骨折（分为 4 个亚型） A 型：经过一个水平的骨折（即 Chance 骨折，占 47%）；B 型：经过一个水平的韧带损伤（占 II%）；C 型：两个水平的损伤，中柱骨折（占 26%）；D 型：两个水平的损伤，中柱经过韧带或椎间盘（占 16%）。

4. 骨折脱位（分为 3 个亚型） A 型：屈曲、旋转损伤；B 型：骨折剪切、脱位损伤；C 型：双侧关节突脱位。

（二）Gertzbein 分类

Gertzbein 分类是基于三种损伤机制：压缩、分离、旋转或剪应力所提出的分类系统，即压缩类、牵张类、轴向旋转类；而且又根据形态学标准把 3 个主要类型各分为 3 个不同亚型。

1. A 型压缩、轴向载荷有或无屈曲暴力，均有椎体高度丢失，但无后部软组织损伤。A1：楔形压缩骨折；A2：椎体矢状或冠状面上劈裂；A3：爆裂骨折。

2. B 型分离、暴力横贯前后部分。B1：同 Denis 屈曲分离损伤伴后部软组织损伤；B2：同 Denis 屈曲分离伴椎板、椎弓破坏；B3：伸展分离暴力，始于前方穿过椎间盘，通过后方椎弓或软组织损伤。

3. C 型多方向移位，有显著移位、不稳定。C1：前后移位；C2：侧方移位；C3：旋转移位。轴向暴力可能结合 C1 或 C3 经椎体压缩或爆裂骨折。

（三）载荷分享分类（load-sharing classification）

Mc Cormack 根据骨折椎体的解剖以积分的方式提出载荷分享分类：

1. 矢状面 CT 扫描椎体粉碎程度 1 分：<30% 椎体粉碎骨折；2 分：30% ~ 60%；3 分：>60% 椎体粉碎骨折。

2. 骨折片移位程度（水平面 CT 扫描） 1 分：0 ~ 1mm 移位；2 分：<50% 椎体横面积至少 2mm 移位；3 分：>50% 椎体横面积 >2mm 移位。

3. 后凸畸形程度 1 分：3°；2 分：4°~ 9°；3 分：≥ 10°。三组相加即为最后总分，分数越高，该段损伤承受轴向载荷的能力越小，该分类不涉及韧带损伤，与损伤机制无关，载荷分享分类不能用来决定手术的适应证。但它可以帮助骨科医师对负荷共享经骨折部位及内固定后脊柱的内植物处传递的特性，可以根据载荷分享指数高低选择前入路或后入路的参考依据。例如，Parker 等依椎体粉碎程度、骨块进入椎管的范围以及后凸畸形程度等三个方面进行打分评定（载荷分享评分）来决定手术入路方式，并通过对一组采用此种评定方式的手术患者进行超过 5.5 年的临床随访研究，效果良好。具体打分标准是：①在 CT 片矢状面上了解椎体粉碎程度：粉碎程度 <30% 为 1 分，30% ~ 60% 为 2 分，>60% 为 3 分。②在 CT 片横断面上了解骨块进入椎管情况：椎管未受侵为 1 分，骨块移位至少 2mm 但受侵 <50% 为 2 分，受侵 >50% 为 3 分。③ X 线侧位片上观察后凸畸形程度：畸形≤ 3° 为 1 分，4°~ 9° 为 2 分，≥ 10°为 3 分，3 ~ 6 分可单独行后路手术，≥ 7 分行单独前路手术。

（四）Vaccaro 分类

Denis 分类过于简化，很多骨折类型未能分类；而载荷分享分类不涉及韧带损伤及损伤机制，故都不能很好地用来决定手术适应证。2005 年，Vaccaro 分类中对骨折形态学描述的三种主要特征（压缩、移位 / 旋转、分离）见图 3-3。

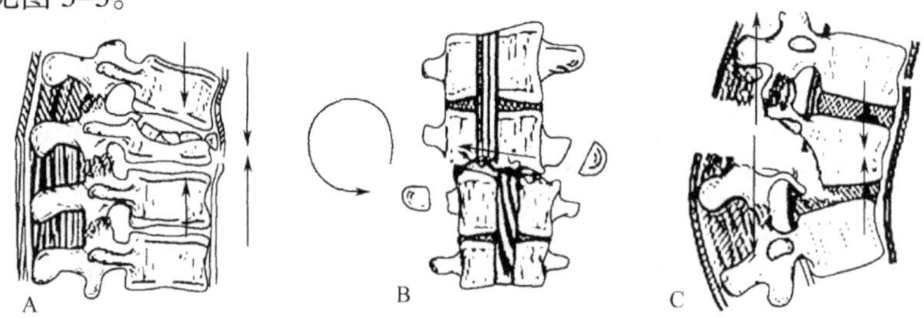

图 3-3 Vaccaro 分类中对骨折形态学描述的三种主要特征

A. 压缩；B. 移位，旋转；C. 分离

二、临床表现

患者常有明确的外伤史，如高处坠落、车祸或跌倒摔伤的病史。伤后有腰背部疼痛、活动受限，脊髓或神经根损伤时可出现下肢的感觉、运动功能障碍或大小便功能障碍，有神经根受压时亦可以表现为明显的根性疼痛。损伤局部可见软组织肿胀及皮下瘀血，可有后凸畸形。局部有明显触痛及深部叩击痛，有后部韧带结构撕裂时可以触及增宽的棘突间隙。

导致腰椎骨折损伤的暴力通常较为强大，尤其是对于车祸伤或高处坠落伤患者，要密切监测患者的生命体征，注意处理创伤性或失血性休克，检查并及时治疗颅脑、心肺和腹盆等重要脏器的损伤，如创伤性湿肺、血气胸、内脏破裂出血。同时，还要注意全身其他部位的骨折或损伤的处理。如车祸伤容易引起全身多发骨折，而高处坠落常导致颅底、脊柱与跟骨骨折。

三、检查与诊断

腰椎骨折的诊断包括病史采集、物理检查及影像学检查。详细、准确的病史采集是临床诊断的关键。根据腰椎骨折的特点，病史询问既要系统、全面，又要突出重点，其内容应包括年龄、外伤史、疼痛性质、特点及相关伴随症状等方面，既要了解脊柱骨折局部情况，还要掌握全身整体状况，避免只注重脊柱骨折而忽略内脏器官或其他部位的损伤，以避免不良后果的发生。

其次，正确、熟练的物理检查不仅可以了解脊柱的形态与功能变化、疼痛的具体部位与特征，还可以及时发现并确定全身其他部位的骨折或损伤。其中，对腰椎骨折后神经系统功能的检查与评价也是物理检查的重要内容之一。

当然，对于腰椎骨折的准确定位、对骨折的分型、治疗方案的选择以及对预后的评估，在很大程度上仍依赖于相关的影像学检查。对于所有怀疑有腰椎骨折的患者均应常规行腰椎正、侧位 X 线摄片检查。在 X 线片上可以获得整体、直观的印象，可以了解椎体有无骨折、骨折的类型与严重程度、脊椎后突的角度、椎管矢径的改变，以及有无椎板、关节突、横突或棘突的骨折。对于陈旧性腰椎损伤，有时还需要加摄腰椎动力位片，以了解是否存在腰椎不稳。但若要进一步了解骨折的类型、粉碎程度及椎管内占位情况，仍需要行 CT 检查，以明确骨折的不稳定程度及制订相应的手术治疗方案。MRI 可以清晰显示脊椎有无骨折，椎间盘、黄韧带有无破裂，椎管内有无出血，同时，对于爆裂骨折或骨折脱位的病例，还可以准确了解脊髓及神经根受压的程度，椎管内血肿的大小，以及脊髓信号的改变情况与累及范围。此外，MRI 还可以区别新发骨折和陈旧性骨折，特别是对于骨质疏松性骨折患者新发骨折部位的判断而言，有着特殊的意义。因为此类患者常有多个椎体的楔形改变（骨折），有时单凭 X 线片或 CT 常难以准确区分，此时，MRI 就有着明确诊断的作用。因为在新发骨折部位，T_1 加权像上可以见到组织水肿信号（骨折椎的低信号改变），而 T_2 加权像上则可以见到骨折椎的高信号改变。

四、腰椎损伤的治疗

（一）非手术治疗

1. 一般治疗　卧床休息，注意生命体征的监测与维持水、电解质平衡，保证充足营养及有规律的排尿、排便习惯，防止卧床相关并发症，如肺部感染、泌尿系统感染、压疮、深静脉血栓等，并要注意积极观察和治疗其他部位的损伤。

2. 药物治疗　对于有急性脊髓损伤的患者，可采药物治疗，以减轻脊髓水肿及一系列继发性病理损害。

（1）激素治疗：急性脊髓损伤后 8h 内，可采用甲泼尼龙（MP）冲击疗法。药物越早使用越好，初始剂量为 30mg/kg 甲泼尼龙，在持续的医疗监护下，15min 内静脉注射，然后暂停 45min，随后以 5.4mg/（kg・h）的速度持续静脉滴注 23h。以后每天 1g，静脉滴注，连用 3 ~ 5d。使用期间注意预防应急性溃疡出血，可同时加用雷尼替丁或奥美拉唑。

（2）脱水剂治疗：可交替采用甘露醇和呋塞米脱水治疗。20% 甘露醇[1 ~ 2g/(kg·6 ~ 8h)，连用 3 ~ 5d]，呋塞米（每次 20mg，1 ~ 2 次 /d，连用 3 ~ 5d）。用药期间要注意监测肾脏功能，特别是对于老年患者。

（3）神经营养药物：腰椎骨折并发脊髓或神经根损伤的患者，可采用维生素及神经生长因子治疗，如维生素 B_1（10mg，3 次 /d）、维生素 B_{12}（如弥可保 0.5mg，3 次 /d）以及神经生长因子（如 CM-1），对脊髓或神经损伤的恢复可能有一定的帮助。

（二）常规手术治疗

腰椎骨折的手术方式可分为后路手术、前路手术及前后联合入路手术。具体的手术方式取决于骨折的类型、部位及椎管受侵犯的程度，同时也取决于医师熟悉的手术方式及其治疗倾向。

1. 后路手术　后路手术临床上应用相对广泛，手术创伤相对较小，技术上容易掌握，手术并发症相对要少。标准入路包括后正中、经椎弓根和后外侧入路。

（1）后路复位机制：研究表明，轴向撑开力是使椎管内骨折块复位的主要力量。椎管内骨折块的复位是在轴向撑开力的作用下借助于后纵韧带的伸展，使附着在椎体上的纤维环及其周围的软组织牵引骨折块完成的。但是，对于后纵韧带及后柱结构完全损伤、椎管内骨折块向前旋转、椎管狭窄 >50%，以及陈旧性骨折患者，单纯经后路闭合复位则较难取得满意结果。

（2）后路内固定：后路内固定主要包括钉板系统、钉棒系统、钉钩系统三种方式，而固定节段亦由长节段固定发展为短节段三柱固定，以保留腰椎更多的活动度。三柱短节段固定的主要优点是：①三柱固定较为牢固。②固定节段短，能最大限度地保留脊柱的运动功能。③通过撑开可以起到间接复位、减压的作用。④可经椎弓根或后外侧直接减压。⑤可同时行后外侧植骨融合。

2. 前路手术　前入路的优势在于可直接暴露脊髓和神经根，对神经组织彻底减压而不需施加任何牵拉动作，减压和融合所涉及的活动节段相对较少。但手术创伤相对较大，并有损伤大血管的危险。标准的手术入路为胸腹联合切口和腹膜外切口。

20 世纪 70 年代，Dunn 等最先报道胸腰椎骨折前路器械固定技术。此后，Mcaffee、Kaneda、Dunn 等相继开展了前路手术，并证明前方入路是一项安全的手术。由于前路手术能直接解除致压物，恢复脊柱的对位；同时，前柱承载着脊柱主要的载荷分布，而前柱手术能实现前柱的骨性融合并重建脊柱前柱的高度。因此，前路手术正日益受到推崇。

一般认为，前柱手术的适应证为：①胸腰椎陈旧性骨折（伤后 2 周以上），脊髓前方受压。②严重骨折脱位椎管侵占 >50%，椎体高度丢失 >70%，后凸 >20°～30°。③后路内固定复位不满意，脊髓前方压迫未解除。④后路内固定失败，脊髓重新受压。⑤陈旧性胸腰椎骨折后凸畸形并发迟发性截瘫。常用于胸腰椎前路固定的器械类型有 Kaneda、Z-plate、Ventrofix 等胸腰椎前路固定系统，特别是 Z-plate 及 Ventrofix 系统以其不但可通过撑开来矫正后凸及侧方畸形，而且压缩时可嵌紧骨块的优点而在国内被广泛使用。

（三）微创手术治疗

微创手术是近年来发展起来的新技术，具有创伤小、出血少、疼痛轻、功能恢复快、减少围术期及其术后并发症的优点。但其缺点为手术操作难度高，需要较长的学习曲线，要求术者既有传统开胸、开腹及脊柱外科手术操作，又要有镜下操作的技能。所以此项技术应严格掌握手术适应证，充分术前准备，规范术中操作，认真术后处理，才能达到预期目的。

（四）后正中小切口前后联合内固定椎体重建术

对根据载荷分享原则确定需行前后路联合手术的胸腰椎爆裂骨折，采用后正中小切口行椎弓根内固定，经半椎板减压和椎弓根切除前方减压，同时行前方椎体重建术，可在使用后路椎弓根器械撑开，矫正后凸畸形的同时，切除小关节突和椎弓根行脊髓前方充分减压，同时行椎体间钛网植骨融合重建前方椎体。手术可在采用一个手术入路的情况下进行后路撑开和脊髓前方椎体减压及椎体重建，同时避免了前路手术的创伤，对需行前后联合手术的胸腰椎爆裂骨折的治疗具有积极的临床意义，而这已得到类似解剖学研究的支持。

国内池永龙等对超过 20 例根据 Mc Cormack 分类均为前后路手术适应证的患者进行了后正中小切口椎体重建的前后联合手术。经椎弓根器械撑开，椎体高度恢复 96%～100%。经 CT 扫描未见椎管内骨块残留，后凸畸形矫正 100%。经影像学评定及短期随访，未见内固定松动、断裂和失效。临床疗效评定佳。

1. 适应证和禁忌证　如下所述。

（1）手术适应证：根据 Mc Cormack 分类为前后路手术适应证的患者。

（2）手术禁忌证：①腰椎单纯压缩性骨折或稳定的爆裂性骨折。②严重心肺疾病及凝血功能障碍。

2. 麻醉和体位　如下所述。

（1）麻醉：气管插管麻醉或局部神经阻滞麻醉。

（2）体位：患者取俯卧位，胸部及两髂骨部垫软枕，腹部悬空，据骨折部位调整手术床伸屈度。

3. 手术步骤　如下所述。

（1）术中定位：将 C 形臂 X 线机正位投照，通过体表放置克氏针来确定伤椎的准确部位。

（2）以伤椎为中心做后正中纵切口约 6cm，切开皮肤及皮下；潜行切开深筋膜，分离双侧椎旁肌，暴露伤椎及上下相邻椎体的椎板及关节突。

（3）C 形臂 X 线准确定位，伤椎上下椎体双侧椎弓根穿刺，置入椎弓根螺钉各一枚，C 形臂 X 线示位置佳；装双侧连接棒，固定撑开。

（4）取出需减压侧连接棒，切除伤椎减压侧部分椎板、小关节突及部分椎弓根，平行击入 2 根细克氏针于拟切除椎体的上下缘，可紧贴椎体上下终板。

（5）用骨刀平行于两克氏针间切除椎体骨质，并采用刮匙及椎板咬骨钳切除对侧椎体内骨质，并切除突出于椎管内的骨块，对脊髓及神经根彻底减压。

（6）用咬碎的骨块将椎体前缘填充紧实，注意勿将骨块落入椎管。

（7）选择合适长度及直径的钛网，将咬碎的骨块填充紧实，植入椎体正中。若植入两个钛网，可将先植入钛网推向对侧，然后植入第二个钛网。

（8）严格止血，冲洗；放置引流管，固定；逐层缝合椎旁肌，皮下组织，皮肤。并拍摄术后 X 线片及 CT 扫描，检查术中器械置入的位置。

4. 注意事项　如下所述。

（1）准确定位：准确定位可以确定具体的切口部位，避免切口过大，组织剥离范围过大。

（2）皮下筋膜组织需通过小切口潜行切开，范围只要显露伤椎上下椎体的进针点即可，不必广泛暴露。

（3）通常先行椎体撑开后再减压；减压时尽量保留伤椎上方椎体的下关节突，对伤椎减压侧的上关节突及椎弓根只做部分切除即可。

（4）插入椎体内定位的克氏针必须尽量与终板平行，椎体切除必须在此范围内进行，防止切破终板，否则将导致钛网放置不稳，易引起术后椎体高度塌陷。

5. 术后处理　如下所述。

（1）严密观察生命体征，观察运动、感觉及括约肌功能变化。

（2）严密观察引流管是否通畅，以及引流物的颜色、数量。若有较多的淡血性液体引出，则可能为脑脊液漏，此时需及早拔出引流管，防止颅内低压及脑疝。若引流血量较多，注意及时补液、输血支持治疗。

（3）术后抗感染 3 ~ 5d，防止感染。

（4）加强患肢功能锻炼，术后 10 ~ 12 周在腰围保护下可逐渐坐起。

6. 并发症及防治　如下所述。

（1）脑脊液漏：若术后持续引出大量较清亮液体，因考虑脑脊液漏。此时需嘱患者去枕平卧，并及时将引流管拔除，避免颅内低压或脑疝形成。

（2）脊髓或神经根损伤：术中注意用神经剥离子牵开保护脊髓、神经，避免被骨刀或钛网的锯齿状边缘划伤，但亦要避免过度牵拉脊髓和神经，以免损伤。一旦损伤，可于术中及术后给予甲泼尼龙治疗。

（3）钛网位置欠佳：术中切除椎体骨质时需平行切除，并且要切除充分；钛网植入时需注意位置，必要时术中需 C 形臂 X 线透视满意后方可关闭切口。

第四章

下肢损伤

第一节 髋臼骨折

一、概述

髋臼骨折主要由于压砸、撞挤、轧碾或高处坠落等高能量损伤所致，多见于青壮年。由于其解剖复杂、骨折往往移位严重、手术暴露和固定困难等原因，以往治疗髋臼骨折多采用保守方法，但其最终的治疗结果往往不令人满意。因而，髋臼骨折的诊断和治疗对于多数骨科医师来说仍然具有挑战性，Le-tournel 和 Judet 等经过长期艰苦的工作，为髋臼骨折的诊断和治疗奠定了基础。目前采用外科手术治疗髋臼骨折已成为治疗的主要方法。

分型：关于髋臼骨折的分类已有多种方法，其中以 Letournel-Judet 分型最为常用。现重点对 Letournel-Judet 分型及 AO 分型作一介绍。

1. Letournel-Judet 分型 Letournel 和 Judet 主要根据解剖结构的改变进行分型，而不像大多数骨折分型那样，要考虑骨折的移位及粉碎程度，以及是否合并脱位等因素。根据髋臼前后柱和前后壁不同骨折组合，Letournel 和 Judet 将它们分为两大类、10 个类型的骨折。

（1）单一骨折：即涉及 1 个柱或 1 个壁的骨折，或 1 个单一骨折线的骨折（横断骨折），共有 5 个单一的骨折类型：

①后壁骨折：多见髋关节后脱位，髋臼后方发生骨折并有移位，但髋臼后柱主要部分未受累及。后壁骨折最常见，约占髋臼骨折的 23%。其放射学上有如下特点：前后位，可见一骨块影，与脱位股骨头重叠，臼后缘线缺如。其余 5 个放射学标记均完整。这种骨折与髋关节后脱位伴髋臼骨折不同：前者骨块大，多在 3.5cm × 1.5cm 以上，后者骨块小；前者无弹性固定，只需将伤肢伸直外展即可复位，但屈曲内收，可再脱位，后者手法复位后较稳定。闭孔斜位，对于后壁骨折最为重要：a. 可显示后壁骨折的大小；b. 股骨头可能处于正常位置，或处于半脱位及脱位；c. 前柱和闭孔环是完整的。髂骨斜位：Ⅰ. 显示髋骨后缘、髋臼前缘及髂骨翼完整。Ⅱ. 后壁骨折块和髂骨翼相重叠。CT 扫描检查：Ⅰ. 可判断骨折块的大小、移位程度。Ⅱ. 显示股骨头的位置。Ⅲ. 最重要的是显示有无边缘压缩骨折。Ⅳ. 关节内有无游离骨折块。

②后柱骨折：多见于髋关节中心性脱位，少数见于髋关节后脱位，其骨折发生率约为 3%。骨折始于坐骨大切迹顶部附近，于髋臼顶后方进入髋臼关节面，向下至髋臼窝、闭孔及耻骨支，但并不累及髋臼顶。后柱骨折的放射学特点如下：前后位，髂坐线、后缘线断裂，髋臼顶、髂耻线、前缘及泪滴完整；股骨头随骨块向内移位。闭孔斜位，显示前柱完整，偶尔可看到股骨头后脱位。髂骨斜位，清楚地显示后柱骨折移位程度，而前缘完整。CT 扫描检查：a. 在髋臼顶部的骨折线为冠状面；b. 显示股骨头伴随后柱骨折的移位程度；c. 通常可看到后柱向内旋转。

③前壁骨折：见于髋关节前脱位，其发生率最低，约为 2%。骨折线通常从髂前下棘的下缘始，穿过髋臼窝底，达闭孔上缘的耻骨上支。其放射学上有如下表现：前后位，前缘出现断裂；髂耻线在其中部

断裂。闭孔斜位，完整地显示斜方形的前壁骨折块；后缘完整；显示闭孔环断裂的部位——坐耻骨切迹处。髂骨斜位，显示髋骨后缘及髂骨翼完整；可见前壁骨折面。CT 扫描检查：显示前壁骨折的大小及移位程度。

④前柱骨折：前柱骨折的发生率为 4% ~ 5%。骨折线常起于髂嵴，终于耻骨支，使髋臼前壁与髋臼顶前部分离，也可起于髂前上棘与髂前下棘之间的切迹而向耻骨角延伸。此外，当骨折线位置较低时则由髂腰肌沟向耻、坐骨支移行部延伸并累及前柱下部。其典型的放射学表现为：前后位，髂耻线和前缘断裂；泪滴常常向内移位；闭孔环在耻骨支处断裂。闭孔斜位，对前柱骨折很重要，可看到股骨头随前柱骨折的移位程度、闭孔环断裂的部位；髋后臼缘完整。髂骨斜位，髋骨后缘完整；可看到竖起的骨块的截面。CT 扫描检查：显示前柱有移位程度和方向；可看到后柱是完整的。

⑤横断骨折：典型的横断骨折系骨折线横形离断髋臼，将髋骨分为上方的髂骨和下方的坐、耻骨。骨折可横穿髋臼的任何位置，通常位于髋臼顶与髋臼窝的交界处，称为顶旁骨折；有时骨折线也可经髋臼顶，称为经顶骨折；偶尔骨折线也可经过髋臼窝下方，称为顶下骨折。发生横断骨折其坐、耻骨部分常向内侧移位而股骨头向中央脱位。横断骨折占整个髋臼骨折的 7% ~ 8%。其放射学表现为：前后位，4 个垂直的放射学标记（髂耻线、髂坐线、前缘和后缘）均断裂；闭孔环完整，股骨头随远折端向内移位。闭孔斜位，为显示横断骨折的最佳位置，可看到完整的骨折线；闭孔环完整；显示骨折向前或后移位的程度。髂骨斜位，显示后柱骨折的移位程度及后柱骨折在坐骨大切迹的位置。CT 扫描检查：可判断骨折线的方向，在矢状面骨折线呈前后走向。

（2）复合骨折：至少由 2 个单一骨折组合起来的骨折为复合骨折。

①“T”形骨折：系在横行骨折基础上合并下方坐、耻骨的纵形骨折，这一纵形骨折垂直向下劈开闭孔环或斜向前方或后方，当纵形骨折线通过坐骨时闭孔可保持完整。与横形骨折相似的是，发生“T”形骨折时髋臼顶多不累及。“T”形骨折约占髋臼骨折的 7%。其放射学表现复杂，主要表现是在横形骨折的基础上存在着远端前后柱的分离，所以，除横形骨折的所有放射学表现外，还有以下特点：前后位片上远端的前后柱有重叠，泪滴和髂耻线分离；闭孔斜位上看到通过闭孔环的垂直骨折线；髂骨斜位上可能发现通过四边体的垂直骨折线。CT 扫描检查：前后方向骨折线的基础上，有一横形骨折线将内侧部分分为前后 2 部分。

②后柱合并后壁骨折：此类型骨折的发生率为 4% ~ 5%。其放射学表现如下：前后位，髂耻线和前缘完整，髂坐线断裂并向骨盆入口缘的内侧移位，可发现有股骨头的后脱位及后壁骨折块。闭孔斜位，可清楚地显示后壁骨折的大小及闭孔环的破裂；髂耻线完整。髂骨斜位，显示后柱骨折的部位及移位程度；证实前壁骨折完整。CT 扫描检查：所见同后壁骨折及后柱骨折。

③横断合并后壁骨折：约占 19%，在所有复合骨折中，仅次于双柱骨折而排在第 2 位。其放射学表现为：前后位，常见股骨头后脱位，有时可见股骨头中心脱位；4 个垂直的放射学标记（髂耻线、髂坐线、前缘和后缘）均断裂；泪滴和髂坐线的关系正常，闭孔环完整。闭孔斜位，可清晰显示后壁骨折的形状和大小；显示横断骨折的骨折线及移位闭孔环完整。髂骨斜位，可显示后柱骨折部位及移位程度；髂骨翼和髋臼顶完整。CT 扫描检查：所见同后壁骨折及横断骨折。

④前壁或前柱合并后半横形骨折：指在前壁和（或）前柱骨折的基础上伴有 1 个横断的后柱骨折，其发生率为 6% ~ 7%。前后位及闭孔斜位，可显示骨折线的前半部分，髂耻线中断并随股骨头移位，髂坐线及髋臼后缘线则因横断骨折而中断。髂骨斜位，显示横断骨折位于髋骨后缘。

⑤完全双柱骨折：2 个柱完全分离，表现为围绕中心脱位股骨头的髋臼粉碎骨折。其发生率高，约占 23%。前后位，股骨头中心脱位，髂耻线、髂坐线断裂，髋臼顶倾斜，髂骨翼骨折，闭孔环断裂。闭孔斜位，可清楚地显示分离移位的前柱骨折，移位的髋臼顶上方可见形如“骨刺”的髂骨翼骨折断端，此为双柱骨折的典型特征。髂骨斜位，显示后柱骨折的移位及髂骨的骨折线。CT 扫描检查：可显示髂骨翼骨折；在髋臼顶水平，前后柱被一冠状面骨折线分开。

2. AO 分型　在 Letournel-Judet 分类的基础上，AO 组织根据骨折的严重程度进一步将髋臼骨折分为 A、B、C3 型。

A 型：骨折仅波及髋臼的 1 个柱。

A1：后壁骨折。

A2：后柱骨折。

A3：前壁和前柱骨折。

B 型：骨折波及 2 个柱，髋臼顶部保持与完整的髂骨成一体。

B1：横断骨折及横断伴后壁骨折。

B2：“T”形骨折。

B3：前壁或前柱骨折伴后柱半横形骨折。

C 型：骨折波及 2 柱，髋臼顶部与完整的髂骨不相连。

C1：前柱骨折线延伸到髂骨嵴。

C2：前柱骨折线延伸到髂骨前缘。

C3：骨折线波及骶髂关节。

二、诊断

临床主要表现为髋关节局部疼痛及活动受限，如并发股骨头脱位则表现为相应的下肢畸形与弹性固定。当发生髋关节中心脱位时，其疼痛及功能障碍均不如髋关节前、后脱位，体征也不明显。脱位严重者可表现患肢短缩。同时应注意有无合并大出血、尿道或神经损伤，以及其他部位有无骨折。

三、治疗

对于髋臼骨折，在治疗前应对患者进行全面、详细的评估，这些评估包括：患者的一般状况、年龄、是否合并其他损伤及疾病、骨折的情况、是否合并血管神经的损伤等。髋臼骨折多为高能量损伤，合并胸腹脏器损伤以及其他部位的骨折比例较高，常因大出血导致休克，在治疗上应特别强调优先处理那些对于生命威胁更大的损伤及并发症。关于髋臼骨折的治疗目前意见尚未完全统一，多数意见主张对骨折块无移位或较小移位者应行下肢牵引，对骨折块移位较大或股骨头脱位者则先行闭合复位及下肢牵引，对效果不满意者则应尽早行手术复位及内固定治疗，对无法行早期手术治疗者可非手术治疗，后期视病情行关节重建手术。

（一）非手术治疗

1. 适应证　如下所述。

（1）年老体弱合并全身多脏器疾病，不能耐受手术者。

（2）伴有严重骨质疏松者。

（3）手术区域局部有感染者。

（4）无移位或移位 <3mm 的髋臼骨折。

2. 非手术治疗的方法　患者取平卧位，采用股骨髁上或胫骨结节牵引，牵引重量不可太大，以使股骨头和髋臼不发生分离为宜。牵引时间一般为 6 ~ 8 周，去牵引后不负重做关节功能锻炼；8 周后渐开始负重行走。

（二）手术治疗

1. 适应证　对髋臼骨折移位明显、骨折累及髋臼顶负重区或股骨头与髋臼对合不佳者，应手术复位及内固定。髋臼骨折的移位程度较难掌握，目前多数意见将 3mm 作为标准，当骨折移位超过 3mm 时一般应手术治疗。如骨折线位于髋臼顶负重区，尽管髋臼骨折移位较轻，但髋关节的稳定性较差，此时仍应考虑手术治疗。

2. 手术时机　除开放性损伤或股骨头脱位不能复位外，对髋臼骨折一般不做急诊手术。Letournel 根据从髋臼受伤到接受手术治疗的时间，将髋臼骨折、手术治疗分为 3 个时间段进行临床对比研究认为，内固定在 2 周内完成的髋臼骨折，其治疗效果优良率超过 80%；如果时间超过 21d，由于有明确的病理改变出现在髋臼的周围软组织中，增加了手术显露、复位和固定的难度，影响术后效果。因此，多数学者认为，最佳手术时机一般为伤后 5 ~ 7d。

3. 术前准备 术前应对患者进行全面、细致的检查，对影像学资料应周密分析，根据骨折类型，确定手术方案，做到对手术途径、步骤以及术中可能遇到的困难心中有数。术前患者应常规备皮及清洁肠道，留置导尿，术前应用抗生素。

4. 手术入路 Letournel 认为任何手术入路都无法满足所有类型髋臼骨折的需要，如果手术入路不当，则可能无法对骨折进行复位的固定，对于一特定类型的髋臼骨折而言，总有一个合适的手术入路。常用的主要手术入路有：Kcher-Langenbeck 入路；髂腹股沟入路；延长的髂股入路等。

一般来说，髋臼骨折类型是选择手术入路的基础。

（1）对于后壁骨折、后柱骨折及后柱合并后壁骨折，一定选择后方的 Kocher-Langenbeck 入路。

（2）对于前壁骨折、前柱骨折及前壁或前柱合并后半横形骨折，应选择前方的髂腹股沟入路。

（3）对于横断骨折，大部分可选用：Kocher-Langenbeck 入路，如果前方骨折线高且移位大时，可选髂腹沟入路。

（4）对于横断伴后壁骨折，大部分可选用。Kocher - Langenbeck 入路，如果前方骨折线高且移位大时，可选前后联合入路。

（5）对于“T”形骨折和双柱骨折，则应进行具体分析，大部分“T”形骨折可经 Kocher-Langenbeck 入路完成，大部分双柱骨折可经髂腹股沟入路完成。

5. 术中复位与内固定 髋臼解剖复杂，骨折固定困难。需要专用的复位器械和内固定物。最常用的器械包括各种型号的复位钳和带有柄的 Schanz 螺钉等。复位钳主要用于控制骨折块的复位，Schanz 螺钉拧入坐骨结节可控制后柱或横行骨块的旋转移位。而内固定材料为各种规格的重建钢板和螺钉。髋臼骨折的复位没有固定的原则，每一具体的骨折类型采取不同的方法。一般应先复位并固定单一骨折块，然后再将其他骨折块与已固定的骨折块固定到解剖复位。钢板放置前一定要准确塑形，以减少骨折端的应力。在完成固定后，检查髋关节的活动，同时注意异常声音或摩擦感，如有异常，可能有螺钉进入关节内。术中应行 C 臂透视以检查骨折复位及内固定情况。

术后伤口常规负压引流 24 ~ 72h。如果复位和固定牢靠，术后一般不需牵引。尽早开始髋关节功能锻炼，有条件者应使用连续性被动运动（CPM）器械进行锻炼，注意预防深静脉血栓形成（DVT）及肺栓塞。术后应定期复查 X 线片，以了解骨折愈合情况。开始负重时间应视骨折严重程度及内固定情况而定，但完全负重时间不应早于 2 个月。

第二节 骨盆骨折

一、概述

骨盆位于躯干与下肢之间，是负重的主要结构；同时盆腔内有许多重要脏器，骨盆对之起保护作用。骨盆骨折可造成躯干与下肢的桥梁失去作用，同时可造成盆腔内脏器的损伤。随着现代工农业的发展和交通的发达，各种意外和交通事故迅猛增加，骨盆骨折的发生率也迅速增高，在所有骨折中，骨盆骨折占 1% ~ 3%，其病死率在 10% 以上，是目前造成交通事故死亡的主要因素之一。

（一）发病机制

引起骨盆骨折的暴力主要有以下 3 种方式。

1. 直接暴力 由于压砸、碾轧、撞挤或高处坠落等损伤所致骨盆骨折，多系闭合伤，且伤势多较严重，易并发腹腔脏器损伤及大量出血、休克。

2. 间接暴力 由下肢向上传导抵达骨盆的暴力，因其作用点集中于髋臼处，故主要引起髋臼中心脱位及耻、坐骨骨折。

3. 肌肉牵拉 肌肉突然收缩致使髂前上棘、髂前下棘及坐骨结节骨折。

（二）分类

由于解剖上的复杂性，骨盆骨折有多种分类，依据不同的标准，可有不同的分法。如依骨折的部位分为坐骨骨折、髂骨骨折等；依骨折稳定性或是否累及骨盆负重部位而分为稳定与不稳定骨折；依致伤机制及外力方向分为前后受压及侧方受压骨折；依骨折是否开放分为开放或闭合骨折。目前主要的分类方法有：

1. Tile 分型　Pennal 等于 1980 年提出了一种力学分型系统，将骨盆骨折分为前后压缩伤、侧方压缩伤和垂直剪切伤。Tile 于 1988 年在。Pennal 分型的基础上提出了稳定性概念，将骨盆骨折分为：A 型（稳定）、B 型（旋转不稳定但垂直稳定）、C 型（旋转、垂直均不稳定），这一分型系统目前被广泛应用。

A 型：可进一步分为 2 组。A_1 型骨折为未累及骨盆环的骨折，如髂骨或坐骨结节的撕脱骨折和髂骨翼的孤立骨折；A2 型骨折为骨盆环轻微移位的稳定骨折，如老年人中通常由低能量坠落引起的骨折。

B 型：表现为旋转不稳定：B1 型骨折包括“翻书样”骨折或前方压缩损伤，此时前骨盆通过耻骨联合分离或前骨盆环骨折而开放，后骶髂的骨间韧带保持完整。Tile 描述了这种损伤的分期。第一期，耻骨联合分离小于 2.5cm，骶棘韧带保持完整；第二期，耻骨联合分离 >2.5cm，伴骶棘韧带和前骶髂韧带破裂；第三期，双侧受损，产生 B3 型损伤 B2–1 型骨折为有同侧骨折的侧方加压损伤；B2–2 型骨折有侧方加压损伤，但骨折在对侧，即“桶柄状”损伤，韧带结构通常不因伴骨盆内旋而遭到破坏。

C 型：旋转和垂直均不稳定。包括垂直剪切损伤和造成后方韧带复合体破坏的前方压缩损伤。C1 型骨折包括单侧的前后复合骨折，且依后方骨折的位置再分为亚型；C2 型骨折包括双侧损伤，一侧部分不稳定，另一侧不稳定；C3 型骨折为垂直旋转均不稳定的双侧骨折。Tile 分型直接与治疗选择和损伤的预后有关。

2. Burgess 分类　1990 年，Burgess 和 Young 在总结 Pennal 和 Tile 分类的基础上，提出了一个更全面的分类方案，将骨盆骨折分为侧方压缩型（LC）、前后压缩型（APC）、垂直压缩型（VS）、混合型（CM）。APC 与 LC 每型有 3 种损伤程度。APC–I 型为稳定型损伤，单纯耻骨联合或耻骨支损伤。APC– Ⅱ型损伤为旋转不稳定合并耻骨联合分离或少见的耻骨支骨折，骶结节、骶棘韧带及骶髂前韧带损伤。

APC– Ⅲ型损伤常合并骶髂后韧带断裂，发生旋转与垂直不稳定。LC– Ⅰ型损伤产生于前环的耻坐骨水平骨折以及骶骨压缩骨折。所有骨盆的韧带完整，骨盆环相当稳定。LC– Ⅱ型损伤常合并骶后韧带断裂或后部髂嵴撕脱。由于后环损伤不是稳定的嵌插，产生旋转不稳定。骨盆底韧带仍然完整，故相对垂直稳定。LC– Ⅲ型损伤又称为“风卷样”骨盆。典型的滚筒机制造成的损伤首先是受累侧骨盆因承受内旋移位而产生 LC– Ⅱ型损伤。当车轮碾过骨盆对侧半骨盆时其产生外旋应力（或 APC）损伤。损伤方式不同，典型的损伤方式为重物使骨盆滚动所造成。垂直剪切损伤（VC）为轴向暴力作用于骨盆，骨盆的前后韧带与骨的复合全部撕裂。髂骨翼无明显外旋，但其向上和向后移位常见。混合暴力损伤（CMI）为由多种机制造成的损伤。此分类系统对临床处理上有 3 点意义：①提醒临床医师注意勿漏诊，特别是后环骨折；②注意受伤局部与其他合并伤的存在并预见性地采取相应的复苏手段；③能使得临床医师根据伤员总体情况和血流动力学状况以及对病情准确认识，选择最适合的治疗措施，从而降低病死率。

3. Letournel 分类　Letournel 将骨盆环分为前、后 2 区域。前环损伤包括单纯耻骨联合分离、垂直骨折线波及闭孔环或邻近耻骨支、髋臼骨折。

（1）经髂骨骨折未波及骶髂关节。

（2）骶髂关节骨折脱位伴有骶骨或髂骨翼骨折。

（3）单纯骶髂关节脱位。

（4）经骶骨骨折。

4. Dennis 骶骨解剖区域分类　如下所述。

Ⅰ区：从骶骨翼外侧至骶孔，骨折不波及骶孔或骶骨体。

Ⅱ区：骨折波及骶孔，可从骶骨翼延伸到骶孔。

Ⅲ区：骨折波及骶骨中央体部，可为垂直、斜形、横形等任何类型，全部类型均波及骶骨及骶管。

此种分类对合并神经损伤的骶骨骨折很有意义。Ⅲ区骶骨骨折其神经损伤发生率最高。

二、诊断

（一）临床表现

1. 全身表现　主要因受伤情况、合并伤、骨折本身的严重程度及所致的并发症等的不同而不尽相同。

低能量致伤的骨盆骨折，如髂前上棘撕脱骨折、单纯髂骨翼骨折等，由于外力轻、无合并重要脏器损伤、骨折程度轻及无并发症的发生，全身情况平稳。高能量致伤的骨盆骨折，特别是交通事故中，由于暴力大，受伤当时可能合并颅脑、胸腹脏器损伤，且骨折常呈不稳定型，并发血管、盆腔脏器、泌尿生殖道、神经等损伤，可出现全身多系统损伤的症状体征。严重的骨盆骨折可造成大出血，此时主要是出血性休克的表现。

2. 局部表现　不同部位的骨折有不同的症状和体征。

（1）骨盆前部骨折的症状和体征：骨盆前部骨折包括耻骨上、下支骨折，耻骨联合分离，坐骨支骨折，坐骨结节撕脱骨折。此部骨折时腹股沟、会阴部耻骨联合部及坐骨结节部疼痛明显，活动受限，会阴部、下腹部可出现瘀斑，伤侧髋关节活动受限，可触及异常活动及听到骨擦音。骨盆分离、挤压试验呈阳性。

（2）骨盆外侧部骨折的症状和体征：包括髂骨骨折，髂前上、下棘撕脱骨折。骨折部局部肿胀、疼痛、伤侧下肢因疼痛而活动受限，被动活动伤侧肢可使疼痛加重，局部压痛明显，可触及骨折异常活动及听到骨擦音。髂骨骨折时骨盆分离、挤压试验呈阳性，髂前下棘撕脱骨折可有“逆行性”运动，即不能向前移动行走，但能向后倒退行走。

（3）骨盆后部骨折的症状和体征：包括骶髂关节脱位、骶骨骨折、尾骨骨折脱位。症状和体征有骶髂关节及骶骨处肿胀、疼痛，活动受限，不能坐立翻身，严重疼痛剧烈，局部皮下瘀血明显。“4”字试验、骨盆分离挤压试验呈阳性（尾、骶骨骨折者可阴性）。骶髂关节完全脱位时脐棘距不等。骶骨横断及尾骨骨折者肛门指诊可触及尾、骶骨异常活动。

（二）诊断

1. 外伤史　询问病史时应注意受伤时间、方式及受伤原因、伤后处理方式、液体摄入情况、大小便情况。对女性应询问月经史、是否妊娠等。

2. 症状　见临床表现。

3. 体格检查　如下所述。

（1）一般检查：仔细检查患者全身情况，确明是否存在出血性休克、盆腔内脏器损伤，是否合并颅脑、胸腹脏器损伤。

（2）骨盆部检查：①视诊：伤员活动受限，局部皮肤挫裂及皮下瘀血存在，可看到骨盆变形、肢体不等长等。②触诊：正常解剖标志发生改变，如耻骨联合、髂嵴、髂前上棘、坐骨结节、骶髂关节、骶尾骨背侧可发现其存在触痛、位置发生变化或本身碎裂及异常活动，可存在骨擦音，肛门指诊可发现尾骶骨有凹凸不平的骨折线或存在异常活动的碎骨片，合并直肠破裂时，可有指套染血。

（3）特殊试验：骨盆分离、挤压试验阳性，表明骨盆环完整性破坏；“4”字试验阳性，表明该侧骶髂关节损伤。特殊体征：Destot 征——腹股沟韧带上方下腹部、会阴部及大腿根部出现皮下血肿，表明存在骨盆骨折，Ruox 征——大转子至耻骨结节距离缩短，表明存在侧方压缩骨折，Earle 征——直肠检查时触及骨性突起或大血肿且沿骨折线有压痛存在，表明存在尾骶骨骨折。

4. X 线检查　X 线是诊断骨盆骨折的主要手段，不仅可明确诊断，更重要的是能观察到骨盆骨折的部位、骨折类型，并根据骨折移位的程度判断骨折为稳定或不稳定及可能发生的并发症。一般来说，90% 的骨盆骨折仅摄骨盆前后位 X 线片即可诊断，然而单独依靠正位 X 线片可造成错误判断，因为骨盆的前后移位不能从正位 X 线片上识别。在仰卧位骨盆与身体纵轴成 40° ~ 60° 角倾斜，因此骨盆的正位片对骨盆缘来讲实际上是斜位。为了多方位了解骨盆的移位情况，Pennal 建议加摄入口位及出口位 X 线片。

（1）正位：正位的解剖标志有趾骨联合、耻坐骨支、髂前上、下支、髂骨嵴、骶骨棘、骶髂关节、骶前孔、骶骨岬及 L5 横突等，阅片时应注意这些标志的改变。耻骨联合分离 >2.5cm，说明骶棘韧带断裂和骨盆旋转不稳；骶骨外侧和坐骨棘撕脱骨折同样为旋转不稳的征象；L5 横突骨折为垂直不稳的又一表现。除此之外，亦可见其他骨性标志，如髂耻线、髂坐线、泪滴、髋臼顶及髋臼前后缘。

（2）出口位：患者取仰卧位，X 线球管从足侧指向骨盆部并与垂直线成 40° 角投射，有助于显示骨盆在水平面的上移及矢状面的旋转。此位置可判断后骨盆环无移位时存在前骨盆环向上移位的情况。出口位是真正的骶骨正位，骶骨孔在此位置为一个完整的圆，如存在骶骨孔骨折则可清楚地看到。通过骶骨的横形骨折，L5 横突骨折及骶骨外缘的撕脱骨折亦可在此位置观察到

（3）入口位：患者取仰卧位，球管从头侧指向骨盆部并与垂直线成 40° 角，入口位显示骨盆的前后移位优于其他投射位置。近来研究表明，后骨盆环的最大移位总出现在入口位中。外侧挤压型损伤造成的髂骨内旋、前后挤压造成的髂骨翼外旋以及剪切损伤都可以在入口位中显示。同时入口位对判断骶骨压缩骨折或骶骨翼骨折也有帮助。

对于低能量外力造成的稳定的骨盆骨折的 X 线表现一般比较易于辨认。而对于高能量外力造成的不稳定骨盆骨折，需综合不同体位的 X 线以了解骨折的移位情况，如果发现骨盆环有一处骨折且骨折移位，则必定存在另一处骨折，应仔细辨认。

5. 骨盆骨折 CT 扫描　能对骨盆骨及软组织损伤，特别是骨盆环后部损伤提供连续的横断面扫描，能发现一些 X 线平片不能显示的骨折和韧带结构损伤。对于判断旋转畸形和半侧骨盆移位有重要意义，对耻骨支骨折并伴有髋臼骨折特别适用。此外，对骨盆骨折内固定，CT 能准确显示骨折复位情况、内固定物位置是否恰当以及骨折愈合情况。CT 在显示旋转和前后移位方面明显优于普通 X 线片，但在垂直移位的诊断上，X 线片要优于轴位 CT 片。

6. MRI　适用于骨盆骨折的并发损伤，如盆内血管的损伤、脏器的破裂等，骨盆骨折急性期则少用。

7. 数字减影技术（DSA）　对骨盆骨折并发大血管伤特别适用，可发现出血的部位同时确认血管栓塞。

三、治疗

（一）急救

骨盆骨折多为交通事故、高处坠落、重物压砸等高能量暴力致伤，骨盆骨折患者的病死率为 10% ~ 25%。除了骨折本身可造成出血性休克及实质脏器破裂外，常合并全身其他系统的危及生命的损伤，如脑外伤、胸外伤及腹部外伤等。对骨盆骨折患者的急救除了紧急处理骨折及其并发症外，很重要的一点是正确处理合并伤。

1. 院前急救　据报道严重创伤后发生死亡有 3 个高峰时间：第 1 个高峰发生在伤后 1h 内，多因严重的脑外伤或心血管血管损伤致死；第 2 个高峰发生在伤后 1 ~ 4h，死因多为不可控制的大出血；第 3 个高峰发生在伤后数周内，多因严重的并发症致死。急救主要是抢救第 1、第 2 高峰内的伤员。抢救人员在到达事故现场后，首先应解脱伤员，去除压在伤员身上的一切物体，随后应快速检测伤员情况并做出应急处理。一般按以下顺序进行：①气道情况：判断气道是否通畅、有无呼吸梗阻，气道不畅或梗阻常由舌后坠或气道异物引起，应予以解除，保持气道通畅，有条件时行气管插管以保持通气；②呼吸情况：如果伤员气道通畅仍不能正常呼吸，则应注意胸部的损伤，特别注意有无张力性气胸及连枷胸存在，可对存在的伤口加压包扎及固定，条件允许时可给予穿刺抽气减压；③循环情况：判断心跳是否存在，必要时行胸外心脏按压，判明大出血部位压迫止血，有条件者可应用抗休克裤加压止血；④骨折情况：初步判定骨盆骨折的严重程度，以被单或骨盆止血兜固定骨盆，双膝、双踝之间夹以软枕，把两腿捆在一起，然后将患者抬到担架上，并用布带将膝上下部捆住，固定在硬担架上，如发现开放伤口，应用干净敷料覆盖；⑤后送伤员：一般现场抢救要求在 10min 之内完成，而后将伤员送到附近有一定抢救条件的医院。

2. 急诊室内抢救　在急诊室内抢救时间可以说是抢救的黄金时间，如果措施得力、复苏有效，往往能挽救患者的生命。患者被送入急诊室后，首先必须详细了解病情，仔细全面地进行检查，及时做出正确的诊断，然后按顺序处理。McMurray 倡导一个处理顺序的方案，称 A–F 方案，即：

A——呼吸道处理。

B——输血、输液及出血处理。

C——中枢神经系统损伤处理。

D——消化系统损伤处理。

E——排泄或泌尿系统损伤处理。

F——骨折及脱位的处理。

其核心是：优先处理危及生命的损伤及并发症；其次，及时进行对骨折的妥善处理。这种全面治疗的观点具有重要的指导意义。

（1）低血容量休克的救治：由于骨盆骨折最严重的并发症是大出血所致的低血容量休克，所以对骨盆骨折的急救主要是抗休克。

①尽可能迅速控制内外出血：对于外出血用敷料压迫止血；对于腹膜后及盆腔内出血用抗休克裤压迫止血；对于不稳定骨盆骨折的患者，经早期的大量输液后仍有血流动力学不稳，应行急症外固定以减少骨盆静脉出血及骨折端出血。对骨盆骨折的急诊外固定的详细方法将在下面讨论。有条件者可在充分输血、输液并控制血压在 90mmHg 以上时行数控减影血管造影术（DSA）下双侧髂内动脉栓塞。

②快速、有效补充血容量：初期可快速输入 2 000 ~ 3 000mL 平衡液，而后迅速补充全血，另外可加血浆、右旋糖酐等，经过快速、有效的输血、输液，如果患者的血压稳定、中心静脉压（CVP）正常、神志清楚、脉搏有力、心率减慢，说明扩容有效，维持一定的液体即可。如果经输血、输液后仍不能维持血压或血压上升但液体减慢后又下降，说明仍有活动性出血，应继续输液特别是胶体液。必要时行手术止血。

③通气与氧合：足量的通气及充分的血氧饱和度是抗低血容量休克的关键辅助措施之一，应尽快给予高浓度、高流量面罩吸氧。必要时行气管插管，使用加压通气以改善气体交换，提高血氧饱和度。

④纠正酸中毒及电解质紊乱：休克时常伴有代谢性酸中毒。碳酸氢钠的使用最初可给予每千克 1mmol/L，以后在血气分析结果指导下决定用量。

⑤应用血管活性药物：一般可应用多巴胺，最初剂量为 2 ~ 5μg/（kg·min），最大可加至 50μg（kg·min）。

（2）骨盆骨折的临时固定：Moreno 等报道，在不稳定骨盆骨折患者中，即刻给予外固定较之不行外固定，输液量明显减少；而 Riemer 等的研究表明，即刻外固定可明显降低骨盆骨折患者的病死率。骨盆外固定有多种方法，简单的外固定架主要用于翻书样不稳定骨折；对于垂直不稳定骨折由于其不能控制后方骶髂关节复合体的活动，则不适用，应用 Ganz C 型骨盆钳可解决上述问题。有学者在不稳定骨盆骨折的急救中应用自行创制的骨盆止血兜，可明显降低骨盆骨折的病死率，其主要作用是通过对骨折的有效固定，减少骨折的活动、出血，更有效地促进血凝块形成；对下腹部进行压迫止血；其独特的结构便于搬动患者。

（二）进一步治疗

1. 非手术治疗　如下所述。

（1）卧床休息：大多数骨盆骨折患者通过卧床休息数周可痊愈。如单纯髂骨翼骨折患者，只需卧床至疼痛消失即可下地活动；稳定的耻骨支骨折及耻骨联合轻度分离者卧床休息至疼痛消失可逐步负重活动。

（2）牵引：牵引可解痉止痛、改善静脉回流、减少局部刺激、纠正畸形、固定肢体、促进骨折愈合，并方便护理。骨盆骨折中应用牵引治疗一般牵引重量较大，占体重的 1/7 ~ 1/5，牵引时间较长，一般 6 周内不应减重，时间在 8 ~ 12 周，过早去掉牵引或减重可引起骨折再移位。牵引方法一般采用双侧或单侧下肢股骨髁上牵引或胫骨结节牵引。对垂直压缩型骨折可先用双侧股骨髁上或胫骨结节牵引，以固定骨盆骨折，并纠正上、下移位，向上移位的可加大重量，3d 后摄片复查，待上、下移位纠正后，加骨盆兜带交叉牵引以矫正侧向移位，维持牵引 8 ~ 12 周。对前后压缩型骨折基本处理方法同上，但须注意防止过度向中线挤压骨盆，造成相反的畸形。对侧方压缩型骨折，应行双下肢牵引，加用手法整复，即用手掌自髂骨嵴内缘向外按压，以矫正髂骨内旋畸形，然后再行骨牵引。如为半骨盆单纯外旋，同时后移位，可采用 3 个 90°牵引法，即在双侧股骨髁上牵引，将髋、膝、距小腿 3 个关节皆置于 90°位，垂直牵引。利用臀肌做兜带，使骨折复位。

（3）石膏外固定：一般用双侧短髋“人”字形石膏，固定时间为 10 ~ 12 周。

2. 手术治疗　如下所述。

（1）骨盆骨折的外固定术：外固定术最适用于移位不明显、不需要复位的垂直稳定而旋转不稳的骨折。而对垂直剪切型骨折常需配合牵引、内固定等。如单侧或双侧垂直剪切型骨折，可先行双侧股骨髁上牵引，待骨折复位后行外固定，可缩短牵引住院时间。对耻骨联合分离或耻骨支、坐骨支粉碎骨折并发一侧髋臼骨折及中心脱位者，可先安装骨盆外固定器，然后在伤侧股骨大粗隆处行侧方牵引。6 周后摄 X 线片证实股骨头已复位即可去牵引，带外固定下地，患肢不负重，8 周后除去外固定器。对一些旋转及垂直均不稳的骨折一般后部行切开复位内固定，骶髂关节用 1 ~ 2 枚螺钉或钢板加螺钉固定，前部用外固定架固定耻骨联合分离或耻骨支骨折。术后 3 ~ 4 周可带外固定架下床活动。

（2）骨盆骨折的内固定：对于不稳定型骨盆骨折的非手术治疗，文献报道后遗症达 50% 以上，近年来随着对骨盆骨折的深入研究，多主张切开复位，其优点是可以使不稳定的骨折迅速获得稳定。

①骨盆骨折内固定手术适应证：Tile（1988）提出内固定的指征为：a. 垂直不稳定骨折为绝对手术适应证；b. 合并髋臼骨折；c. 外固定后残存移位；d. 韧带损伤导致骨盆不稳定，如单纯骶髂后韧带损伤；e. 闭合复位失败，耻骨联合分离 >2.5cm；f. 无会阴部污染的开放性后环损伤。Matta 等认为骨盆后部结构损伤移位 >1cm 者或耻骨移位合并骨盆后侧部失稳，患肢短缩 1.5cm 以上者应采用手术治疗。

②手术时机：骨盆骨折内固定手术时机取决于患者的一般情况，一般来说应等待患者一般情况改善后，即伤后 5 ~ 7d 行手术复位为宜。14d 以后手术复位的难度明显加大。如患者行急诊剖腹探查，则一部分耻骨支骨折或耻骨联合分离可同时进行。

第三节　髋关节脱位

髋关节由髋臼和股骨头构成，是典型的杵臼关节，髋臼周围有纤维软骨构成髋臼盂唇，增加髋臼深度，股骨头软骨面约占球形的 2/3。髋关节周围有坚强的韧带和强壮的肌群，有很好的稳定性以适应其支持体重和行走功能，因此，髋关节脱位多为高能量损伤造成。按照股骨头脱位后的方向可以把髋关节脱位分为前脱位、后脱位和中心性脱位，以后脱位最常见。

一、髋关节后脱位

（一）概述

后脱位占髋关节脱位的 85% ~ 90%，多由间接暴力引起，当髋关节屈曲 90° 时，内收内旋股骨干，使股骨颈前缘与髋臼前缘形成杠杆支点，当股骨干继续内收内旋时，股骨头受杠杆作用离开髋臼，造成后脱位，或外力作用于膝部沿股骨干方向向后，或外力作用于骨盆由后向前，亦可使股骨头向后脱位，有时合并髋臼后缘或股骨头骨折。

（二）诊断

1. 病史要点　患者往往有明显的外伤史，如高空坠落、车祸等，有些患者能够回忆受伤时髋关节处于屈曲位，受伤后患者感髋部疼痛，不能活动。

2. 查体要点　如下所述。

（1）髋关节处于屈曲、内收、内旋弹性固定位，下肢有短缩畸形，大粗隆向后上脱位可达 Nelaton 线之上，患侧臀部可以触及股骨头。

（2）注意检查坐骨神经功能。

3. 辅助检查　如下所述。

（1）常规检查：拍摄受伤侧髋关节的正侧位 X 线片，明确髋关节脱位的类型和有无髋臼后壁或股骨头骨折。

（2）特殊检查：术前对怀疑有髋臼或股骨头骨折的患者行 CT 检查可以对骨折情况明确诊断，判断是否需要手术固定骨折，复位后关节不匹配者 CT 检查可以发现是否有碎骨片残留于关节内。

4. 分类　常用的是 Thompson 和 Epstein 分类。

Ⅰ型：脱位伴有或不伴有微小骨折。

Ⅱ型：脱位伴有髋臼后缘的单个大骨块。

Ⅲ型：脱位伴有髋臼后缘的粉碎骨折，有或没有大碎片。

Ⅳ型：脱位伴有髋臼底骨折。

Ⅴ型：脱位伴有股骨头骨折。

对于Ⅴ型骨折脱位，Pipkin 又分为 4 个亚型（图 4–1）。

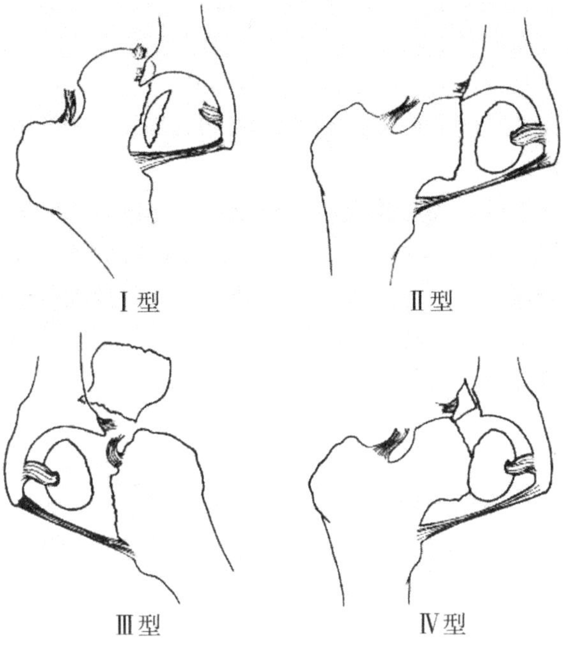

图 4–1　Pipkin 分型

Ⅰ型：髋关节后脱位伴股骨头中央凹尾端的骨折。

Ⅱ型：髋关节后脱位伴股骨头中央凹头端的骨折。

Ⅲ型：Ⅰ型或Ⅱ型后脱位伴股骨颈骨折。

Ⅳ型：Ⅰ型或Ⅱ型后脱位伴有髋臼骨折。

5. 诊断标准　如下所述。

（1）患者多有明显外伤史，髋关节多在屈曲位受伤。

（2）查体髋关节处于屈曲、内收、内旋弹性固定位，下肢有短缩畸形。

（3）X 线显示股骨头脱出于髋关节后方，CT 可以明确有无合并骨折及骨折的详细情况。

（三）治疗

1. 保守治疗　所有类型的新鲜髋关节后脱位患者不论是否合并骨折，均应麻醉下急诊手法复位，脱位时间越长，发生股骨头缺血坏死和创伤性关节炎的可能性越大。复位方法有 Allis 法、Stimson 法和 Bigelow 法，下文以 Thompson 和 Epstein 分类介绍治疗方法。

（1）Ⅰ型脱位：复位后再拍摄 X 线片，观察髋关节间隙是否与正常侧一致，若关节间隙变宽，提示翻转的髋臼缘或骨软骨块残留于关节内，行 CT 检查明确诊断后手术清除关节内碎块。许多结构阻碍复位，如梨状肌、闭孔内肌、上下膈肌、股骨头脱出后关节囊的“纽孔样”嵌顿等，若复位不成功避免反复复位，应及时切开复位。

复位之前，应检查患者有无坐骨神经损伤，复位后亦应对坐骨神经的功能进行记录。复位成功后患者皮肤牵引 3 ~ 4 周后，扶拐杖下地，2 ~ 3 个月不负重，以免缺血的股骨头塌陷，1 年内定期复查注意有无股骨头坏死。

（2）Ⅱ～Ⅳ型脱位：应争取在12h内复位，若复位成功，临时骨牵引，伴有的骨折可延迟5～10d再行手术治疗，对于手法复位不成功的患者要及时切开复位。

（3）Ⅴ型脱位：Pipkin Ⅰ型或Ⅱ型损伤闭合复位往往成功，复位后复查X线片和CT证实为同心网复位，股骨头骨折解剖复位，继续骨牵引6周。无法闭合复位或非同心网复位，应行手术治疗，Pipkin Ⅲ型或Ⅳ型损伤往往需要手术治疗。

2. 手术治疗　如下所述。

（1）Ⅰ型脱位：手法复位不成功或非同心圆复位需切开复位，通常采用髋关节后方入路，通过关节囊的撕裂处显露髋臼，清理里面的血块和碎片，清除所有阻挡物后复位关节，术中注意保护坐骨神经。

（2）Ⅱ～Ⅳ型患者：手法复位不成功的患者要及时切开复位。手法复位成功者，骨折可延迟5～10d再行手术治疗，期间摄X线片和CT检查，进一步明确骨折情况，对于Ⅱ型脱位后壁骨折大于1/2和Ⅲ型、Ⅳ型脱位的骨折参照髋臼骨折的手术方法。

（3）Ⅴ型脱位：Pipkin Ⅰ型或Ⅱ型损伤无法闭合复位、复位后大的股骨头骨块位于关节外或不是同心圆复位，应行手术治疗。术中清除小骨折块，大的骨折块采用拉力螺钉或可吸收螺钉固定，再复位骨折。Pipkin Ⅲ型脱位的治疗尚有争议，年轻患者多采用切开复位、股骨颈骨折内固定、带血管骨移植，老年人建议行人工髋关节置换，Pipkin Ⅳ型脱位年轻患者多采用切开复位髋臼复位内固定和股骨头骨折复位内固定，老年人行人工髋关节置换。

（四）预后评价

髋关节后脱位后，如果没有发生股骨头缺血坏死和创伤性关节炎，预后通常良好。早期轻柔的复位以缩短股骨头血供受损的时间，是防止股骨头缺血坏死的重要措施，髋关节脱位后股骨头缺血坏死率约在10%～20%，创伤性关节炎的发生率约在25%。髋关节脱位后可发生异位骨化，特别是必须实行手术复位时，发生率约在3%，幸运的是，异位骨化通常不会致残。

（五）研究进展

目前，随着人工全髋关节置换术的大量开展，全髋关节置换术后的髋关节脱位也日益增多，如何治疗这类特殊的髋关节脱位是摆在骨科医生面前的难题。Forsythe等比较了初次置换的人工全髋关节脱位闭合复位成功后与没有脱位的人工全髋的功能，虽然在WOMAC或SF-12功能评价中没有明显差别，但未脱位组的生活评分和满意度高于脱位组。人工全髋关节初次脱位后大多数学者主张非手术治疗，在良好的麻醉肌松下轻柔地复位，需要注意的是经历了全髓关节置换的患者大多有骨质疏松，牵引复位时特别要防止股骨骨折。如果全髋关节经历了2～3次以上的脱位，很可能存在关节不稳定的因素，要通过详细体检、X线片、CT等检查仔细分析原因，这时多需要手术治疗。Khan等试图通过分析以往文献选择是手术复位还是闭合复位治疗全髋关节置换术后的髋关节脱位，但发现这些文献中的研究缺乏随机对照原则，作者提倡一个多中心的随机对照研究以保证大样本量，获得可信的研究结果。

二、髋关节前脱位

（一）概述

前脱位不常见，大约占创伤性髋关节脱位的10%～12%。髋关节前脱位的原因以外力杠杆作用为主，当患髋因外力强力外展时，大粗隆顶端与髋臼上缘相接触，患肢再继续外旋，迫使股骨头从前下方薄弱的关节囊脱出，造成股骨头向前下方脱出。

（二）诊断

1. 病史要点　患者髋关节受伤时多处于外展外旋位，当受到外伤后髋部疼痛，呈外展外旋屈曲位弹性固定，不能活动。

2. 查体要点　如下所述。

（1）髋关节处于外展外旋屈曲弹性固定位，在闭孔或腹股沟附近可以触及股骨头，髋关节功能丧失，被动活动引起肌肉痉挛和疼痛。

（2）注意检查股神经功能和股动脉搏动。

3. 辅助检查　如下所述。

（1）常规检查：拍摄受伤侧髋关节的正侧位 X 线片，明确髋关节脱位的类型。

（2）特殊检查：对怀疑有髋臼前壁或股骨头骨折的患者应行 CT 检查。

4. 分类　Epstein 根据股骨头脱位后的位置分为闭孔型和耻骨型。

5. 诊断标准　如下所述。

（1）患者多有明显外伤史，髋关节多在外展外旋位受伤。

（2）查体髋关节处于屈曲、外展、外旋弹性固定位。

（3）X 线显示股骨头脱出于髋关节前下方，CT 可以明确有无合并骨折及骨折的详细情况。

（三）治疗

1. 保守治疗　前脱位多可以通过手法复位成功，适当地纵向牵引大腿，用帆布吊带向侧前方牵拉大腿近端，同时向髋臼推股骨头即可复位。

2. 手术治疗　当有股直肌、髂腰肌、关节囊嵌入阻碍复位时，可以通过 Smith–Peterson 人路行切开复位。

（四）预后评价

髋关节前脱位合并骨折较少，故预后较好。

第四节　股骨颈骨折

一、概述

股骨颈骨折常发生于老年人，随着我国人口老龄化，其发病率日渐增高，以女性较多。造成老年人发生骨折的因素有以下几个方面：①由骨质疏松引起的骨强度的下降；②老年人髋部肌群退变，反应迟钝，不能有效地抵消髋部的有害应力；③损伤暴力，老年人的骨质疏松，所以只需很小的扭转暴力，就能引起骨折，而中青年患者，需要较大的暴力，才会引起骨折。

股骨颈骨折后约有 15% 发生骨折不愈合，20% ~ 30% 发生股骨头缺血坏死，这是由它的血供特点决定的。成人股骨头的血供有 3 个来源：股网韧带内的小凹动脉，它只供应股骨头少量血液，局限于股骨头的凹窝部；股骨干的滋养动脉升支，对股骨颈血液供应很少；旋股内、外侧动脉的分支是股骨颈的主要血液供应来源。旋股内外侧动脲来自股深动脉，在股骨颈基底部关节囊滑膜反折处形成一个动脉环，并分四支进入股骨头，即骺外侧动脉（上支持带动脉）、干骺端上动脉、干骺端下动脉（下支持带动脉）和骺内侧动脉，骺外侧动脉供应股骨头外侧 2/3 ~ 3/4 区域，干骺端下动脉供应股骨头内下 1/4 ~ 1/2 区域。股骨颈骨折后，股骨头的血供受到严重影响。实验发现，头下骨折，股骨头血供下降 83%，颈中型骨折，股骨头血供下降 52%，因此，股骨颈骨折后容易造成骨折不愈合和股骨头缺血坏死，这使得它的治疗遗留许多尚未解决的难题。

二、诊断

1. 病史要点　所有股骨颈骨折患者都有外伤病史，骨折多由外旋暴力引起，不同患者引起骨折的暴力程度不同，对于中青年患者，需要较大的暴力造成骨折，而对于伴有骨质疏松的老年患者，只需要较小的暴力就会引起骨折，随着暴力程度的不同，产生不同的移位。骨折后患者局部疼痛，行走困难，但有一部分患者，在刚承受暴力而骨折时，断端会表现为嵌插型，或者无移位的骨折，骨折线接近水平位，此时，患者虽有疼痛，仍能行走，若不能及时诊断患者继续行走，暴力持续下去，“嵌插”就变成“分离”，骨折线也变成接近垂直位，产生移位。因此，对于伤后仍能行走的患者，不能认为不会发生股骨颈骨折，如果不给予恰当的治疗，所谓“嵌插”骨折可以变成有移位的骨折。

2. 查体要点　如下所述。

（1）畸形：伤侧下肢呈 45°~ 60° 的外旋畸形。

（2）疼痛：患髋有压痛，有轴向叩击痛。

（3）功能障碍：下肢不能活动，行走困难。

（4）患肢缩短，Bryant 三角底边缩短，股骨大粗隆顶端在 Nelaton 线之上（图 4–2），Kaplan 点移至脐下，且偏向健侧。

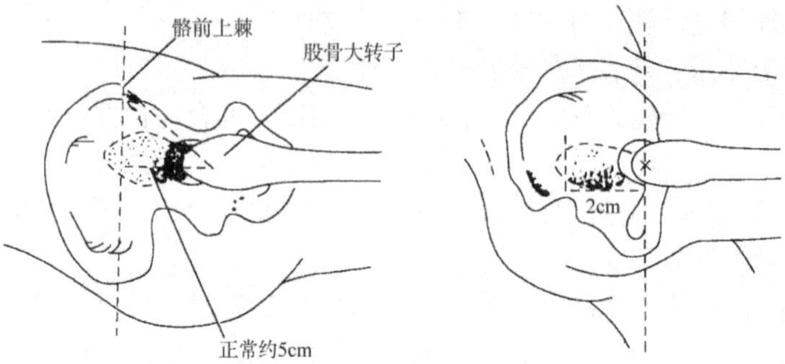

图 4–2　Bryant 三角和 Nelaton 线

3. 辅助检查　如下所述。

（1）常规检查：常规拍摄髋关节的正侧位 X 线片，观察股骨颈骨折的详细情况并指导分类，需要注意的是有些无移位的骨折在伤后立即拍摄的 X 线片上看不见骨折线，容易漏诊。对于临床上怀疑有股骨颈骨折而 X 线片暂时未见骨折线者，可立即行 CT、MRI 检查或仍按嵌插骨折处理，等待 1 ~ 2 周后再摄片，因骨折部位骨质吸收，骨折线可以显示出来。

（2）特殊检查：对于隐匿难以确诊的股骨颈骨折，早期诊断可以采用 CT、MRI 检查，CT 检查时要注意采用薄层扫描，并行冠状面的二维重建，以免漏诊；MRI 检查对于早期的隐匿骨折显示较好，敏感性优于骨扫描，扫描时在脂肪抑制像上能清晰地看到骨折后水肿的骨折线。

4. 分类　如下所述。

（1）按骨折线的部位：①股骨头下型骨折；②经股骨颈骨折；③基底骨折。头下型骨折，由于旋股内、外侧动脉的分支受伤最重，因而影响股骨头的血液供应也最大；基底骨折，由于两骨折段的血液供应的影响最小，故骨折较易愈合。

（2）按移位程度（Garden 分型）：这是目前临床常用的分型方法。包括：①不完全骨折（Garden I 型）；②无移位的完全骨折（Garden Ⅱ型）；③部分移位的完全骨折（Garden Ⅲ型）；④完全移位的完全骨折（Garden Ⅳ型）（图 4–3）。

（3）按骨折线方向：①内收型骨折；②外展型骨折。内收骨折是指远端骨折线与两髂嵴联线所形成的角度（Pauwels 角）大于 50°，属不稳定骨折；外展骨折是指此角小于 30°，属于稳定骨折，但如果处理不当，或继续扭转，可变为不稳定骨折。目前，这种分类方法对临床治疗指导作用有限，已较少采用。

5. 诊断标准　如下所述。

（1）患者多有外伤史。

（2）查体局部疼痛，多有下肢外旋畸形和活动受限。

（3）X 线片显示骨折。

（4）对难以确诊的患者采用 CT 或 MRI 检查。

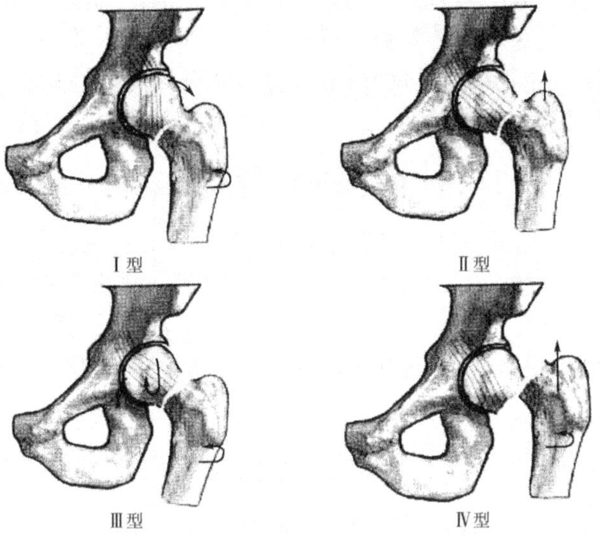

图 4-3 股骨颈骨折 Garden 分型

6. 鉴别诊断 如下所述。

（1）股骨转子间骨折：有髋部外伤病史，局部疼痛，外旋畸形明显，多大于 60°，甚至达到 90°，但单纯根据外旋畸形判断骨折不够准确，需摄 X 线片明确诊断。

（2）股骨颈病理性骨折：只需要很小的暴力就能引起骨折，有的患者有肿瘤病史，拍摄 X 线片提示局部骨质异常，对怀疑病理性骨折而 X 线显示不清者，行 CT 扫描。

（3）髋关节骨折脱位：髋关节骨折脱位有明显的脱位特征，髋关节处于屈曲、内收、内旋弹性固定位或外展外旋屈曲弹性固定位，X 线片可明确诊断。

三、治疗

1. 保守治疗 由于股骨颈骨折保守治疗存在卧床时间长，并发症多，骨折容易移位等问题，目前，多主张手术治疗。保守治疗适用于个别年龄过大、体质差，有严重的器质性病变，无法耐受手术者，可采用皮牵引，保持下肢于中立位。1 个月疼痛缓解后，骨折虽未愈合，但仍能扶腋杖下地活动。

2. 手术治疗 目前，大多数的股骨颈骨折需要手术治疗。

（1）治疗原则：对所有 Garden Ⅰ型或Ⅱ型骨折，采用内固定治疗，小于 60 岁患者的 Garden Ⅲ型或Ⅳ型骨折，采用复位内固定加肌骨瓣移植术，对于 60 岁以上患者有明显移位的 Garden Ⅲ型或Ⅳ型骨折，全身情况能够耐受手术者，建议行人工髋关节置换术；陈旧性股骨颈骨折不愈合者，建议行人工髋关节置换术。

（2）手术方法：手术方法很多，较常用的是在 X 线辅助下手术。

①三枚空心加压拉力螺钉固定：对于 Garden Ⅰ型、Ⅱ型骨折及小于 60 岁患者的 Gar-den Ⅲ型或Ⅳ型骨折，AO 的空心加压螺钉固定成为治疗的标准手术。它具有操作方便、固定牢靠的优点，通常采用三枚空心加压拉力螺钉，固定时注意使螺钉在股骨颈内呈倒等腰三角形旋入并使螺纹越过骨折线，以发挥拉力螺钉的加压作用和负重时骨折断端间的动力加压作用，螺钉尖端距离股骨头软骨面下以 5mm 为宜，以防发生切割作用。

②动力髋螺钉系统（dynamic hip screw，DHS）或与此类似的滑动式钉板固定装置：此类内固定钢板多适用于靠近股骨颈基底部的骨折，使用 DHS 时多在主钉近端的股骨颈内再拧入一枚螺钉，以增强抗旋转能力，固定牢靠。

③人工髋关节置换术：对于骨折明显移位的 Garden Ⅲ型或Ⅳ型骨折，年龄大于 60 岁，全身情况能够耐受手术者，行人工髋关节置换术可以使患者早期下床活动，避免内固定失败后再次手术的风险。对

于原有骨关节炎等疾病导致髋关节疼痛的股骨颈骨折患者，目前，也推荐采用人工髋关节置换术。人工髋关节置换术又分为人工全髋和人工股骨双动头置换两种术式。对于老年患者选用人工全髋置换还是人工股骨头置换需要根据患者的预期寿命、活动范围、身体状况和骨质质量综合判断。有学者主张对于大于 75 岁以上患者可以选择人工双动头置换术，75 岁以下患者宜选择人工全髋置换术。

四、预后评价

股骨颈骨折的主要并发症是骨折不愈合和股骨头缺血性坏死，在无移位的病例组中，不愈合甚少见；但在有移位的股骨颈骨折中，有 20% ~ 30% 发生不愈合，此外，骨折不愈合还与年龄、骨折部位、复位程度等相关，骨折不愈合的总发生率为 15%。股骨头缺血性坏死主要与骨折部位和移位程度相关，骨折部位越高、移位越明显发生率越高。股骨头缺血坏死后常继发创伤性髋关节炎，导致关节疼痛、跛行、功能障碍。

五、研究进展

股骨颈骨折是老年人常见的一种骨折，股骨颈骨折后，股骨头的血液供应可严重受损，骨折后股骨头坏死与否主要与其残存血供和代偿能力有关。因此，股骨颈骨折应早期复位及内固定手术，以利于使扭曲受压与痉挛的血管尽早恢复。复位要求对位良好，复位优良者发生股骨头缺血坏死的概率明显小于复位不良者。选择内固定物时应以对血供损伤小、固定牢固类型为佳。对于多数患者我们推荐早期闭合复位，透视下 3 枚加压压心螺钉内固定。

对于老年人移位的股骨颈骨折采用内固定还是人工髋关节置换还存在一些争议。最近的研究倾向于对这类患者实行人工髋关节置换术。Rogmark 等在对 14 项随机对照研究（2 289 例患者）的荟萃分析显示，对于 70 ~ 80 岁有移位的股骨颈骨折患者一期行人工髋关节置换术优于内固定术，相对于内固定治疗关节置换术的并发症少，关节置换可以获得较好的功能，减少患者痛苦。

第五章

踝关节损伤

第一节　踝关节损伤分类

一、按伤力分类

（一）外旋骨折（Ashhurst 分类，图 5-1）

Ⅰ度　腓骨下端斜形或螺旋形骨折，骨折线经胫腓下关节，骨折仅轻度移位或无移位。也可能是胫腓下联合前韧带损伤，而无骨折，或者胫腓下联合前韧带损伤伴腓骨近端螺旋形骨折。

Ⅱ度　腓骨斜形骨折或螺旋形骨折，伴内踝骨折，或者内侧三角韧带断裂。偶尔伴胫骨后唇下骨片撕脱。

Ⅲ度　除Ⅱ度损伤外，以胫骨下端骨折代替内踝骨折，骨折片向前移位，并有向外旋转。

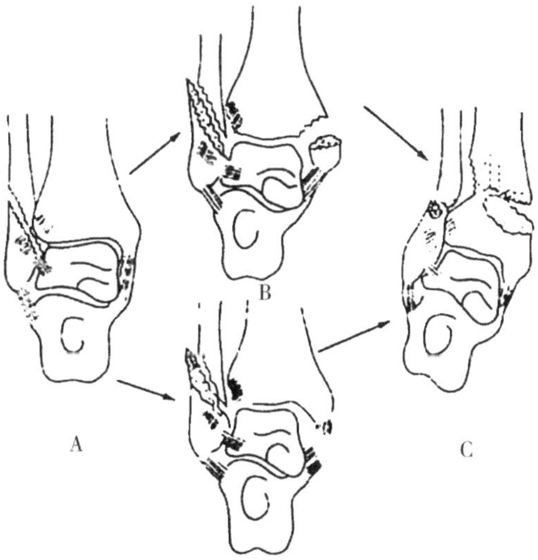

图 5-1　Ashhurst 分类外旋型骨折示意

A. Ⅰ度；B. Ⅱ度；C. Ⅲ度

（二）外展骨折（图 5-2）

Ⅰ度　内踝骨折，由距骨外展时，外力作用三角韧带引起。

Ⅱ度　内踝骨折，伴腓骨骨折。骨折线近乎横形，如腓骨骨折在胫腓下联合下，则无胫腓下联合分离。如骨折线在胫腓下联合上，则伴胫腓下联合分离，即称为“Pott 骨折”。

Ⅲ度　外踝骨折，伴胫骨远端骨折。骨折线向内上倾斜。

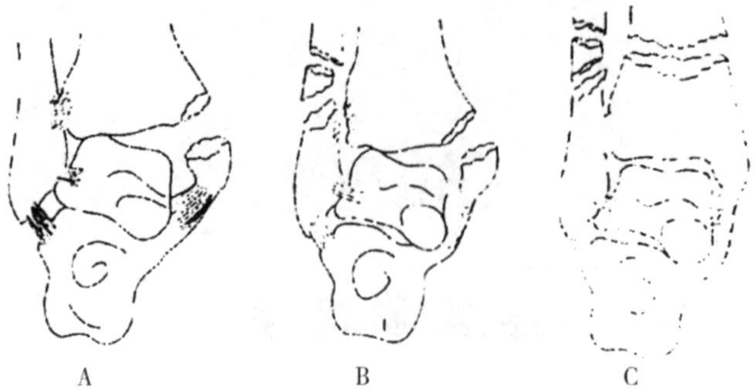

图 5-2 Ashhurst 分类外展型骨折示意

A. Ⅰ度；B. Ⅱ度：C. Ⅲ度

（三）垂直压缩骨折（图 5-3）

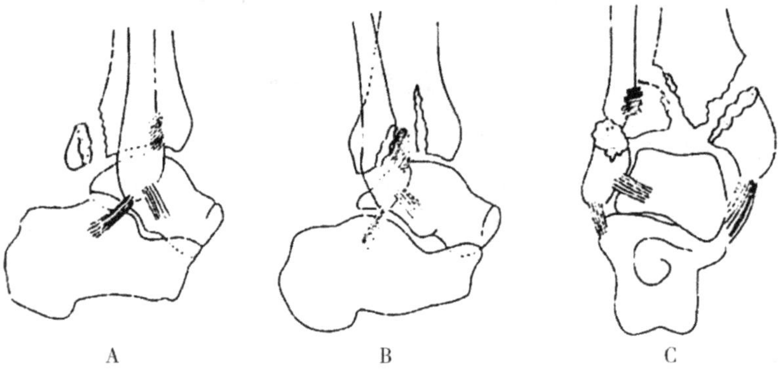

图 5-3 Ashhurst 分类垂直压缩骨折示意

A. Ⅰ度；B. Ⅱ度；C. Ⅲ度

二、按伤力及损伤时足的位置分类

（一）旋后（内翻）内收损伤（SA，图 5-4）

损伤时，足呈跖屈内收内翻位。内翻的距骨，使踝关节外侧韧带紧张。

Ⅰ度　外踝撕脱骨折，或外侧韧带损伤。

Ⅱ度　外踝骨折或外侧韧带撕裂，附加内踝骨折。由于内踝受内翻的距骨挤压作用，骨折线倾向垂直。

（二）旋后（内翻）外旋（SE）

损伤时患足呈跖屈内收内翻位，距骨外旋，胫骨内旋（图 5-5）。因此在损伤初期三角韧带松弛，当距骨伤力外旋，腓骨受到向外后推挤的伤力，胫腓下联合前韧带及三角韧带紧张。分为四度。

Ⅰ度胫腓下联合前韧带撕裂；韧带附着点撕脱骨折；同时有骨间韧带损伤。

Ⅱ度在Ⅰ度损伤的基础上附加腓骨螺旋形骨折，骨折线自后上方斜向前下方。

Ⅲ度在Ⅱ度损伤的基础上再附加胫腓下联合后韧带撕裂，或韧带在腓骨后结节附着点撕脱，或在胫骨附着点有撕脱骨折。

Ⅳ度在Ⅲ度损伤的基础上附加内踝撕脱骨折或三角韧带撕裂，因为距骨的旋转，增加了三角韧带所受张力。

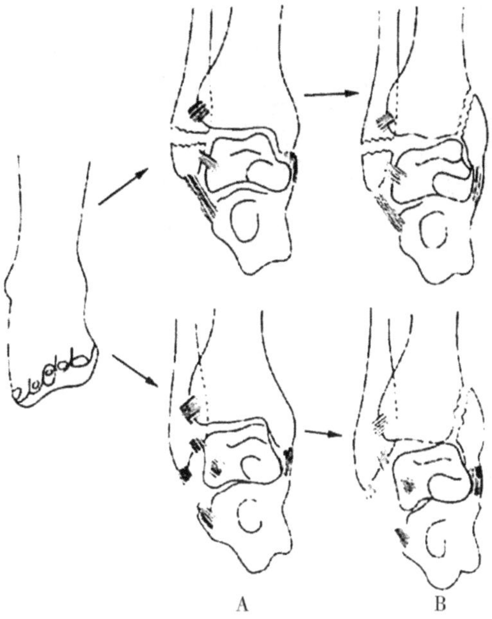

图 5-4　旋后（内翻）内收骨折示意

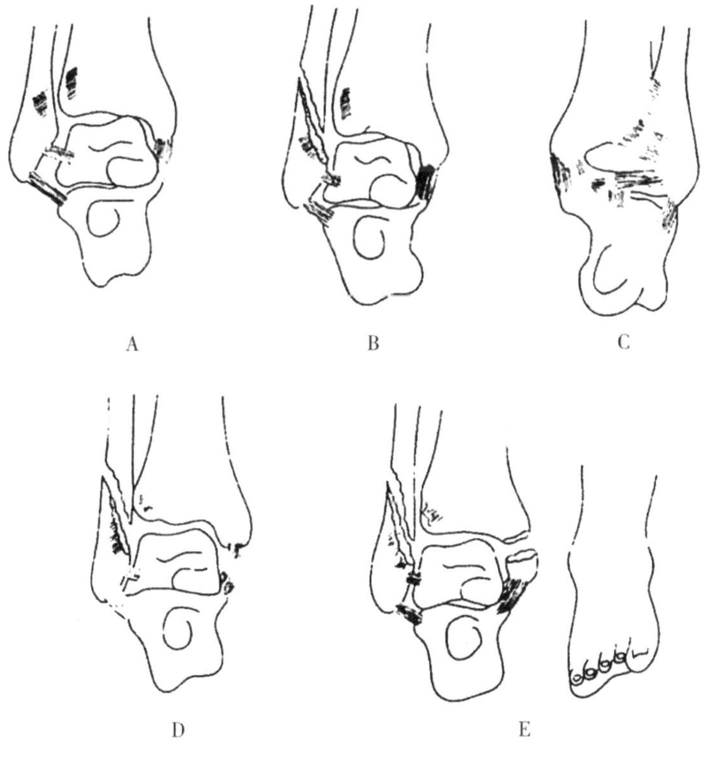

图 5-5　旋后（内翻）外旋损伤示意

A. Ⅰ度；B. Ⅱ度；C. Ⅲ度，后面观；D. Ⅳ度，三角韧带断裂；E. Ⅳ度，内踝骨折

（三）旋前（外翻）外旋损伤（PE）

伤足处于旋前位背屈外展（外翻），而距骨外旋，因此三角韧带首先被拉紧（图 5-6）。

Ⅰ度　内踝撕脱骨折或三角韧带断裂。

Ⅱ度　内踝损伤外，胫腓下联合前韧带和骨间韧带或韧带附着点撕脱骨折。

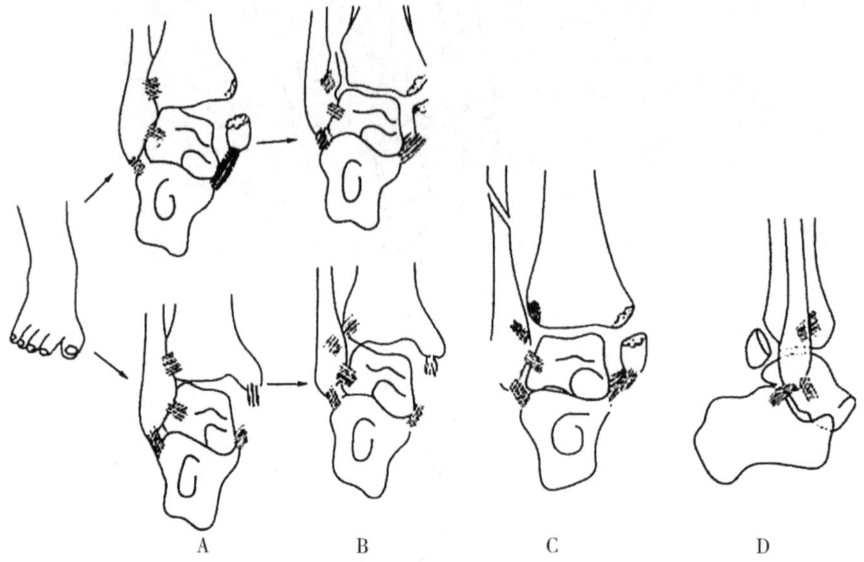

图 5-6　旋前（外翻）外旋骨折示意

A. Ⅰ度；B. Ⅱ度；C. Ⅲ度；D. Ⅳ度

Ⅲ度除Ⅱ度损伤外，还伴有腓骨干螺旋形骨折。骨折线从前上方斜向后下方，即与旋后（内翻）外旋骨折相反（图 5-7）。

Ⅳ度除Ⅲ度损伤外，还伴有胫腓下联合后韧带撕裂，或韧带附着点骨片撕脱。

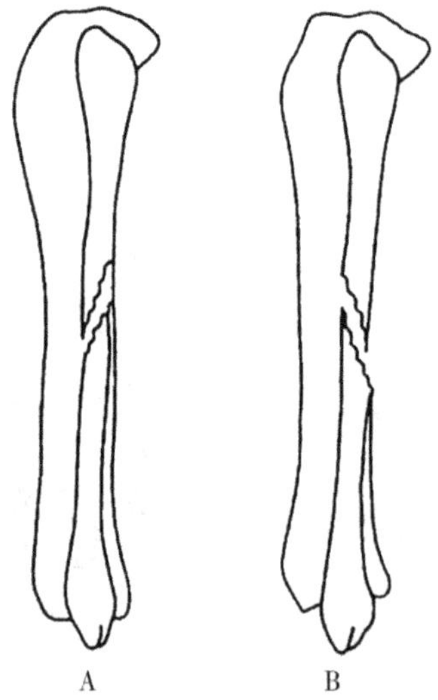

图 5-7　腓骨旋转损伤所致骨折示意

A. 内翻外旋的腓骨骨折线；B. 旋前（外翻）外旋骨折线

（四）旋前（外翻）外展损伤（PA）

伤足处于旋前位，而距骨是外展，三角韧带首当其冲（图 5-8）。

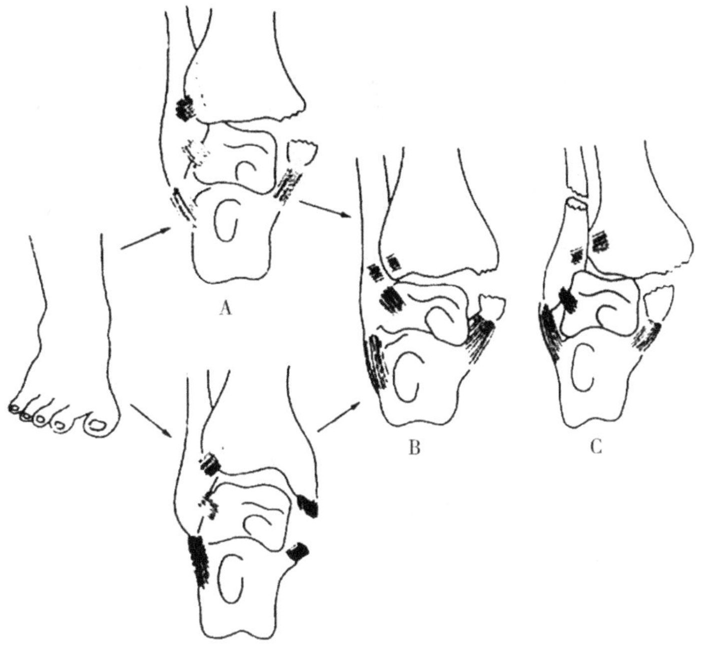

图 5-8　旋前外展损伤示意

A. Ⅰ度；B. Ⅱ度；C Ⅲ度

Ⅰ度　内踝撕脱骨折或三角韧带断裂，类同于旋前外旋Ⅰ度损伤。

Ⅱ度　Ⅰ度损伤外伴有胫腓下联合前、后韧带撕裂，或韧带附着点骨片撕脱，骨间韧带、骨间膜撕裂。

Ⅲ度除Ⅱ度损伤外，伴有腓骨干短斜形骨折。主要骨折线基本呈横形，常伴有三角形小骨片。

（五）旋前（外翻）背屈损伤

由足处于外翻位同时踝关节背屈伤力所致（图 5-9）。

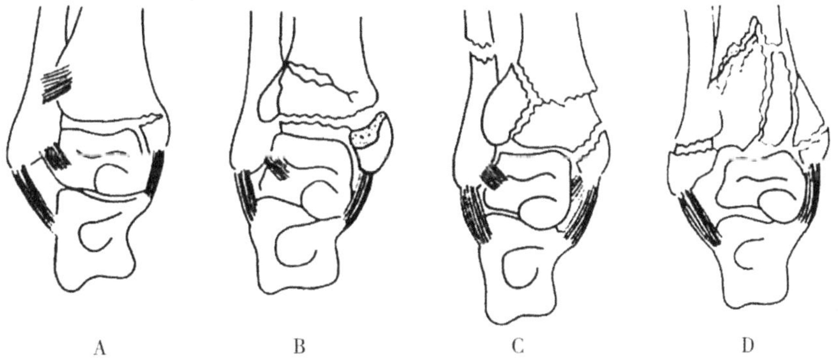

图 5-9　旋前（外翻）背屈损伤示意

A. Ⅰ度；B. Ⅱ度；C. Ⅲ度；D. Ⅳ度

三、Dais-Weber 分类

按外踝骨折部位与胫腓下联合关系作为分类准则（图 5-10），可分为：

A 型　外踝骨折线在踝关节和胫腓下联合以下，胫腓下联合和三角韧带未损伤。如附有内踝骨折，骨折线几乎垂直。Weber 认为是由距骨内翻伤力所致。

B 型　外踝在胫腓下联合平面骨折，可伴有内踝骨折或三角韧带损伤。由距骨的外旋伤力所致。

C 型　腓骨在胫腓下联合近侧骨折，伴胫腓下联合损伤，内侧伴有三角韧带损伤或内踝骨折。

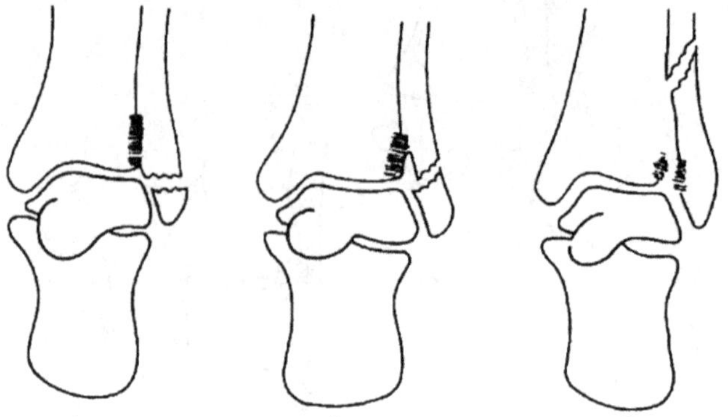

图 5-10　Danis-Weber 分类示意

A. A 型；B. B 型；C. C 型

四、按人名命名的踝关节骨折分类

（一）Pott 骨折

腓骨近乎横形骨折，伴三角韧带损伤，距骨向外脱位。Pott 认为足受到外展伤力，但其未提胫腓下联合韧带损伤。

（二）Dupuytren 骨折

高位 Dupuytren 骨折，指胫腓骨在胫腓下联合近侧骨折（相当于外踝近侧 6cm），伴胫腓下联合韧带撕裂，骨间膜撕裂；内踝或三角韧带断裂，同时距骨在踝穴内向外脱位。这类损伤是受到外展暴力的结果。低位 Dupuytren 骨折，指腓骨在胫腓下联合处骨折，伴胫腓下联合前韧带撕裂，踝关节内侧存在内踝骨折或三角韧带撕裂，此类因外旋暴力造成。

（三）Maisonneuve 骨折

远侧胫腓韧带完整，外旋引起腓骨远端斜形骨折。如胫腓下联合前韧带断裂，外旋伤力可引起近端腓骨骨折。骨折位于腓骨近端或解剖颈，骨折线呈螺旋形。

（四）Wagstaffe （Lefort）骨折

Wagstaffe （Lefort）骨折指外踝前缘的垂直骨折，临床认为是胫腓下联合前韧带或距腓前韧带在腓骨附着点的撕脱骨折，可以分成 3 种不同类型（图 5-11）。

Ⅰ型　胫腓下联合前韧带和距腓前韧带附着点骨片撕脱骨折。

Ⅱ型　腓骨于胫腓下联合前韧带附着点以下斜形骨折，伴韧带附着点骨折，Wagstaffe 认为由距骨撞击产生。

Ⅲ型　胫腓下联合前韧带造成胫骨前结节撕脱骨折，腓骨也骨折，如上述Ⅱ型。

（五）Tillaux 骨折

Tillaux 骨折指胫腓下联合前后韧带撕脱胫骨附着点骨折。常在踝穴片显示，或拍摄踝关节内旋 45°正位片中显示（图 5-12）。

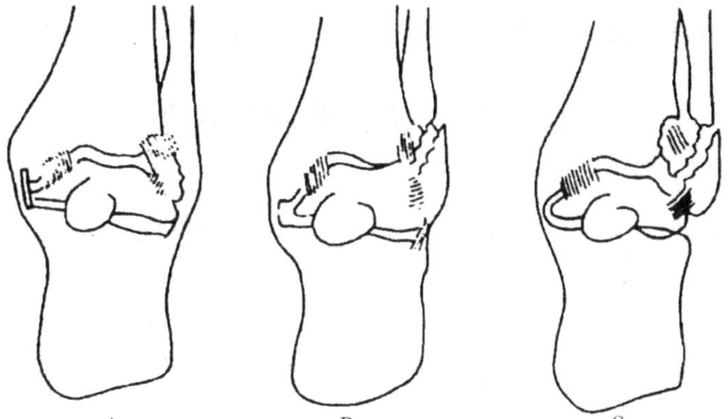

图 5-11　距骨远端垂直骨折示意

A. Ⅰ度；B. Ⅱ度；C. Ⅲ度

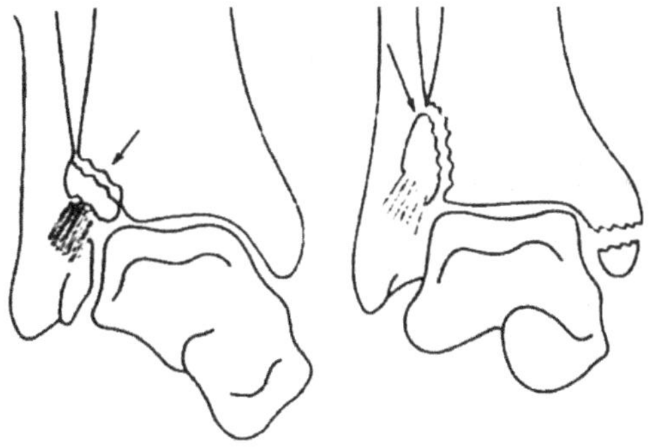

图 5-12　胫骨前结节骨折示意

A. 踝关节内旋 45°摄片；B. 踝穴位摄片

（六）Cotton 骨折

Frederic J Cotton 在 1915 年称发现的新踝关节骨折类型，其以胫骨后唇骨折为其特征，同时伴内外踝骨折，患足向后脱位。1932 年 Hendersen 称其为三踝骨折。实际上指胫骨远端关节面后缘的骨折，伴距骨向后脱位（图 5-13）。

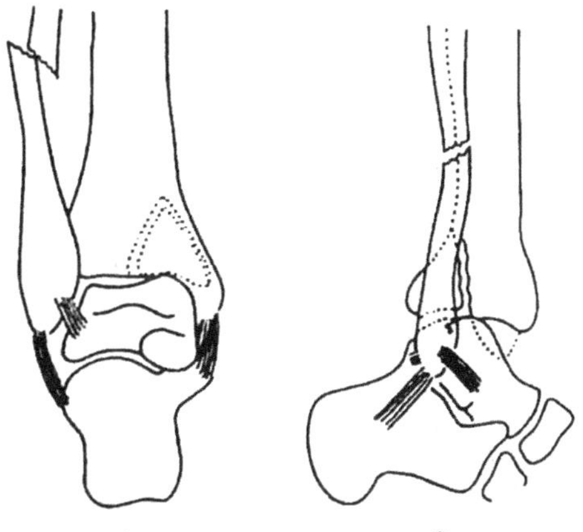

图 5-13　胫骨后唇骨折，大于 1/3 关节面距骨向后脱位示意

A. 正面观；B. 侧面观

（七）Bosworth 骨折

Bosworth 骨折指踝关节骨折脱位，腓骨近端骨折片向后移位交锁于胫骨后面，闭合复位常遭失败。

第二节　踝关节骨折脱位

一、旋后（内翻）内收损伤

（一）内踝损伤类型

1. 内翻内收损伤距骨　向内移位，内踝产生典型的垂直和向内上的斜形骨折，伴距骨向内半脱位。

2. 距骨内翻旋转半脱位　内侧产生撕脱性损伤，内踝撕脱骨折或三角韧带撕裂，替代内踝斜形或垂直骨折，距骨不产生向内半脱位。

（二）诊断

旋后（内翻）内收型骨折，诊断的关键是外踝典型的横形骨折，骨折线在关节面或以下，而内踝骨折线为斜形或垂直型。如外踝孤立性骨折，则距骨无移位和半脱位，或极少移位。

（三）治疗

闭合复位在麻醉下进行，膝关节屈曲 90°，放松腓肠肌，胫骨远端向内推挤，另一手握住后侧足跟，把足向前拉，并外展，背屈踝关节到 90°，小腿石膏固定。因有时外踝骨折可伴有胫腓下联合前韧带及后韧带断裂。石膏固定踝关节，背屈不应超过 90°，以防踝穴增宽。

手术治疗闭合复位不满意的，应切开复位内固定。

1. 外踝撕脱骨折手术　包括以下几种。

（1）“8”字形张力带钢丝内固定：外踝横形骨折适宜张力带钢丝固定。先在骨折线近侧 1cm 处，由前向后钻孔，将外踝复位. 平行穿入 2 根克氏针，1 根自外踝尖端经骨折线进入近端腓骨髓腔。用另 1 根穿过腓骨孔，钢丝两端在骨折线之外侧面交叉，再绕经外踝尖端的克氏针，然后在腓骨后面，2 根针端扭紧固定。克氏针尖端弯成“L”形（图 5–14）。

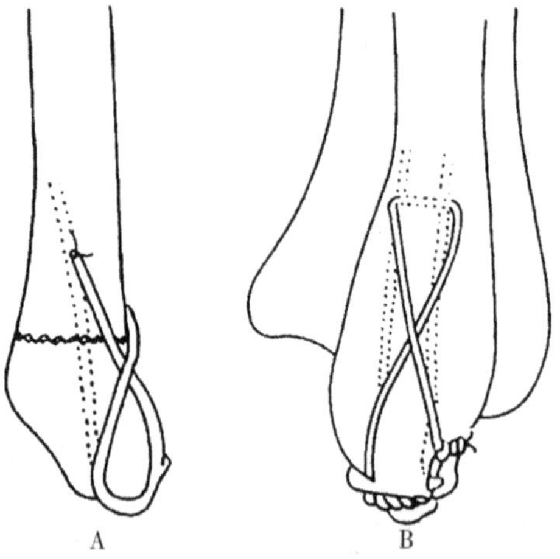

图 5–14　外踝骨折，张力带固定示意

A. 正面观；B. 侧面观

（2）髓内钉固定：可以用三角针或 Rush 杆或螺丝钉做髓内固定，主要维持骨折对线，但不能克服旋转及缩短。术中注意外踝具有向外倾斜的弧度，平均 15°。

（3）纵向螺丝钉固定：直视下将骨折复位，自外踝尖端向外面钻孔，经骨折线后，由腓骨近端向内穿出，螺丝钉长 5 ~ 8cm。螺丝钉末端定用腓骨的皮质膏，骨折片间有一定压力，但内穿旋转作用小。

（4）钛板螺丝钉固定：多数用于骨干骨折，可使用半管状钢板或普通钢板螺丝钉固定。远端螺丝钉应避免穿透关节面，在外踝部位螺丝钉宜用粗螺纹钉。

2. 内踝固定（图 5-15）　手术方法如下。

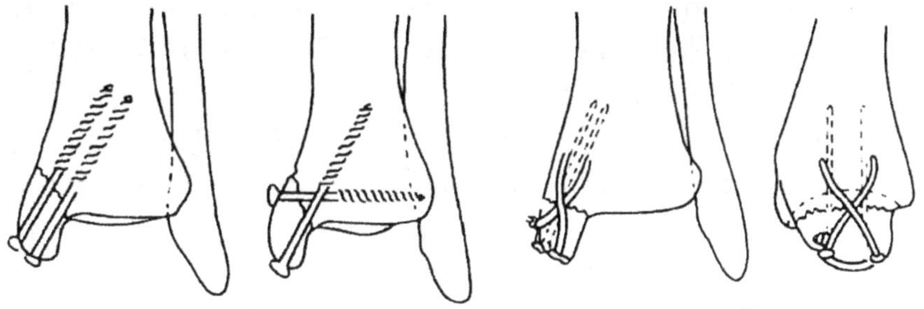

图 5-15　内踝骨折手术治疗示意

A. 双枚螺钉固定法；B. "8" 字形张力带固定

（1）粗纹螺丝钉固定：内踝骨折片较大时，用 2 ~ 3 枚粗纹螺丝钉固定。若固定垂直型和斜形骨折，使用加压螺丝钉固定，防止骨片向近端移位，手术中小心从事。有学者主张 1 枚螺丝钉垂直于骨折面，到对侧皮质，另 1 枚螺丝钉在内踝尖端骨片斜向外上固定。

（2）"8" 字形张力带钢丝固定：适用于内踝横形撕脱骨折，不宜用于斜形或垂直型的内踝骨折。内踝横形骨折也可用螺丝钉固定。

二、旋后（内翻）外旋损伤

（一）分类

Ⅰ度　当足处在内翻位时，三角韧带松弛，距骨则外旋推挤外踝，迫使腓骨外旋，至胫腓下联合前韧带撕裂（Ⅰ度）。胫腓下联合前部分增宽 2 ~ 3mm。若伤力停止，腓骨可自行恢复到正常位置。胫骨前结节撕脱在 15%，腓骨前附着点撕脱占 20%，韧带断裂占 65%。

Ⅱ度　如伤力继续作用，因有坚强的骨间韧带和胫腓下关节后韧带的抵抗，外踝即产生螺旋形骨折或斜形骨折。骨折线非常特殊，起自胫腓下联合前韧带附着点或其上面，然后向后向上延伸至不同距离。腓骨远端借助外侧韧带仍与距骨相连，借助胫腓下联合后韧带与胫骨相连，而腓骨近端仍有完整的骨间膜和骨间韧带，因此保持解剖位置。

Ⅲ度　外旋伤力如仍继续，外踩不仅外旋，而且同时向外向后及近侧移位。此时胫腓下联合遭牵拉，产生胫腓下联合后韧带撕裂或胫骨后唇骨折，即Ⅲ度损伤。胫骨后唇骨折片及胫腓下联合后韧带牢固地与腓骨相连。骨折片一般很小，但也可能较大，甚至可累及胫骨远端关节面。

Ⅳ度　常伴有一定程度的前关节囊或前内关节囊撕裂，如伤力继续作用，则三角韧带紧张。紧张的三角韧带牵拉内踝，使其旋转和受半脱位距骨的后内部分撞击，产生内踝骨折，也可以是三角韧带损伤。由于三角韧带浅层起自内踝前丘部，深层起自内踝后丘部，两部分组织可能分别损伤，因此内翻外旋Ⅳ度损伤可以有几种类别。

（1）三角韧带深层断裂，或内踝基底部骨折。

（2）前丘部骨折和三角韧带深层断裂：三角韧带可在起点、止点，或韧带本身的断裂。

（二）治疗

1. 闭合复位　应于伤后立即复位。复位可在麻醉下进行。膝关节屈曲 90°，放松小腿三头肌，按骨折移位相反方向使用外力。首先将患足内翻外旋，解脱骨折面嵌插，患足跖屈位牵引，恢复腓骨长度。再将足牵向前方，纠正距骨向后移位及胫骨后唇的移位。同时助手将外踝推向前，然后患足内旋纠正距骨及外踝外旋，并有助手向内推挤外踝。最后患足置 90°，并内旋位，石膏固定。足后部置于内翻位。

2. 切开复位内固定　方法如下。

（1）首先固定外踝：在治疗Ⅳ度内翻外旋损伤中，先修复外侧损伤，然后治疗内侧的内踝或三角韧带损伤。将外踝解剖复位并牢固地固定，往往内踝也随之被整复。当然在外踝固定前、内踝骨折端应同时暴露，清除嵌入的软组织及关节内碎骨片。

（2）三角韧带治疗：内踝与距骨间隙增宽，常表示软组织被嵌顿在其间，应切开复位，如有外踝骨折并需切开复位内固定，应探查和修补三角韧带。在做内固定或修复前，应先暴露内外侧组织，不应一侧手术完成后，再暴露另一侧。如内踝近基底部骨折，注意清除软组织碎片，清除嵌入骨折端之间的软组织。如果是三角韧带损伤，为了手术方便及显露清楚，应先将缝线穿过韧带深层，暂不打结扎紧，待外踝骨折牢固地固定后，距骨已复位时，将三角韧带深层缝线扎紧。如三角韧带自内踝丘部撕裂，则在内踝钻孔后，修补韧带将缝线穿过内踝孔道。而当三角韧带在距骨附着点撕裂，缝线可穿过距骨的孔道结扎固定。

（3）胫腓下联合治疗选择：在内翻外旋损伤中，如胫腓下联合韧带未完全断裂，因在近端腓骨与胫骨之间有骨间韧带及骨间膜连接，固定重建腓骨的连续性后，胫腓骨即恢复正常解剖关系。因而无必要常规地固定胫腓下关节，但偶尔在手术时，因广泛剥离腓骨近端，将导致明显的胫腓下联合不稳定。或者由于某些患者的腓骨骨折较高，伴胫腓下联合损伤。在腓骨固定后，胫腓下联合稳定性必须做一个试验，其方法是用巾钳夹住外踝向外牵拉，外踝有过度移动，表示胫腓下联合分离，且不稳定，因此必须固定胫腓下联合。

（4）胫腓下联合后韧带损伤的病例：多数胫骨后唇发生撕脱骨折。胫骨后唇骨片与距骨仅有关节囊相连，而腓骨与胫骨后唇有胫腓下联合后韧带牢固地连接。腓骨外踝良好的复位，胫骨后唇也随之自动复位。但如果后唇骨片大于关节面的 1/3，经闭合复位又失败的，则必须切开整复并做内固定，手术时要在腓骨固定前先固定胫骨后唇。

（5）腓骨远端长螺旋形骨折的治疗

①骨片间压缩固定：骨折线长度是骨直径的 2 倍时，可以单用螺丝钉固定，一般使用 2 ~ 3 枚粗纹螺丝钉，收紧螺丝钉时，骨折片之间能产生压力。若采用皮质骨螺丝钉固定时，用螺丝钉远端仍能抓住另一骨折片，在两骨折片间同样可产生压缩力。固定时螺丝钉与骨折面垂直，可以产生最大的骨折间压力，但纵向稳定性不足，骨折片可纵向移位，因此可用另 1 枚螺丝钉垂直于骨的长轴，以抵消骨片间纵向移位。如要用 1 枚螺丝钉固定，在骨片间保持压力的同时，又要防止骨片纵向移位，则螺丝钉固定的方向，应在垂直骨折面与垂直长轴的 2 个方向之间。

②骨折片间压缩和非压缩钛板：如果术后不用外固定，按骨片间压缩固定方法用螺丝钉固定后，附加 5 ~ 6 孔的非压缩钛板，以起到支持作用，消除骨片间扭转应力，保护骨片间的固定。这时钛板称为中和钛板，也可用 1/3 管型钛板固定。

③钛缆固定：指钛缆环扎固定。暴露到骨折端足以复位。钛缆在骨膜外穿过，于骨折线的范围将腓骨扎紧（图 5-16）。但骨折线长度至少是该骨直径的 2 倍才能应用钛缆环扎。钛缆环扎可用 1 ~ 3 根。此方法固定强度大于螺丝钉固定，且手术时软组织解剖少，钛缆环扎同时可和髓内针固定联合应用。

（6）内踝骨折固定

①粗螺纹螺丝钉固定：直视下复位，特别要注意在关节内侧角。用巾钳暂时固定后自内踝尖向骨折线钻孔，螺丝钉也不必穿过胫骨对侧皮质。但是若胫骨骨质疏松时，应固定到对侧皮质。为了使断端间产生压力，为了防止内踝旋转，可采用 2 枚平行螺丝钉固定（图 5-17）。假使骨片较小，则可用 1 枚粗螺纹钉，另 1 枚用较细的螺丝钉或克氏钢针。螺丝钉的方向非常重要，切忌进入关节腔或螺丝钉穿出胫骨后面骨皮质损伤胫后血管神经。

②“8”字形张力带固定：如果内踝骨折片较小或者骨折部骨质疏松，则用 2 根平行克氏针维持骨片复位。在距离骨折线近侧 1cm 的胫骨钻孔，直径为 2mm，钢丝穿过该孔，两端在骨折线外面及内踝表面交叉，然后绕过克氏针深面，将两端钢丝扭紧，使两骨片间产生压缩力。

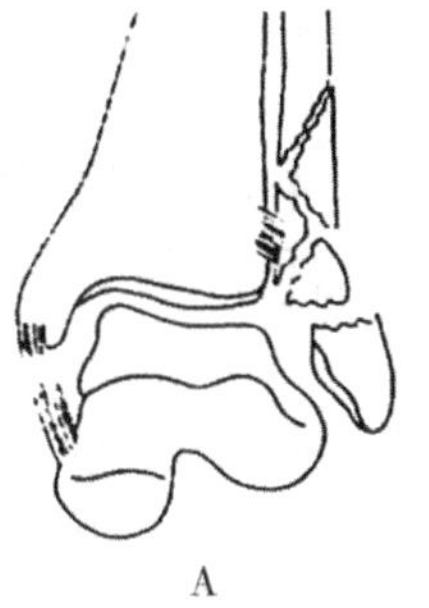

图 5-16　内翻外旋骨折Ⅳ度，距骨向后外脱位的治疗示意

A．损伤示意图；B．切开复位、钛丝环扎固定腓骨远端＋髓内钉固定

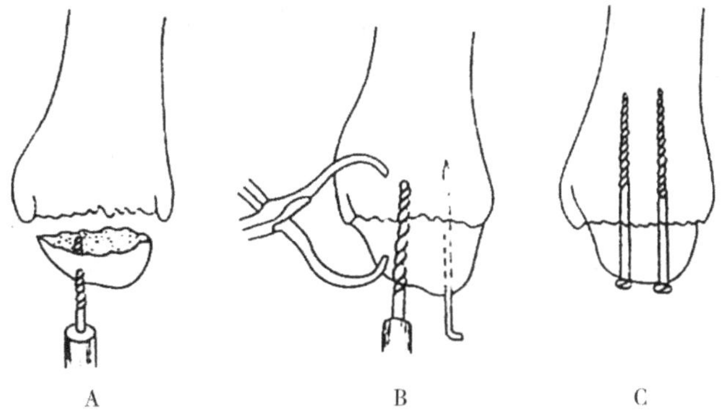

图 5-17　内踝骨折螺钉固定示意

A．钻孔；B．固定；C．拉力螺钉固定

二、旋前（外翻）外旋损伤

（一）分类

Ⅰ度　足在外翻（旋前）位置，三角韧带处于紧张状态，同时因距骨外旋，三角韧带遭受牵拉的力增加，导致三角韧带撕裂或内踝撕脱骨折（Ⅰ度）。

Ⅱ度　伤力继续作用，则同时可引起胫腓下联合的前韧带、骨间膜和骨间韧带撕裂，胫腓骨下端分离（图 5-18）。损伤时腓骨向外移位。若伤力到此停止作用，腓骨即能回复到正常解剖位。

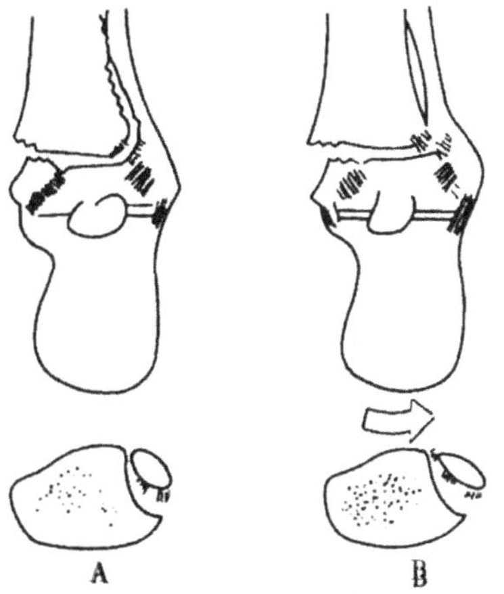

图 5-18　Ⅱ度旋前（外翻）外旋损伤示意

A．旋前外旋损伤；B．旋前外展损伤，胫腓下联合前、后韧带均撕裂

Ⅲ度　如果伤力仍继续，则距骨可进一步外旋，腓骨按其纵轴旋转，腓骨在胫腓下联合近侧产生螺旋形骨折（Ⅲ度），骨折发生在距外踝尖端 8 ~ 9cm 处，骨间膜也向上撕裂至该处。腓骨和距骨向后移位，因此骨折的腓骨呈向前成角畸形。

Ⅳ度　持续的伤力，使足继续外旋和向外移位，距骨撞击胫骨后外角，同时胫腓下关节后韧带受到牵拉，张力可增加，直到胫腓下关节后韧带撕裂或胫骨后唇骨折。

（二）诊断时注意点

1. 区别旋前外旋损伤及旋前外展损伤　前者占踝关节损伤的 7% ~ 19%。外翻（旋前）外旋损伤为胫腓下联合前韧带及骨间膜撕裂，而外翻（旋前）外展损伤则伴有胫腓下联合后韧带损伤（图 5-18）。

2. Ⅱ度损伤　占外翻外旋损伤的 60%。在Ⅱ度损伤的患者中，当伤力停止作用后，外踝及距骨即恢复到原位，X 线片上不能显示Ⅱ度损伤。因此临床上胫腓下联合肿胀存在时，需在外翻应力下摄片，即可显示踝关节内侧间隙增宽和胫腓下联合分离。

3. Ⅲ度损伤　占外翻外旋损伤的 20% ~ 25%。腓骨有螺旋形或斜形骨折，骨折线多在胫腓下联合的近侧，当腓骨较近侧骨折伴有内踝损伤，应怀疑Ⅲ度外翻外旋损伤。因此当发现有内踝损伤时，要检查整个小腿。

4. Ⅳ度损伤　占外翻外旋损伤的 14%，有些病例的 X 线片上移位不明显，诊断的关键是胫骨后唇骨折。如果外翻外旋型骨折伴有胫骨后唇骨折，即是Ⅳ度损伤。表示踝关节板度不稳定。临床上对踝关节损伤严重性往往估计过低，因此对单纯腓骨骨折，应仔细检查踝关节内侧及胫腓下联合，怀疑有三角韧带及胫腓下联合损伤者，需做应力摄片，如果踝穴增宽，胫腓下联合分离，即表示踝关节严重损伤，踝关节不稳定。

（三）治疗

1. 闭合复位　麻醉下膝关节屈曲 90°，以便腓肠肌松弛。方法类似内翻外旋型损伤的治疗，只是旋转方向不同。首先使足外翻，分离骨折面，跖屈纵向牵引，恢复腓骨长度和胫骨后唇向近侧移位，然后患足牵向前，纠正距骨向后半脱位，纠正外踝和胫骨后唇移位。内旋患足，纠正距骨和腓骨的外旋，最后将患足内翻背屈，石膏固定。患足后部分也应在内翻位，防止距骨向外移位和倾斜。短斜形骨折比长斜形骨折复位容易，维持复位也相对容易。复位后为了防止石膏固定后小腿的旋转，石膏应微屈并超过膝关节，3 周后更换小腿石膏。

2. 切开复位和内固定　手术方法如下。

（1）治疗前要区别是旋前外旋型还是旋后外旋型损伤，在对旋前外旋型损伤进行手术时，应同时显露踝关节的内、外侧，在内侧的内踝骨折部位，清除嵌入间隙内的软组织，如三角韧带断裂，应将缝线贯穿两端，但暂不能结扎拉紧，待外侧固定后，再拉紧内侧缝线并结扎。对内踝骨折，也可以先处理外侧的骨折，并固定后再选用妥当的方法做内踝固定。

（2）外踝或腓骨的治疗：是治疗踝关节损伤中的关键。短斜形骨折可用髓内钉固定。外踝有向外呈 15° 的弧度，故不能用逆行插钉方法，应先在外踝外侧钻 1 个 15° 的通道，将固定腓骨的髓内钉远端弯成约 15° 的弧度，然后插入腓骨远端，至髓内针尖端触及腓骨对侧皮质后，旋转髓内针避开对侧皮质，继续插入髓内针直至跨过骨折面。长斜形骨折可用 2 ~ 3 枚螺丝钉固定，或用钢丝环扎固定。短斜形骨折也可用钛板螺丝钉固定。

（3）胫腓下联合分离的治疗

①腓骨远端 1/2 处骨折，经正确复位和牢固地固定后，胫腓下联合即能正确地复位。

②在腓骨固定及胫腓下联合复位后，应在直视下试验胫腓下联合的稳定性，如不稳定，应考虑做胫腓下关节固定术。

③当骨折在腓骨近 1/2 时，因胫腓下联合韧带、骨间韧带及骨间膜广泛损伤，腓骨即使固定后，胫腓下联合仍极不稳定。在Ⅳ度的外翻外旋损伤中，胫腓下联合韧带完全撕裂，腓骨固定后，有时胫腓下联合仍存在明显活动，常要考虑用螺丝钉固定胫腓下联合。且不应早期活动，以防止螺丝钉断裂。

④内踝骨折，切开复位后内固定方法同内翻外旋骨折，一般使用粗螺丝钉固定，骨片较小或骨质疏

松用“8”字形张力带钢丝固定。

四、旋前（外翻）外展损伤

（一）分类

1. Ⅰ度　当足外翻时三角韧带紧张，继而造成三角韧带撕裂或内踝撕脱骨折，即为Ⅰ度损伤。

2. Ⅱ度　如伤力继续外展，距骨可向外推挤腓骨，胫腓下联合前韧带及后韧带撕裂即为Ⅱ度损伤。

3. Ⅲ度　如果外展伤力仍起作用，腓骨骨折，骨折线在踝关节近侧 0.5 ~ 1cm 处，骨折线呈斜形或短斜形，外侧伴有 1 块三角形骨片（图 5-19）。由于骨间韧带及骨间膜完整，近端腓骨与胫骨保持正常解剖关系。

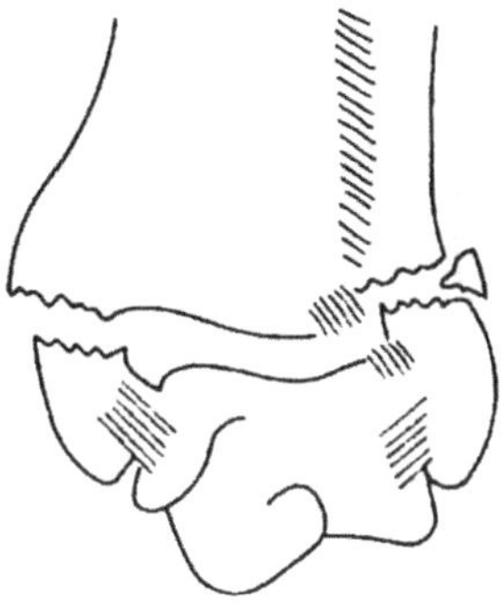

图 5-19　外翻外展型损伤Ⅲ度，骨折线外侧有一个三角形骨片示意

（二）诊断注意点

1. 外翻外展型损伤　占踝关节损伤的 5% ~ 21%。Ⅱ度损伤的外翻外展损伤与外翻外旋Ⅱ度损伤程度不尽相同。前者胫腓下联合前韧带及后韧带均损伤，而后者仅为胫腓下联合前韧带损伤，骨间韧带和部分骨间膜损伤。但是在临床上，这两种损伤类型的Ⅱ度损伤难以区别。

2. Ⅲ度外翻外展损伤　主要特征是外踝具有横形骨折线，腓骨外侧皮质粉碎，有三角形小骨片，骨折线可以恰巧在胫腓骨关节平面或在其近侧或在胫腓下联合的近侧。

3. 腓骨骨折部位与胫腓下联合的关系　腓骨骨折部位与胫腓下联合的关系很重要，代表胫腓下联合损伤范围。现将腓骨按骨折平面分 3 类。

（1）外踝骨折位于胫骨关节面：当腓骨骨折在胫骨关节面或在其上，可推测骨间膜完整，或大部分骨间膜完整，因此胫腓下联合未完全破裂。治疗时应使外踝完全复位，为胫腓下联合前韧带和后韧带愈合创造条件。

（2）腓骨骨折：发生在胫腓下联合近侧 6cm 或更近的腓骨，骨间韧带及部分骨间膜破坏，胫腓下联合可分离（图 5-20）。因此当腓骨骨折满意固定后，胫腓骨之间，仅有近侧骨间膜维持，胫腓下联合仍有明显活动。如腓骨复位固定后，仍不能保持胫腓下联合复位，则需要暂时用螺丝钉横形固定胫腓下联合。

（3）腓骨骨折位于上述两类之间：外翻外展骨折在踝关节平面与近侧 6cm 之间，胫腓下联合因骨折平面高低而损伤程度不同，一般在手术时才能明确。腓骨固定后，如不能确定胫腓下联合的稳定性，可用巾钳向外牵拉外踝来测定。对于这类患者，不一定要固定胫腓下联合，其固定指征视腓骨骨折平面而定。

4. 外旋和外展联合伤力造成的损伤　如果伤足外旋同时外展，产生下部骨折发生在胫腓下韧带近侧，联合损伤的病理类似外翻外旋损伤Ⅳ度，因此时韧带完全撕裂。

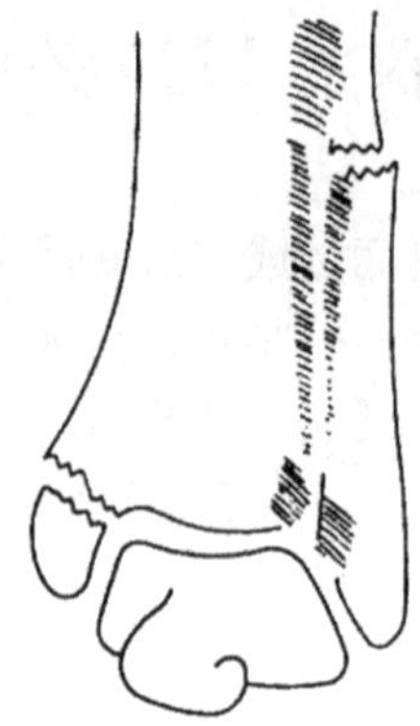

图 5-20　旋前外展骨折，胫腓下联合前、后韧带以及骨间韧带、部分骨间膜破裂示意

（三）治疗

复位时，与骨折移位相反方向使用压力，术者一手将胫骨远端推向外，另一手将患足推向内，同时使足跟内翻，小腿石膏固定。但复位常失败，故应考虑手术复位。根据腓骨骨折情况，选用钢板螺丝钉、半管型钢板螺丝钉、髓内钉、螺丝钉等。内踝骨折一般使用粗纹螺丝钉固定或“8”字形张力带钢丝固定。胫腓下联合是否固定，取决于腓骨固定后，胫腓下联合的稳定性。

第三节　胫骨远端关节面骨折

一、胫骨后唇骨折

（一）概述

胫骨后唇骨折可以发生在任何类型的踝关节损伤，极少单独发生。胫骨后唇若有较大的骨片，则损害关节负重面，影响踝关节稳定性。

（二）诊断时注意事项

后唇骨折常同时伴有踝关节的其他损伤，仅 0.8% ～ 2.5% 是单纯的后唇骨折。如果诊断胫骨后唇骨折而未发现内踝或外踝损伤，应注意伴随的软组织损伤，如胫腓下联合前韧带撕裂及三角韧带损伤，并检查腓骨近端是否有骨折。

（三）治疗

未涉及关节负重面、不影响关节稳定性时，一般在腓骨骨折复位时，胫骨后唇小骨片随之同时复位。因此对该类型的后唇骨折的治疗方法，取决于其他组织的创伤。但累及关节面者，骨折片向上移位，骨片包括胫骨关节面 25% ～ 35% 时，应做切开复位并内固定。

1. 手术进路　若腓骨无骨折时，可做后外侧纵形切口，长约 10cm。

2. 骨折复位及固定　注意不可剥离骨片的韧带附着点，借用骨膜剥离器使骨片复位。先插入 2 枚克氏针做暂时固定，并透视或摄片确定骨片复位后，再用 2 枚螺丝钉固定（图 5-21）。因胫骨后唇甚易碎裂，在旋螺丝钉时应用缓慢动作旋紧，或在螺丝钉固定部位放置垫圈，以增加固定作用。伴腓骨干骨折时胫骨后唇的手术治疗：

（1）如果伴有腓骨干骨折，经后路暴露腓骨，分离远端腓骨片后，先将后唇骨折片复位及固定，然后做腓骨复位，并用 1/3 管型钢板及皮质骨螺丝钉固定，必要时稳定胫腓下联合。

（2）当腓骨严重粉碎性骨折，且位于胫腓下联合处，其后胫腓下联合会自行融合。因此，手术时去除胫骨的腓骨切迹的皮质，将腓骨置于其内，并用螺丝钉固定胫腓下联合。

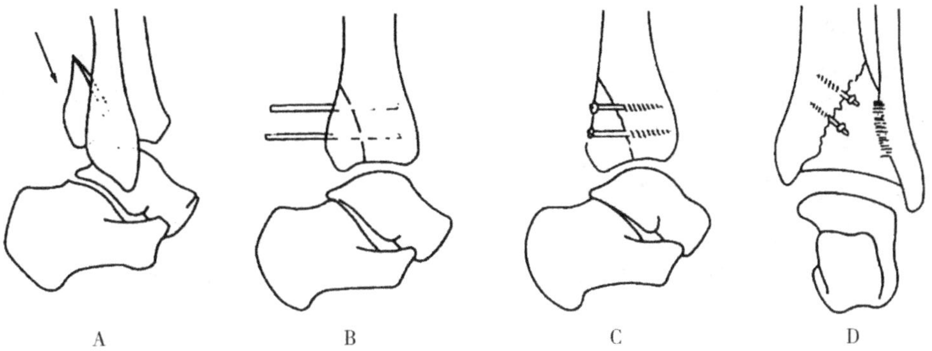

图 5-21　胫骨后唇骨折螺钉内固定示意

A．骨片复位；B．克氏钉固定；C．螺钉固定；D．术后后方观

二、胫骨前唇骨折

（一）概况

胫骨前唇很少产生撕脱骨折，而常见是压缩损伤，骨片被挤入近端骨质。偶然胫骨前唇在其额状面产生剪切骨折。前唇骨折片有时很大，可包括内踝和部分胫骨关节面，常被距骨推向前上，并可伴内踝骨折。

（二）治疗

复位时要患足跖屈。但因前关节囊附着点甚薄弱，不能将移位的骨片拉向下，因此需切开复位内固定。可经前内侧切口，直视下复位，用“U”形钉或骨折片间以加压螺丝钉（粗纹螺丝钉）固定（图 5-22）。胫骨前唇粉碎性骨折比单纯前唇骨折多见，且常包含相当部分负重面，最确切的方法是闭合复位，双钉及石膏固定，即在胫骨近端和跟骨各穿入斯氏钉，牵引复位后立即石膏固定，将 2 根斯氏钉包在石膏筒内，一般固定 6 周，拔除斯氏钉，改用小腿石膏固定，继续维持 4 周。

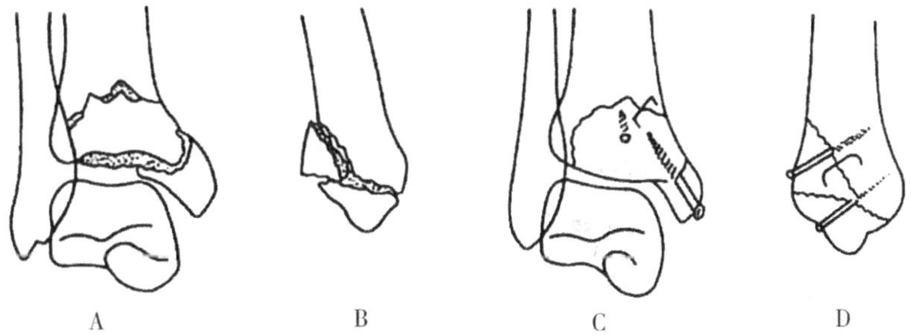

图 5-22　胫臂前唇骨折螺钉固定示意

A、B．术前正侧位观；C、D．术后正侧位观

三、爆裂骨折（垂直压缩骨折）

（一）概况

高速纵向压力，造成胫骨下关节面粉碎性骨折，以及胫骨远端粉碎性骨折，骨折片向四周爆裂。但该处四周仅由皮肤包围，不能提供骨片向四周移位的空间，皮肤必然受到很大张力，形成水疱，甚至皮肤破裂，骨片尖端可刺破皮肤。虽然是由内向外的开放骨折，不同于由外向内伤力造成的开放骨折，但决不能忽视感染的危险性。在许多病例远端腓骨遭受弯曲或扭转伤力而骨折，且明显移位，肢体缩短。

（二）治疗

按损伤后皮肤条件，骨折范围和其他部位损伤，选择下列方法中的一种：

（1）闭合复位后石膏固定。

（2）切开复位内固定。

（3）经皮穿针固定。

（4）骨骼牵引（即跟骨牵引）。

（5）双针结合石膏固定。

（6）外固定支架。

（7）用针穿过跟骨、踝关节及胫骨的内固定方法。

治疗时需注意以下几点：

（1）如果局部无水疱、无破损、闭合复位又失败，骨片虽属粉碎，但还能用螺丝钉固定的，应切开复位并内固定。要注意恢复胫骨负重面的解剖关系，并用多根克氏针固定，以维持复位。在术中需经X线片检查，观察复位情况。若复位满意，碎骨片间的空隙，可用髂骨松质骨填塞，并用螺丝钉固定。伤口内置硅胶管做持续吸引，最后石膏固定，全身应用广谱抗生素。

（2）如果皮肤挫伤、破损、水疱或裂口存在，首先应严格清创，修剪皮肤后缝合，并立即在静脉内使用抗生素。此时，可在跟骨及胫骨近端穿入斯氏钉，安放纠正器。然后牵开骨折端，使骨折面复位。摄片检查，若复位满意即可用大腿石膏固定，两根斯氏钉固定在石膏内。6周后去除斯氏钉，改用小腿石膏固定。并继续固定4周。此方法也适用于无明显皮肤损伤，但骨片粉碎严重，不能应用内固定的患者。

（3）在诊断爆裂骨折时，必须注意关节以上的骨折（即胫骨远端骨片）。主要骨折线位于关节面近侧，但骨折线可累及胫骨下关节面。也可因关节面近端骨折片移位，虽然骨折未侵及胫骨关节面，仍可发生胫骨关节面倾斜，从而影响踝关节。胫骨远端骨折，通常伴腓骨骨折，所以肢体常有缩短畸形。治疗时，首先应恢复腓骨长度，并作切开复位内固定。如系开放性骨折，或严重粉碎性骨折，则可用外固定支架治疗，以维持胫骨长度及距胫关节面水平。此方法便于术后换药，又能保持骨折固定。6周后改用大腿石膏固定，直至骨折愈合。

（4）有些胫骨远端骨折或爆炸骨折，虽经积极治疗，仍不能保持关节面的整齐，则会产生损伤性关节炎，导致后期疼痛，则可做踝关节融合术，这对下肢功能影响并不大。

（5）有些胫腓骨远端粉碎性开放性骨折，极度不稳定，经清创后尚能勉强缝合皮肤。由于骨折呈粉碎状，踝关节面又倾斜，不宜用钛板螺丝钉固定胫骨，但可采用钛板在腓骨上固定，对胫骨则可用1枚螺丝钉固定远侧胫腓骨，保持胫骨远端关节面水平位，然后用钛板和2枚螺丝钉固定腓骨近侧，钛板远端再用1枚螺丝钉同时固定钛板、腓骨及胫骨。这样腓骨的近侧远端均有2枚螺丝钉固定，而胫腓骨远端间也有2枚螺丝钉固定，因此能较好地固定胫腓骨。最后石膏固定，即使剖开石膏更换伤口敷料，也不至于发生骨折移位。

第四节　踝关节陈旧性骨折治疗

踝关节骨折脱位，超过3周以上的，属于陈旧性损伤。因此时已失去了闭合复位的最佳时间，手术切开复位是唯一可行的途径。

一、陈旧性踝关节骨折或骨折脱位

（一）手术指征

损伤超过3周，但关节软骨无明显破坏者，均可做切开复位。

（二）手术方法

双踝骨折可采用内侧和外侧切口，分离骨折线及切除骨断端间的瘢痕组织，同时需清除踝关节内的瘢痕组织，这时即能直视下复位。首先固定外踝，距骨及内踝移位也往往随之纠正。外踝及内踝分别用螺丝钉固定。当然也可用张力带钢丝固定。

陈旧性三踝骨折（内翻外旋骨折）关键在于恢复胫腓联合的解剖关系，外踝也必须尽力解剖复位。对伴有胫骨后唇骨折者，宜采取后外侧手术进路。此切口特别适宜用于胫骨后唇的后外部分骨折。若是伴内踝骨折，则另做不同的切口。术中：暴露内踝、胫骨后唇骨片及外踝骨片后，切除各骨折断间及胫腓下联合间瘢痕组织，清楚地显示胫骨的腓骨切迹。切除距骨体与胫骨下关节面间的瘢痕，以便恢复容纳距骨体的踝穴。在新发的三踝骨折中，首先固定胫骨后唇骨折。在陈旧性损伤中，胫骨后唇骨片的胫腓后韧带与外踝相连，外踝未复位前，胫骨后唇无从复位。先将外踝置于胫骨的腓骨切迹内，用钢板螺丝钉先固定腓骨，由于腓骨受周围挛缩软组织的牵拉，此时胫腓下联合必须仍分离。因此用螺丝钉固定胫腓下联合成为陈旧性踝关节脱位手术中的重要步骤。用 2 枚螺丝钉固定胫腓下联合，再复位固定胫骨后唇就比较容易。胫骨后唇骨片与距骨间存在瘢痕，妨碍骨片复位，常需将瘢痕切除。

外翻外旋型陈旧性损伤：内侧为内踝骨折或三角韧带断裂，外侧为腓骨中下 1/3 骨折、胫腓下联合分离、腓骨骨折线以下骨间膜破裂。

经内侧和外侧进路，在内侧暴露内踝骨折，外侧暴露腓骨干及胫腓联合。切除骨端和瘢痕，显露胫骨远端的腓骨切迹，然后将腓骨用钢板螺丝钉固定，胫腓下联合也用螺丝钉固定，即将外踝及腓骨远端固定于胫骨的腓骨切迹内。此时距骨及内踝即已复位，内踝即可用螺丝钉固定。固定内踝时，踝关节置于 90°位，固定胫腓下联合时，踝背屈 20°位，防止下联合狭窄及踝穴缩小。

若内踝无骨折，而踝关节内侧间隙增宽大于 3mm，则在做钢板螺丝钉固定腓骨及胫腓下联合前，要先切除内踝与距骨关节面间的瘢痕，避免距骨难以复位。同时探查三角韧带深层。如发现三角韧带断裂，应先缝合三角韧带，但陈旧性损伤病例，其三角韧带的断端常挛缩，通常不能直接修补，需要用胫后肌腱替代。

内踝及外踝骨折畸形愈合：根据畸形不同，可行外踝斜形截骨，纠正外踝与距骨向外脱位。用 2 枚克氏针暂行固定胫骨和腓骨。切除距骨与内踝间瘢痕酌情内踝截骨，同时修补三角韧带。然后固定内踝及外踝。如果胫腓下联合不稳定，则螺丝钉经外踝穿过胫腓下联合至胫骨，以固定胫腓联合。

内踝骨折不连接：如果内踝假关节伴有疼痛和压痛，则需手术治疗。在伴有外踝骨折时，则应先固定外踝。如果内踝骨折骨片较大，可以修整两骨面，去除硬化骨，螺丝钉固定即可。植骨有利于内踝的愈合。考虑到内踝部位皮肤及软组织紧张，植骨片绝对不应置于骨折的表面，而用骨栓植入骨皮质深面。

二、踝关节融合术（图 5-23）

（一）腓骨截骨融合术

采用经腓骨切口。切除胫骨及距骨软骨，切除胫骨外侧皮质骨及距骨外侧面，切除腓骨远端的内侧面，然后切取腓骨置于踝关节外侧，胫腓骨间两枚螺丝钉固定，外踝与距骨用 1 枚螺丝钉固定。

（二）腓骨截骨加压融合术

位于胫腓下联合前纵形切口，切开皮下组织及深筋膜，游离腓浅神经的外侧支。切断并结扎腓动脉穿支。距外踝尖端 6cm 处切断腓骨。游离腓骨软组织附着，自近侧向远侧，腓骨远端内侧皮质及外踝关节面切除，切除胫骨远端关节面，切除距骨的关节面，用粗纹螺丝钉固定胫距关节。然后切除距骨外侧关节面及胫骨的腓骨切迹，远端腓骨复位后用螺丝钉固定胫腓骨，另 1 枚螺丝钉固定外踝及距骨，此融合术方法简便，融合接触面广，骨片间有一定压力，有利骨愈合。

（三）前滑槽植骨踝关节融合术

采用踝关节前路，暴露关节囊，进入踝关节。自胫骨远端前面，截取 2cm × 6cm 长方形骨片。切除胫骨与距骨间软骨，同时纠正踝关节畸形，用粗克氏钢针或斯氏钉暂时固定踝关节，然后于距骨颈及体部位开槽，以接纳胫骨骨块。将胫骨片下端插入距骨槽内，近端骨片嵌于胫骨槽内。骨块与胫骨和距骨分别用螺丝钉固定。自胫骨槽内取松质骨，填塞在踝关节前间隙，缝合伤口，石膏固定。

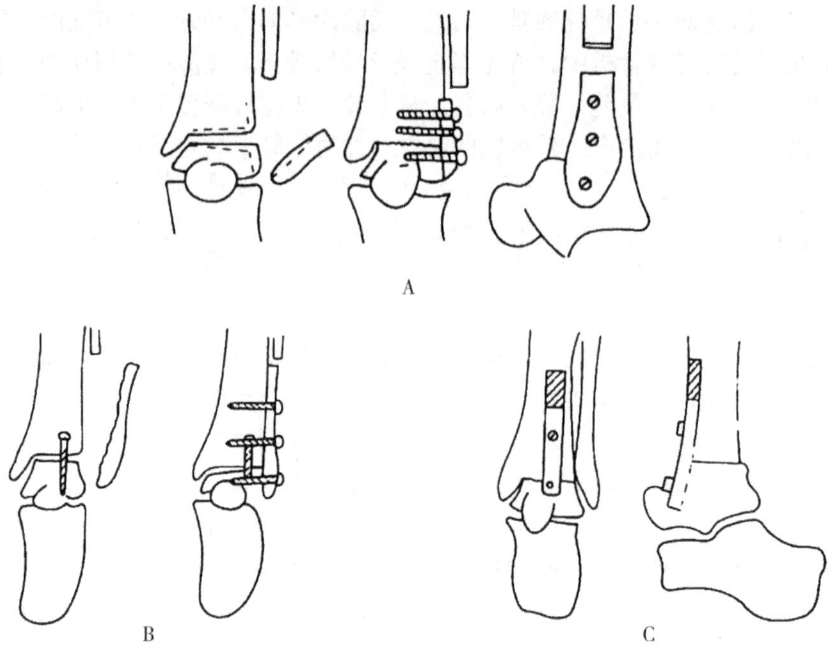

图 5-23　踝关节融合术常用术式举例示意

A. 腓骨截骨融合术；B. 腓骨截骨加压融合术；C. 前滑槽植骨踝关节融合术

三、踝关节成形术

（一）手术指征

（1）踝关节骨关节炎关节周围韧带完整，距骨无明显内翻或外翻畸形。

（2）类风湿踝关节炎未长期用激素，无明显骨破坏。

（二）禁忌证

（1）踝关节损伤性关节炎伴韧带损伤，距骨有 20° 以上内外翻畸形，解剖结构破坏，近期感染等。

（2）类风湿踝关节炎，经长期激素治疗，明显骨破坏。

（3）踝关节融合失败。

（4）距骨无菌性坏死。

（三）踝关节手术效果评定标准

（1）轻度或无疼痛。

（2）假体无移动及位置不良。

（3）不需要进一步手术。

（四）踝关节成形术后步态改变

（1）术后踝关节活动范围可在正常限度内，但是在步行周期中的某些阶段活动模式异常。正常人足着地时，仅足跟先着地，踝关节处中和位。当该足负重结束，足趾离地时，踝关节由背屈转为明显跖屈位。而踝关节假体置换术后，行走开始时整个足着地，即足跟及足趾与地面接触，踝关节处在最大被动的跖屈位，而足趾离地时，踝关节无跖屈或轻度跖屈，因此缺乏推进力。步态的改变与关节稳定性相关，踝关节及足部的疼痛或僵硬无关，与跗中关节疼痛无关。

（2）文献报道认为步态的改变，由于关节囊内接受本体感受的神经遭到破坏。如同小腿三头肌瘫痪，造成踝关节不稳，影响患者步行速度、步距及行走节律。小腿肌力减退后，患者采取 2 个代偿机制。

①对侧踝关节采用不同于正常的踝关节活动模式，而类似置换术侧踝关节活动。

②第二个代偿机制是近侧肌肉发挥更大作用，肌电图示臀大肌、股四头肌和腘绳肌的肌电活动延长。由于小腿三头肌肌力减退，行走时缺乏推进力，而依赖腘绳肌的收缩而屈曲膝关节，便于足趾离地。

导致肢体的向前能力减退，步距、节律和速度等的减退。因此如果近侧关节不能很好代偿的患者，踝关节置换术不能取得满意结果。踝关节异常活动模式可引起后期假体松动。随时间延长，并发症也增加。因此踝关节置换术，目前很少有指征，一般主张做踝关节融合术。

第六章

足踝部畸形的矫形

第一节　足踝部应用解剖

足由 14 块趾骨、5 块跖骨、7 块跗骨和 2 个籽骨构成。各趾骨之间构成趾间关节，跖骨和趾骨近端之间构成跖趾关节，各跖骨基底之间构成跖骨间关节。足部共 41 个关节，占双下肢关节数量的 84%。

足是负重、行走和吸收震荡的结构。有内外两个纵弓和一个横弓，足弓的结构和作用主要依靠足底的韧带、肌肉肌腱和跖腱膜完成。足底跟骨负重约 50%，踇趾和小趾球部联合负重约 50%。

足具有三维的解剖结构、复杂微妙的运动功能。人体在大地上的各种运动与平衡无不关系着足的着地、着力部位。因此，足踝的解剖轴线、生物力学与功能重建等牵涉的问题较髋、膝关节多。

足背的肌腱和肌肉分为两层，浅层自内向外有胫骨前肌腱、踇长伸肌腱、趾长伸肌腱和第 1 ~ 3 腓骨肌腱，深层有踇短伸肌和趾短伸肌。

足的运动包括：足趾的伸直、屈曲、趾的展收。除足趾运动外，足部还有内翻、外翻、内收、外展、旋前、旋后的运动。其中，旋前、旋后运动是足各关节的综合运动，旋前是外翻和外展共同作用的结果，旋后是内翻和内收共同作用的结果。

踝关节（距小腿关节）：踝关节关节由胫腓骨下端和距骨组成，是全身负重最大的关节。在行走和跳跃等活动中，踝关节关节的运动亦非常重要。在踝关节关节康复中，既要考虑到踝关节关节的稳定性以利负重，又要考虑到踝关节关节的灵活性，否则将影响踝关节关节功能的恢复。距小腿关节由胫骨下端内侧向下的骨突形成内踝。胫骨下端后缘突出为后踝。腓骨下端突出为外踝，距骨位于内外后踝组成的踝穴内，有 6 个关节面。其上面距骨滑车与胫骨下端门形关节面相接，两侧关节面与内外距小腿关节面相接。距骨下面分别与距骨和舟状骨关节面对合。关节的关节囊由前、后关节囊组成。前关节囊由胫骨下端前缘至距骨颈，后关节囊由胫骨下端后缘至距骨后结节。前后关节囊较松弛，以利距小腿关节屈伸活动。两侧关节囊由侧副韧带加强，内侧副韧带又称三角韧带。外侧副韧带由距腓前韧带、跟腓韧带和距腓后韧带组成，较内侧副韧带易损伤。

活动踝关节关节的肌肉位于小腿，包括：胫骨前肌，踇长短伸肌，趾长短伸肌，腓骨长短肌，腓肠肌，比目鱼肌（小腿三头肌），胫骨后肌，趾长屈肌以及蹰长屈肌等，共同维护踝关节关节功能。

踝关节的运动：踝关节的功能位，男性 90°，女性 110°。踝关节的中立位为足和小腿成 90° 交角，无内、外翻。踝关节的运动主要是屈伸运动。踝关节的活动范围：背伸幅度为 20° ~ 30°，跖屈幅度为 40° ~ 50°。踝关节矢状面屈伸运动轴（自内踝顶端至外踝顶端）与胫骨纵轴交角约 80°。踝关节背伸时足发生外旋，踝关节跖屈时足发生内旋，旋转角度约 20°。这种运动变化由距骨滑车关节面形状所决定。由于解剖关系，踝关节背伸受伤时易发生骨折，而踝关节跖屈时易发生韧带损伤，尤以内翻状态损伤多见。

踝关节运动与距下关节和足的运动足联合进行的。踝关节背伸时，足呈外翻、外旋状态；踝关节跖屈时，足呈内翻、内旋状态。

第二节　踝关节畸形

一、踝关节创伤性关节炎

（一）概述

踝关节创伤性关节炎是由于踝关节急性损伤或慢性损伤持续存在造成的踝关节软骨损伤及一系列无菌性炎症病理改变而导致的疼痛、肿胀、功能障碍。

（二）病因病理

踝关节创伤性关节炎由踝部扭伤、脱位后韧带损伤修复不善导致关节不稳，骨折造成骨软骨损伤、骨折对位不良、关节承重面倾斜或关节面不平整、应力集中以及踝部过度劳损等原因而致，可形成关节内游离体，反复卡压、关节软骨磨损、软骨下骨变性坏死、囊变或增生，刺激滑膜增生等。

（三）临床诊断

1. 症状及体征

（1）疼痛：疼痛是主要症状，也是导致功能障碍的主要原因。疾病初期病变多表现为关节内软骨的退变，由于软骨无神经，起病时疼痛并不明显。随着疾病的加重，逐渐出现可以忍受的轻微钝痛，疼痛会逐步加剧。持续钝痛，多发生于活动以后，休息可以缓解。随着病情进展，关节活动可因疼痛而受限，甚至发展为休息痛，睡眠时疼痛。

（2）晨僵和黏着感：晨僵提示滑膜炎的存在，但和类风湿关节炎不同，时间比较短暂，一般不超过30min。黏着感指关节静止一段时间后，开始活动时感到僵硬，如黏住一般，稍活动即可缓解。

（3）肿胀：可有反复肿胀，常因关节积液滑膜增生所致。

（4）其他症状：随着病情进展，可出现关节挛曲、不稳定、休息痛、负重时疼痛加重。由于关节表面吻合性差、肌肉痉挛和收缩、关节囊收缩以及骨刺等引起机械性闭锁，可发生功能障碍。

2. 辅助检查

（1）X线检查：可见踝部力线异常、骨赘、关节面不平、关节间隙变窄、软骨下骨骨囊肿、游离体等（图6-1）。

（2）MRI：可见关节内积液，滑膜增生，软骨损害，骨囊肿等。

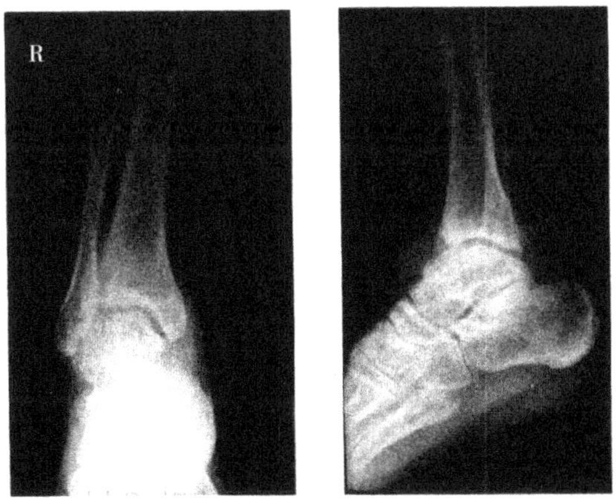

图6-1　创伤性踝关节炎X线正侧位片，显示胫距关节面不光滑，边缘骨赘形成

（四）治疗

1. 非手术治疗

（1）物理治疗：非药物治疗内容很多，包括患者的健康教育、自我训练、减肥、有氧操、关节活动度训练、肌力训练、助行工具的使用、职业治疗及关节保护、日常生活的辅助设施等。

（2）药物治疗：包括非甾体类抗炎药，中药等。

（3）关节内注射治疗：常用药物为透明质酸制剂和糖皮质激素。透明质酸制剂作用机制主要是抑制炎症介质，如细胞激动素和前列腺素；刺激软骨基质的合成并抑制软骨降解；但止痛作用出现较慢。糖皮质激素止痛效果出现快，但多次注射有损伤关节软骨及增加感染机会的风险。值得注意的是，关节内注射治疗是一种侵袭性操作，要避免医源性关节内感染，对糖皮质激素的应用要慎重。

2. 手术治疗　如果疼痛重，非手术治疗无效，需手术治疗。包括关节镜下清理、软骨移植修复，关节融合治疗或人工踝关节置换术（图 6–2）。

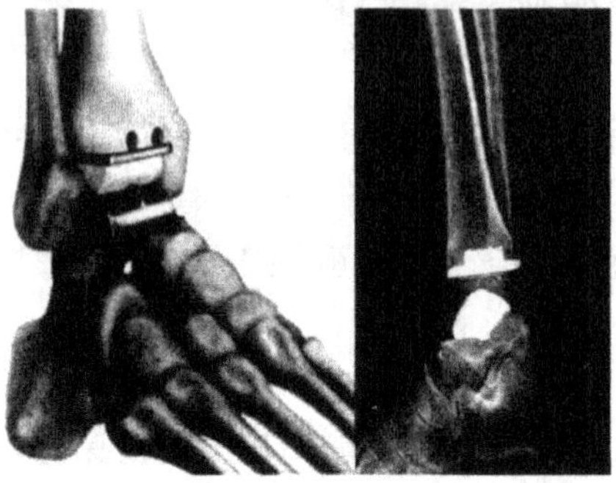

图 6–2　人工距小腿关节示意图及手术后 X 线片

二、创伤性踝关节脱位

（一）概述

踝关节脱位多由于外伤破坏正常胫距关节解剖关系，常常合并骨折及韧带撕裂，无骨折较少见，偶见于关节松弛症患者。

（二）原因病理

1. 踝关节后脱位　由于踝穴前宽后窄，距小腿关节跖屈位时，小腿突然遭受强有力的向前冲击力，踝关节前方韧带较软弱，又无像跟腱一样的肌腱保护，使距骨脱至踝穴的后方。这种后脱位，可合并有一侧或两侧踝骨折，或胫骨后唇骨折（后踝骨折）。极少数的无骨折型脱位，只有韧带撕裂伤。可见内外踝由于距骨被强力脱出，而出现分离现象。

2. 踝关节前脱位　足在强力背伸位时，如自高处坠落、足跟着地，致胫骨下端前唇骨折，距骨向前滑出，形成前脱位。由于这种背伸位受伤的姿势在日常生活中不多见，故此种脱位罕见。

3. 踝关节向上脱位　在压缩性损伤下胫腓关节分离，距骨向上突入胫腓骨间。此类脱位罕见，多伴有胫骨下端粉碎性骨折及腓骨骨折。

（三）临床诊断

1. 症状及体征　受伤后踝部即出现疼痛、肿胀、畸形和触痛。后脱位者胫腓骨下端在皮下突出明显，并可触及，胫骨前缘至足跟的距离增大，前足变短；前脱位者距骨体位于前踝皮下，距小腿关节背屈受限。

2. 辅助检查

（1）X 线检查：可见胫距关节失去正常解剖关系，并确定脱位类型（图 6–3）。

（2）CT：可显示 X 线较难发现的骨折。

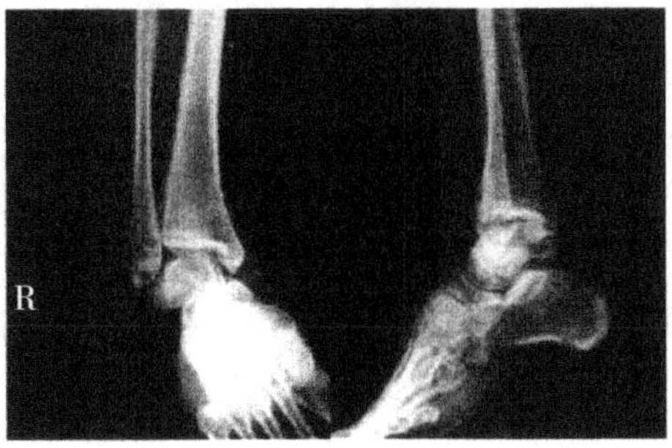

图 6-3　踝关节创伤性半脱位 X 线片所见

（四）治疗

1. 踝关节后脱位的治疗　应立即在腰麻或硬脊膜外麻醉下复位。复位方法是先屈曲膝关节，再行足跖屈牵引，当距骨进入踝穴后，即背伸距小腿关节，并用长腿石膏固定 5 周。合并有严重骨折按距小腿关节骨折处理。

2. 踝关节前脱位的治疗　伤后立即在麻醉下复位，屈膝关节、足背伸，进行牵引，当距骨与胫骨前下唇解脱，即推距骨向下向后复位。复位后，用长腿石膏固定足在跖屈位 3 周，后更换足踝背伸位石膏再固定 2 ~ 3 周。若有严重骨折，固定时间共需 8 ~ 12 周。

3. 踝关节向上脱位的治疗　要在良好麻醉下牵引复位。复位时膝屈曲，自大腿向上反牵引，握持足向下牵引，当距骨向下至踝穴时，胫腓骨便可复位对合。此时跖屈，背伸踝关节，以矫正踝关节前、后方移位。上短腿石膏，足在微背伸位，内、外踝要用力挤压使之对位。石膏在 2 周时更换，避免肿胀消失后石膏的相对松弛。若伤处软组织肿胀剧烈，复位失败或甚感困难者，可予手术开放复位。手术中对距骨体不需要做内固定，但周围韧带撕裂、断裂伤者必须修补；合并有踝部骨折者，骨折复位后需行相应可靠内固定。

手法复位大多可获成功，复位后固定患足于功能位。踝关节脱位复位后，踝部骨折通常亦同时复位，但若拍片显示踝关节骨折复位不理想时，可行开放性复位及内固定（图 6–4）。

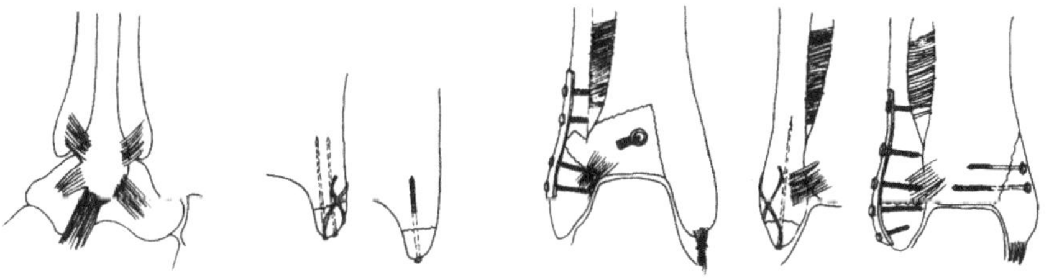

图 6-4　外踝周围韧带及踝关节骨折内固定方法

1. 外踝及周围韧带；
2. 内踝骨折应用加压螺钉张力钢丝内固定；
3. 外踝及后踝骨折钢板及螺钉内固定；
4. 外踝骨折钢针与张力带钢丝内固定；5 外踝骨折应用钢板螺钉内固定，内踝骨折用拉力螺丝行内固定。

第三节　足部畸形

一、先天性马蹄内翻足

（一）概述

先天性马蹄内翻足是临床上最常见的先天性足部畸形，据统计，占77%。国外报道其发病率高达1%～3%。不同地区和种族发病率有所不同，中国为0.39%，美国1%。男女比例为3：1，双侧者占40%。

本病有四种不同的畸形因素，即足内翻、踝跖屈、足前部内收和胫骨内旋，不同程度畸形因素导致的畸形有较大差异。根据治疗时的年龄、治疗方法及畸形和僵硬程度，导致的后果亦不同。如能早期适当处理，大多可获满意结果；如不治疗，则可致终身残疾，影响生活和工作。

（二）病因病理

早在公元前4世纪初，Hippocrates对本病已有描述。但病因、病理和发病机制尚未完全弄清，因而使其治疗原则和方法难以统一，疗效有待进一步提高。

1. 病因　原因尚不清楚，有关病因的理论繁多，主要有以下几方面观点。

（1）遗传因素部分病例与遗传有关。先天性马蹄内翻足的遗传学研究结果多支持多基因遗传理论。但哪些基因、何种因素起主要作用，目前尚不清楚。

（2）骨骼异常认为原发病理改变在跗骨，主要是距骨。距骨变形且比正常小，头颈向跖面和内侧旋转。颈体角减小15°～40°，距骨的舟面转向内、跖面。距舟关节呈半脱位，距骨滑车前部脱离踝穴，形成踝距下关节后方及跟腱挛缩纤维化而继发马蹄畸形。跟距关节渐向内倾斜，跟骨内翻，骰骨转向内侧且肥大，跟骰关节面亦向内、跖面旋转，从而导致足内翻畸形及足的内侧软组织挛缩。

（3）神经、肌肉异常有学者认为先天性马蹄内翻足是胎儿早期肌力不平衡的结果，而肌力的改变是有神经异常为基础的。骨骼、关节和软组织挛缩是继发于肌力不平衡的适应性改变。另外，尚有软组织异常学说、血管异常学说、区域性生长紊乱学说、子宫内发育阻滞学说等。

2. 病理　先天性马蹄内翻足的主要畸形组成有：①前足内收内翻；②足跟内翻；③距小腿关节与距下关节跖屈呈马蹄畸形；④有时尚有高弓畸形或胫骨内旋。一般认为，早期病理改变轻，以软组织挛缩为主，足骨和距小腿关节的骨性改变不明显，因而早期处理较易矫正畸形且效果较好。现将骨组织和软组织的病理改变分别简述如下：

（1）骨组织：骨组织的改变包括距骨、舟骨、跟骨、骰骨、楔状骨、跖骨及胫骨等，其累及范围和病变程度可有较大差异。

距骨头颈较正常小，且向内侧和跖侧偏斜，正常距骨头、颈轴线与距骨体长轴的交角为150°～155°，而马蹄内翻足则减少至115°～135°。由于距骨头、颈转向内侧和跖侧，距骨体上方关节面越出踝穴而位于距小腿关节的前方。距舟关节的距骨面偏向内侧和跖侧，距骨的下关节面也向内侧倾斜。

舟骨偏向内侧并旋转，其长轴几乎垂直。距舟关节脱位或半脱，重者舟骨结节可与内踝接触而形成新的关节小面。舟状骨与骰骨及跟骨三者一起在距骨下向内侧和跖侧转移，使跟骨、距骨的正常交叉位置变为平行的上下位置。

（2）软组织：软组织病变可累及足踝部的后内、后外和距下等方向。主要表现为软组织挛缩，也有表现为肌止异常或发育障碍。

（三）临床诊断

1. 症状及体征　由于生后即能看到足部畸形，通常诊断并不困难。先天性马蹄内翻足一般可分为僵硬型（内因型）和松软型（外因型）（图6-5）。

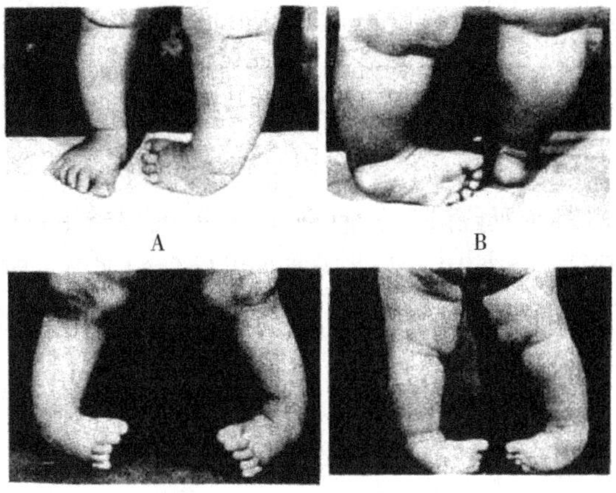

图 6-5　先天性马蹄内翻足畸形

（1）僵硬型：畸形严重。踝与距下关节跖屈畸形明显，距骨跖屈，可从足背侧皮下摸到突出的距骨头。因跟骨后端上翘藏于胫骨下端后侧，足跟似乎变小，乍看似无足跟而呈棒形，故又称棒形足。跟腱挛缩严重。从后方看，跟骨内翻。前足也有内收内翻，舟骨位于足内侧深处，靠近距骨头，骰骨突向足外侧，足内侧凹下，踝内侧和足跟内侧皮纹增多，而足外侧及背侧皮肤拉紧变薄。当被动背伸外翻时呈僵硬固定，此种畸形不易矫正。患儿站立困难，走路推迟，跛行，扶持站立时可见足外侧或足背着地负重。年龄稍长，跛行明显，软组织与关节僵硬，足小，小腿细，肌萎缩明显，但感觉正常。长期负重后足背外侧可出现增厚的滑囊和胼胝，少数发生溃疡。患者常同时有其他畸形。

（2）松软型：畸形较轻，足跟大小接近正常，踝及足背外侧有轻度皮肤皱褶，小腿肌肉萎缩变细不明显。最大的特点是在被动背伸外翻时可以矫正其马蹄内翻畸形，能使患足达到或接近中立位。此型畸形较松软，容易矫正，疗效易巩固，不易复发，预后好。该型属于宫内位置异常所致。

2. 影像学检查　对于判断马蹄内翻足畸形程度和对治疗疗效的客观评价，X 线摄片是不可缺少的。正常新生儿足部 X 线片可见跟骨、距骨和骰骨的骨化中心。马蹄内翻足的患儿足部诸骨的骨化中心出现较晚。舟骨在 3 岁后方才出现。出生后跖骨干骨化良好。

X 线检查应常规包括足前后位和高度背伸位的侧位片。单侧畸形要投照健侧以作对比。投照时最好取负重体位。侧位要以足中部为投照中心。前后位，球管应与足跖面成 45°。正常足的正位片上，距骨长轴的延长线经舟骨和楔骨达第 1 跖骨，而跟骨长轴延长线达第 4 跖骨，两线相交成 20°~ 40°（跟距角）；侧位片的距骨长轴与跟骨长轴相交成 35°~ 50°（跟距角）。马蹄内翻足的正位 X 线片示跟骨和距骨相叠，且均朝向第 5 跖骨，其跟距角缩小或消失，3 岁后舟骨骨化，可见舟骨向内侧移位；侧位片示跟距角 <35°，一般为 20°或更小（图 6-6）。正位和侧位的跟距角数值之和为距跟指数。

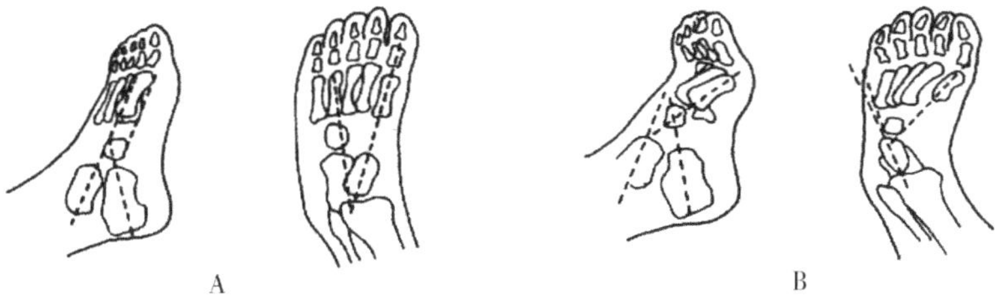

图 6-6　足部 X 线片正侧位跟距角

A. 正常足；B. 先天性马蹄内翻足

（四）治疗

治疗原则：先天性马蹄内翻足的治疗越早越好，应在出生后即开始进行。本病的治疗目标是早期完全矫正畸形并维持矫正至生长停止。治疗的方法包括非手术治疗和手术治疗。

1. 非手术疗法传统的非手术治疗，对婴儿的患足畸形采用多次重复手法矫正，胶布、石膏或夹板固定。据文献报道，非手术治疗矫正畸形的成功率为 15% ~ 80%，许多学者报道成功率 <50%。非手术治疗要取得较好的疗效，应遵守下列 3 个原则。

（1）手法矫正顺序：应先矫正前足内收内翻，然后矫正足跟内翻，最后矫正马蹄畸形。否则距舟关节和跟骰关节未恢复正常，此时矫正马蹄畸形，使仍处于脱位状态的距舟和跟骰关节交锁在一起，马蹄畸形不能矫正。若用暴力则会形成“摇椅底足”，形成难以处理的困境，应绝对避免。当前足内收内翻、足跟内翻纠正后，手法矫正马蹄畸形有困难者，宜行皮下跟腱切断，以助矫正畸形，然后再上石膏固定（图 6-7）。

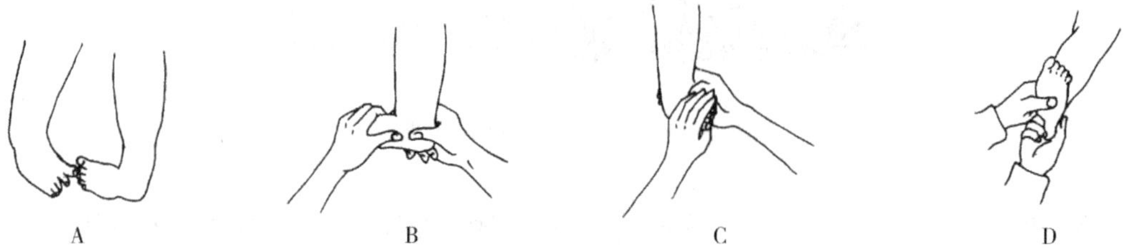

图 6-7　手法纠正先天性马蹄内翻足

A. 畸形；B. 右手握住足后部，以右拇指为支点按摩，纠正足前部内收内翻；C. 纠正足内翻内收畸形；D. 最后纠正跖屈畸形并保持足外翻及背屈位置

（2）可靠外固定：手法矫正畸形后应有可靠的外固定。胶布固定不如石膏固定可靠。石膏固定范围应自足趾到腹股沟，并且要求膝关节屈曲 90°，以防石膏滑脱，也可防止胫骨内旋。手法及更换石膏每周 1 次，6 周后每 2 周 1 次，畸形基本矫正后可延长至 4 周更换 1 次，直至完全矫正。

（3）长期维持和巩固：畸形矫正后，仍有复发倾向，去除外固定后，应采取措施维持和巩固已矫正的畸形。继续 1d 多次手法按摩矫正，佩戴 Dennis-Browne 矫形支架及矫形鞋，保持足外展外翻，防治前足内收及后足内翻畸形。Dennis-Browne 夹板固定持续到患儿满 1 周岁为止。有研究者认为该夹板维持至 2 ~ 4 岁。以后仍需穿着矫形鞋，一直到患儿能正常行走。直至青春期，如畸形不复发，即已稳定（图 6-8）。

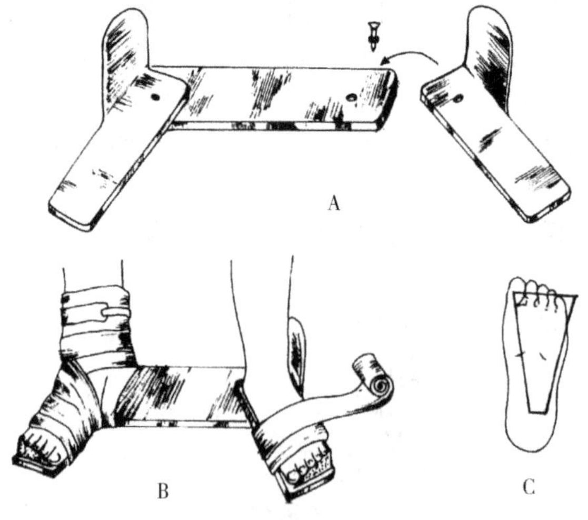

图 6-8　先天性马蹄内翻足的矫形夹板（Dennis-Browne 夹板）

A. 夹板组成部分；B. 用胶布及绷带固定；C. 足外侧衬垫

2. 手术治疗　大多数学者认为，手术宜在 4 ~ 6 个月后进行较为安全，Simons 主张患足 ≥ 8cm 时即应进行手术。术前宜进行手法矫治。手术方式很多，包括软组织手术、骨性手术和软组织与骨性手术相结合的手术及近年来应用张应力原理的四维相矫治法。

（1）软组织手术：软组织手术的目的，一是排除矫正畸形的障碍，将肌腱、关节囊、韧带、跖腱膜切断、切开或延长；二是肌腱转移术，建立肌力平衡。软组织手术包括皮下跟腱切断术，跟腱延长术，胫后肌、踇长屈肌、趾长屈肌腱延长术，距小腿关节、距下关节后关节囊切开术，跖筋膜切断术，足后侧、足内侧、足后内侧、足后内外侧松解术，胫前肌或胫后肌转移术等。适用于 3 ～ 7 岁患儿。手术时必须将畸形完全矫正，不能将残留的畸形寄托于术后的石膏矫正。

（2）骨手术：骨性手术的目的是通过关节固定术、切骨术或挖空术来矫正骨关节畸形。骨性手术有骰骨楔形切骨术或挖空术、跟骨切骨术、足外侧柱短缩切骨术和三关节固定术。切骨术在 3 ～ 4 岁即可进行。三关节固定术一般在 12 岁以上手术，年龄过小，足骨的骨化不够，不宜做关节固定术，因手术切除过多软骨，影响骨的发育，又因软骨成分过多，可影响融合发生。跟骨截骨术适用于 3 ～ 8 岁有足后部内翻畸形者。截骨方式有撑开或闭合性两种：即在跟骨内侧切开后填入一楔形骨块称撑开性；跟骨外侧做一楔形切除，将切骨端闭合称闭合性。关节融合术适用于 12 足岁以上已伴有骨性畸形者。常用的有跟骰、跟距及三关节（距舟、跟骰、跟距关节）融合。

以上所述的各种方法，必须根据患者的年龄、畸形的程度以及医师的经验和技术水平来选择最合适的方法。治疗不当可产生各种并发症。

二、平足症

（一）概述

平足症（flatfoot），又称扁平足，是指足内侧纵弓平坦，负重力线不正常，出现疲乏或疼痛症状的足扁平畸形。先天性或姿态性导致足弓低平，足部软组织松弛，绝大多数扁平足患者无明显不适。

（二）病因

平足症病因有先天性及后天性等因素。

1. 先天性致病因素

（1）足副舟骨、足舟骨结节过大，胫后肌附着处软弱。

（2）第 2 跖骨较短，其他跖骨承受重力过多，促使足弓扁平。

（3）足跗骨间软骨性或纤维性联合，常见有跟距、跟骨及跗骨间等联合均可导致平足症。

2. 后天性因素

（1）双足长期负重站立，体重增加，长途跋涉过度疲劳，维持足弓肌肉、韧带、关节囊及腱膜等软组织逐渐松弛，足弓逐渐低平。

（2）长期有病卧床，缺乏锻炼，肌萎缩，张力减弱，负重时足弓下陷。

（3）穿鞋不当，鞋跟过高，长期体重前移，跟骨向前下倾斜，足纵弓遭到破坏。

（4）足部骨病如类风湿关节炎，骨关节结核等。

（5）脊髓灰质炎后遗平足症。

（三）临床诊断

1. 症状及体征　临床上分为柔韧性平足症和僵硬性平足症。

（1）柔韧性平足症：平足症的初发期，足弓外观无异常。但行走和劳累后感足疲劳和疼痛，小腿外侧踝部时感疼痛，足底中心和足背可有肿胀舟骨结节处肿胀及压痛明显，局部皮肤可发红，足活动内翻轻度受限，站立时足扁平足外翻，经休息后症状体征可消失。

（2）僵硬性平足症：好发于青壮年，部分由柔韧性平足处理不当发展而来。主要为站立或行走时疼痛严重，可呈八字脚步态。腓骨长肌呈强直性痉挛，足内、外翻和外展活动受限。足跟变宽，足底外翻，跟腱向外偏斜，前足外展，舟骨结节完全塌陷，向内突出。严重者足部僵硬，固定于外翻、外展和背伸位，活动明显受限，即使经较长时间休息症状也难改善，部分患者可继发腰背痛及髋膝关节疼痛。

临床上根据病情的严重程度还可以将本病分为三个类型，但均要在负重时观察足纵弓的改变：①轻型，足纵弓降低；②中型，足纵弓消失；③重型，足纵弓消失，并有足内侧缘凸起，距骨头移位至足跖侧即内踝的前下方。患者有时出现跟腱短缩及后足外翻。

2. 辅助检查

（1）足印迹分析：将双足踩上墨水，踏在一张白纸上，留下足印，沿足印内侧画一条直线，量出足印中凹陷部到直线的距离。正常足的这个距离比足印最窄处的宽度大 1 倍；二者相差无几，为轻度扁平足；如果该距离仅为足印最窄处宽度的一半左右，则为中度扁平足；无凹陷存在，即为重度扁平足（图 6–9）。婴幼儿足部脂肪丰满，大多为扁平足，这是正常现象。

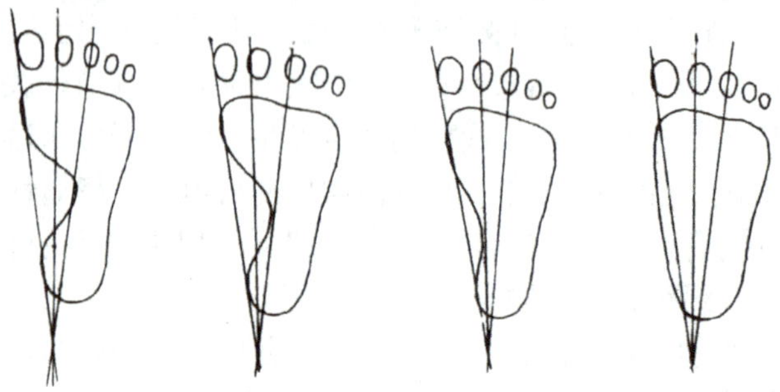

图 6–9　足底印迹表现

（2）X 线检查：应负重条件下摄足正侧位 X 线片，X 线检查应负重条件下摄足正侧位 X 线片，主要在足侧位片测量足弓的角度改变。正位片可显示距跟倾斜，侧位片可显示距骨跖屈，负重位的正、侧位 X 线片及非负重位斜位 X 线片可判断扁平足的严重程度，足侧片测量足弓的角度改变；X 线片还可显示足部骨骼如跟骨、距骨、舟状骨的畸形情况。①沿距、舟、第 1 楔骨及跖骨长轴中心画一条直线，再于舟骨中央画一条与其前后关节面相平行的直线，通常足弓两条线呈直角相交。若病变或韧带松弛发生在距舟关节，舟骨、第 1 楔骨及跖骨中轴线与距骨中轴线相互不连续，并在足跖侧形成角度，距骨中轴经过舟骨跖侧 1/4 处。如果韧带松弛出现在舟楔关节，距骨中轴线则位于第 1 楔骨的跖侧，而与舟骨中心的垂线直角相交。当通过舟骨中心的直线向前后延长，均位于距骨和第 1 跖骨的跖侧时，表明距舟和舟楔关节均有韧带松弛。②距骨跖屈角：沿足跖侧画一条水平线与距骨中轴线相交。正常值为 26.5° ±3.5°。当距骨有跖屈畸形时，此角度增大。③距舟背跖角：在负重的正位 X 线片上，沿舟骨远端关节画一平行线，再画一条距骨中轴线，两线相交所形成的内侧角称距舟背跖角。正常值为 60° ~ 80°。此角 >60° 表明有距骨移位。

（3）CT 检查：进一步显示足部骨骼畸形情况，三维重建可显示足部各骨之间的三维解剖关系。

3. 扁平足的诊断依据

（1）部分患者有家族史或先天性足骨畸形或外伤史。

（2）久站或行走时足部疼痛或不适。跟外翻足扁平，前足外翻舟骨结节处肿胀和压痛，休息可减轻或消失。晚期为痉挛性平足，经较长时间休息，症状亦难改善。

（3）站立位 X 线足正侧位片可见舟骨结节完全塌陷，与载距突的距离增加。自跟骨结节底部至第一距骨头底部做连线，并从舟骨结节至此连线做垂直线，其长度多 <1.0cm。

（四）治疗

1. 非手术治疗　绝大多数扁平足患者无明显不适，加之儿童足弓只有到 7 ~ 10 岁才完全发育成熟，因此无症状的扁平足无须治疗，无须使用矫形鞋或矫形鞋垫。

（1）矫形鞋或矫形鞋垫：对于有疼痛的柔韧性扁平足，可以使用矫形鞋或矫形鞋垫。但目前没有证据表明矫形鞋和鞋垫能够有效地改变足弓结构。使用矫形鞋或鞋垫的目的主要是改善患者的舒适程度。

（2）石膏固定：用于治疗僵硬性扁平足，主要目的是制动，减少疼痛，而非矫形。下肢管型石膏固定 4 ~ 6 周，可反复多次使用。

2. 手术治疗　若非手术治疗不能解除疼痛，且影响负重行走和穿鞋的中、重型扁平足患者且年龄>10 岁者，则是手术治疗的适应证。以解除引起功能障碍的疼痛为目的，但是术后患足将丧失足内翻和外翻运动功能。

三、先天性垂直距骨

（一）概述

先天性垂直距骨是一种罕见的先天性距舟关节脱位，其确切病因不明，但是目前许多的研究表明与基因突变有关。

（二）病理

病理改变可分为骨性畸形和软组织病变。骨性畸形主要为舟骨与距骨颈的背侧形成关节，把距骨锁在垂直状态。距骨头上方呈扁平状或卵圆形，距骨颈发育不良而变短，背侧形成关节面。舟骨近端关节面向跖侧倾斜。跟骨向后外侧移位。跟骨前部向外侧偏斜并屈向跖侧。载距突发育不良而失去支撑距骨的作用。足外侧柱凹陷，内侧柱相对变长。

（三）临床诊断

1. 症状及体征　先天性垂直距骨由于距骨头的位置异常，于足的内侧、跖侧出现圆形突起，通常在出生时即能发现。距骨向跖侧及内侧变位如此明显，以致距骨几乎近似垂直。跟骨也处在跖屈位，但程度较轻。前足在跗骨间关节处于背伸位，舟骨位于距骨头背侧。足底凸出，并在外踝的前下方、足的背外侧有深的皱褶。生后即可发现足的内侧圆形隆起，呈现足下垂畸形，足跟上翘外翻，站立时足跟不着地. 前足背屈，使足底呈凸形，故称摇椅状畸形。随年龄增加和负重增加，距骨变为葫芦形，其纵轴几乎与胫骨纵轴平行，前足严重外翻，软组织明显挛缩，距小腿关节活动范围明显减小以致僵硬，走路步态笨拙。

随着足的发育和开始负重，跗骨也发生了适应性改变，距骨的形状呈沙漏样，严重的跖屈，以致其纵轴几乎与胫骨的纵轴相同，只有距骨的上关节面后 1/3 与胫骨关节面相接触。跟骨也保持跖屈位，并向后移位，跟骨跖侧面的前部变圆，于跟骨前部的下方、距骨头表面的足内缘形成胼胝体。当完全负重时，前足出现严重外展，足跟不能着地。适应性改变也见于软组织结构，所有足背侧的关节囊、韧带及肌腱均发生挛缩，而胫后肌腱和腓骨长短肌腱则移位至内、外踝的前方，起到背伸而不是跖屈的作用（图 6–10）。

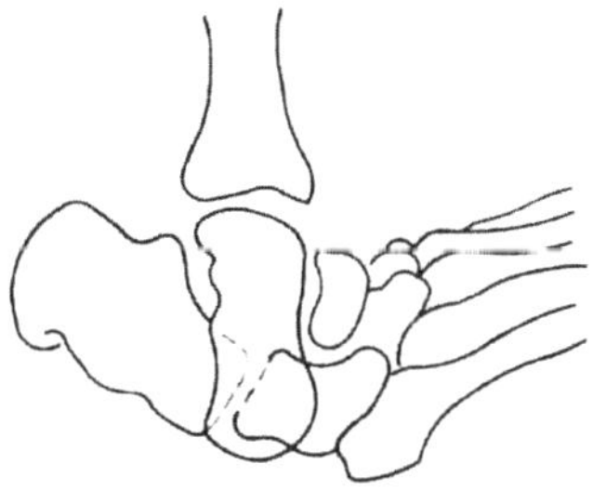

图 6–10　垂直距骨

2. 影像学表现　常规 X 线片应包括正位及跖屈侧位，后者可确定先天性垂直距骨的诊断。有学者提出三点 X 线征象作为临床诊断参考依据。

（1）跟距轴角偏大，与正常组对照差异有显著性。

（2）距跖轴不延续。

（3）跟距轴交点位移。

3. 诊断依据　X 线检查在侧位片可见距骨呈垂直状态，几乎与胫骨纵轴相平行。距骨处于跖屈的位置，前足在中跗关节有明显背伸。由于舟骨在 3 岁以前骨化中心尚未出现，则需用第 1 楔骨中轴线来估计舟骨的位置。如该线向后延长在距骨头的背侧，表明舟骨向背侧脱位。在强力背伸的侧片上，正常儿童足的距骨中轴线经过骰骨下半部，跟骨中轴线经过骰骨上半部。而先天性垂直距骨的距骨中轴线移向骰骨的后下方，有时在跟骨的前方通过，跟骨中轴线也移向骰骨的跖侧。正位片上可见跟距角明显增大（正常值为 20°~ 40°）。当舟骨出现骨化后，可显示出其移位到距骨颈的背侧。因本病是因距骨和舟骨间的位置改变所致的足部畸形，故其临床和 X 线表现都具有独特性，总结为四大特征：

（1）足底凸出。

（2）足跟马蹄。

（3）足呈严重的僵硬畸形，畸形不因位置、负重或手法按摩而有所改变。

（4）足跖屈位 X 线片可见距骨垂直，舟状骨脱位于距骨头颈背侧，跟骨呈跖屈。

（四）治疗

对于垂直距骨，多采用手术治疗，因为根据文献记载，局部按摩、支具固定等非手术治疗，随着年龄增大和疾病加重，多以失败告终。对于手术治疗，多在 6 个月左右进行手术，手术目的是恢复距骨的正常位置，争取达到距舟关节解剖复位。具体的手术方法应根据畸形严重程度和年龄大小，采用不同的手术方法。对于 1 周岁之内患儿，由于继发性的骨质改变不明显，可以只采取手术松解软组织和解剖复位距舟关节，随着年龄增大，骨质的继发改变明显，手术既要松解软组织，必要时可采取舟骨截骨等使距骨头复位，对于骨骼接近成熟时，可采用三关节融合术。

现将几种常见的手术介绍如下。

1. 软组织松解、距舟关节复住术　手术适应证主要用于年龄 1 岁以内、骨骼改变不明显者（如 Kummar 手术）。手术切口分为三处，也有学者用 Cincinate 切口，同样暴露手术视野，具体切口随术者经验决定。第一切口在足外侧缘，以距骨窦为中心，做一弧形切口，然后松解外侧的跟舟、跟骰关节囊和周缘的软组织，使呈内翻功能位无明显阻力，然后在足内侧行第二切口，以足的最凸出处或距骨头为中心，行弧形切口，暴露距骨头、颈、舟骨和胫前肌，同时松解内侧的三角韧带浅层和周缘的软组织等，必要时胫前肌移位到距骨颈处，防止距骨头再次脱位。第三切口在跟腱内侧缘，把跟腱 Z 形延长，松解胫距关节、距下关节囊，然后用克氏针固定距骨、跟骨和舟骨，最后缝合创面，石膏固定，约 2 个月时拆除石膏和内固定，继续石膏固定 3 个月，然后改用支具固定 1 年左右。

2. Coleman 手术　该手术主要用于年长儿及畸形明显者。具体手术方法如下：术前可给予每天的功能锻炼和内翻位支具固定，有利于手术操作和后期效果。在以距骨为中心切口从腓骨后侧缘向前到胫骨前侧、胫前肌处行一弧形切口，切开皮肤、皮下组织后把伸肌腱给予分离牵开保护，然后松解距跟关节处的韧带，同时把伸肌腱和胫前肌 Z 形延长，松解距舟关节，使距舟关节复位，一枚克氏针固定距跟舟骨，同时松解跟骰关节，在腓骨远端处截骨，长 2cm 左右，行距下关节融合术，同时在后内侧行切口延长跟腱，缝合关节囊和重建距舟韧带，术后石膏固定，8 周拆除石膏和内固定，继续功能锻炼。

四、足副舟骨

（一）概述

足的副舟骨是舟骨结节部第二化骨中心的先天异常，在舟骨结节处形成一个独立的副骨。足内侧隆起，久站或行走较长时，感足底内侧疼痛。

（二）病因病理

正常有 10% ~ 14% 的人足有副舟骨，副舟骨是足结构上的一种缺陷，影响足的稳定。正常情况下，胫后肌腱经过舟状骨内端下面，止于第 2 ~ 3 两个内侧楔骨底面与第 2 ~ 3 两跖骨底面。有副舟骨时，胫后肌腱走行于副舟骨内面的上面且比较固定的止于副舟骨上。这一走行方向及止点的改变，破坏了胫后肌固有的提起足纵弓及使足内翻的作用。结果极易引起平足，并易劳损而引起症状。也有的患者虽无副舟骨，但舟骨结节过度肥大，胫后肌附着点异常，也可引起类似的功能紊乱和症状。另外，在行走时足纵弓的内侧凸起，舟骨结节肥大与鞋边摩擦，局部发生滑囊炎，胫后肌也可发生腱鞘炎，产生肿胀、疼痛等症状。

副舟骨多为双侧。副舟骨可分为 3 种类型。1 型：为小的骨块，边缘整齐，圆形或椭圆形，和舟骨结节不相连，也可认为是胫后肌腱内籽骨。此型在临床上常无症状。2 型：副舟骨和舟骨结节间以纤维软骨相连。此型易在受到外伤后出现症状。3 型：副舟骨和舟骨结节间有部分骨相连。

（三）临床诊断

1. 症状及体征　部分患者有距小腿关节扭伤史。检查足隆起部位压痛。有时在隆起的近端胫后肌腱部位压痛。抗阻力内翻时，足内侧疼痛加重（图 6–11）。

2. X 线表现　足舟骨结节内后方有边缘整齐的小骨块，密度同舟骨。部分副舟骨在同舟骨结合部不规则或骨质硬化、囊性变等（图 6–12）。

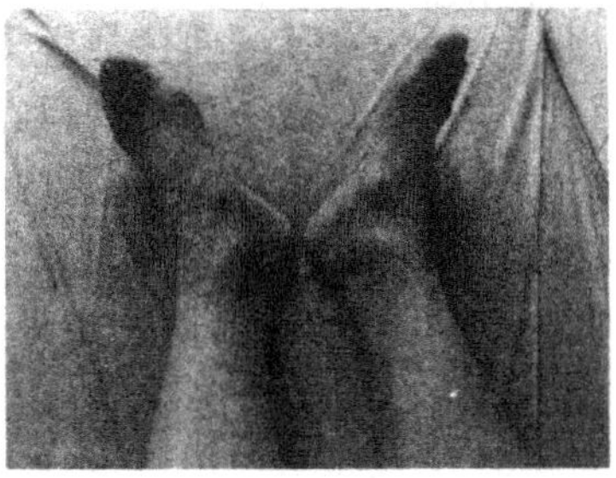

图 6–11　双侧足副舟骨，局部肿胀外观

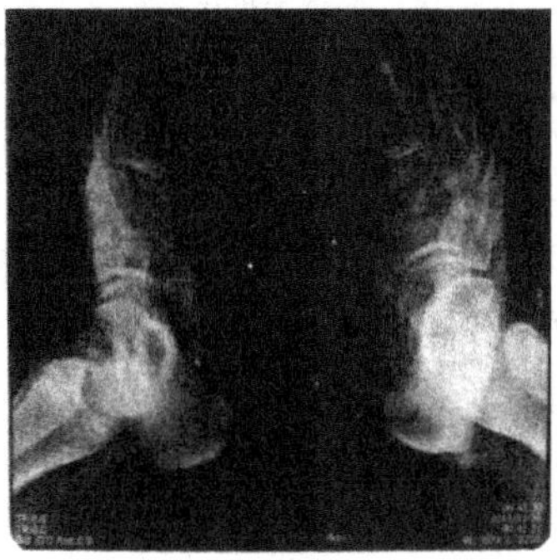

图 6–12 双侧足副舟骨 X 线表现

（四）治疗

症状不重时，可减少活动。穿矫形鞋或用石膏固定以减轻症状。如有滑囊炎、肌腱炎和腱鞘炎时，可用激素局部封闭。

症状严重，非手术治疗无效，可手术切除副舟骨。

副舟骨切除术：腰麻或硬脊膜外麻醉后，患者仰卧，上止血带。在足内侧以舟骨结节为中心做一纵行切口，切开皮肤、皮下组织，显露胫后肌腱，在胫后肌腱的远端，肌腱可止于舟骨或副舟骨，分离出胫后肌腱前缘。如胫后肌腱主要止于舟骨，可从中间纵形劈开胫后肌腱。这样即可看到其下方的副舟骨。夹住副舟骨并牵拉，以检查副舟骨与舟骨结节间的结合面。从该交界处切除副舟骨。用丝线间接缝合劈开的肌后肌腱。如胫后肌腱主要止于副舟骨，切除副舟骨后可能也切断了胫后肌腱的止点。这时，可在舟骨结节内侧面做一粗糙骨面并钻两个骨孔，把胫后肌腱远端缝合后，穿过骨孔固定。保持足跖屈、内翻缝合皮肤。Kidner 主张在去除副舟骨后，应同时矫正平足，将胫后肌腱向外下方移位，移到舟骨的跖面，缝合于跖侧的骨膜或筋膜上，重建胫后肌并发挥其悬吊作用。

单纯舟骨切除后，伤口加压包扎，术后 2 周拆线，3 周后如无足部不适，可逐渐下地活动。最好在足内侧垫起以支持足内侧骨弓。如果胫后肌前移重建或向跖侧移位，应用石膏固定足跖骨，内翻 6 周。扶拐不负重活动，去除石膏后，逐渐负重活动。可在足内侧垫起，以减轻足在行走时肌腱的牵拉。

五、踇外翻

踇趾向足的外侧过度倾斜称为踇外翻（hallux valgus）。畸形形成后，难以自行矫形，局部疼痛逐渐加重，步行困难。

（一）病理与病理生理

由于踇长伸肌、踇长屈肌和踇收肌紧张牵拉，踇趾沿其长轴外旋外翻趾甲向中线，并继续加重。在内侧踇展肌和踇短屈肌内侧头及其内籽骨向外移位，失去外展作用，进而在外侧的踇收肌与踇短屈肌外侧头挛缩，外侧关节囊挛缩并增厚，踇趾向外半脱位，外侧籽骨变大，移于第 1 ~ 2 跖骨头之间，踇趾外翻推动第 1 跖骨内翻，使足横弓加宽，跖骨头内侧被鞋帮挤压摩擦，发生踇囊炎，疼痛，进而第 1 跖骨头变大，形成向内侧突出的骨赘。由于踇收肌紧张劳损，足横弓变平，第 2 ~ 3 跖骨头向跖侧端塌陷，负重、摩擦致该处皮肤增厚形成胼胝。踇趾向外翻、挤压第 2 趾，占据 2 趾之位置，将 2 趾抬起与踇趾重叠，使2趾跖趾关节过伸，近端趾间关节屈曲，成为锤状趾，突出于踇趾与第3趾背侧，近端趾间关节背侧受鞋面摩擦、挤压，亦产生胼胝疼痛（图6–13）。

踇跖趾关节处于半脱位的位置，在长时间不正常应力的作用下，逐渐出现骨关节炎，关节间隙变窄，骨质变硬，更为疼痛。

踇外翻的病理改变归纳为：①踇外翻，跖趾关节半脱位；②第1跖内翻、踇囊炎；③第2、3跖骨头处胼胝；④第2趾呈锤状趾；⑤第1跖趾关节骨关节炎。

（二）病因

1. 遗传　踇外翻畸形的发生与先天性因素有关，约一半病例有遗传因素。

2. 穿高跟尖头鞋　是踇外翻形成的主要因素之一，尖头鞋的前部为三角形，高跟站立时，足前部被塞入一窄小的三角形区域内，坚硬的鞋面迫使踇趾外翻并略外旋，小趾内翻略内旋，中间3趾近端趾间关节强度屈曲，跖趾关节和远端趾间关节过度伸直。

3. 关节病变　尤其是类风湿，常因关节破坏形成向外半脱位，呈踇外翻畸形。

（三）临床诊断

好发于成年人，有遗传因素者，青年时即可发生，老年时由于足内收力减弱，踇外翻常可加重。女性多于男性。

1. 症状与体征　踇外翻症状最多为踇囊炎，疼痛，正常人踇趾长轴与第1跖骨长轴形成夹角，外形测量为15°～25°，称为生理性踇外翻角。倾斜到什么程度才为踇外翻，并无固定标准。

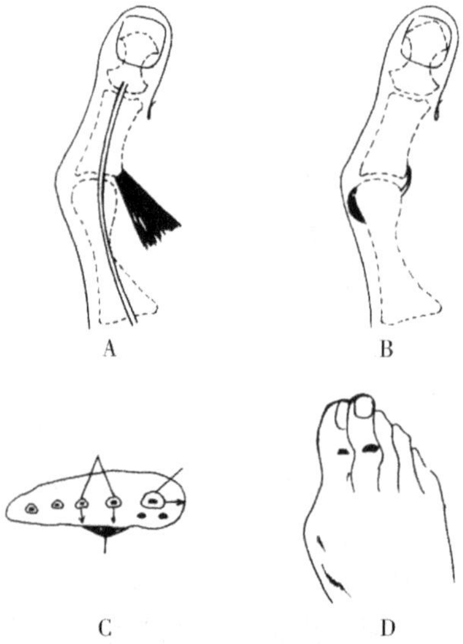

图6–13　踇外翻的病理改变

A. 躅长伸肌腱，䠒收肌牵拉蹲外翻；

B. 跖趾关节向外半脱位，外侧关节囊肥厚挛绪，内侧跨囊炎；C. 跖内翻，第2～3跖骨头下陷，横弓变平，胼胝；D. 䠒外翻挤第2趾屈曲呈槌状，趾背胼胝

在临床上应以踇外翻超过25°，挤压第2趾，第1跖骨头处有踇囊炎疼痛者，才可诊断为踇外翻。疼痛是主要的症状，也是治疗的主要依据。疼痛主要来自第1跖骨头内侧，步行时疼痛加重，有些患者第2～3跖骨跖面的胼胝疼痛。值得注意的是畸形与疼痛并不成正比，有的畸形很明显，但不痛，再者第2～3趾锤状趾及其胼胝痛，也是重要体征。

2. 影像学检查　X线表现包括踇跖趾关节向外侧半脱位，踇趾向中线移位，第1跖骨头内侧骨突出及硬化，籽骨向外侧移位。第1跖骨内翻，第1～2跖骨夹角 >9°。晚期，第1跖趾关节发生退化性变，关节间隙变窄及关节周缘有骨赘。

3. 诊断依据　应当包括：踇趾外翻大于正常，X线片上踇跖趾关节半脱位与第1跖骨头内侧踇囊炎。

第 1 跖骨内翻，锤状趾及胼胝，并非每例所必有。在早期蹞趾可被动搬至正常位置，后期因关节囊与肌肉挛缩，则不能被动搬回到正常位。

（四）治疗

1. 非手术治疗　早期病变，疼痛较轻者，可采用非手术疗法，包括穿着前部宽大的跟高不超过 2.5cm 的鞋、按摩、搬动蹰趾向足内侧，在沙土上赤足行走，锻炼足肌，热敷，休息等。体操矫正蹞外翻也有一定疗效，即在两侧第 1 趾上套橡皮带做左右相反方向牵引动作，每天 2 次，每次 5 ～ 10min（图 6-14）。

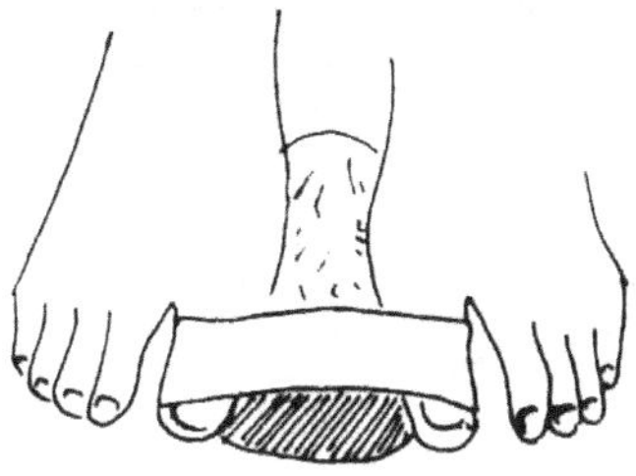

图 6-14　体操矫正蹞外翻

2. 手术治疗

（1）手术治疗的目的：主要是减轻疼痛，纠正畸形，适用 于中晚期患者。有些蹞外翻畸形很严重，但并不痛，则不需术治疗。

（2）手术方法已报道的有 200 多种，可归纳为以下 5 类。①软组织手术：主要将蹞收肌在近节趾骨的止点切断，移位于第 1 跖骨头的腓侧，以 McBride 手术为代表。

②骨切除术：切除部分骨骼，使挛缩的软组织松弛，解除症状常用的有 Mayo 手术和 Kel-ler 手术。

③矫正第 1 跖骨内翻截骨术，或同时施行软组织手术和（或）骨切除术。

④第 1 跖趾关节融合术。

⑤小切口手术。

（3）各种手术包括的主要操作

①矫正蹞趾近节趾骨外翻畸形。

②切除第 1 跖骨头的骨赘，必要时切除滑囊。

③矫正第 1 跖骨内翻畸形。

④矫正紧张的蹞长伸肌腱。

⑤矫正前足的其他畸形，如锤状趾等。

六、锤状趾、槌状趾和爪形趾

（一）概述

锤状趾（hammer toe）、槌状趾（mallet toe）和爪形趾（claw toe）是第 2 ～ 4 趾常见畸形，与穿鞋不适有明显关系，老年人多见。槌状趾仅表现为远端趾间关节屈曲位，而锤状趾和爪形趾则累及趾的 3 个关节，锤状趾与爪形趾较难区别，可依据跖趾关节的伸屈而定，槌状趾之跖趾关节与近端趾间关节为中立位，远端趾间关节屈曲。锤状趾近端趾间关节为屈曲位，远端趾间关节为可伸直或屈曲，以伸直为多，而跖趾关节为中立位或伸直位。爪状趾表现为跖趾关节过伸，而趾间关节均为屈曲位（图 6-15）。此外，爪状趾多累及第 2 ～ 4 趾，常与神经肌肉疾病及中、后足畸形有关。而锤状趾一般仅见于一个趾，好发于第 2 趾，老年人多见，与其他疾病无关。

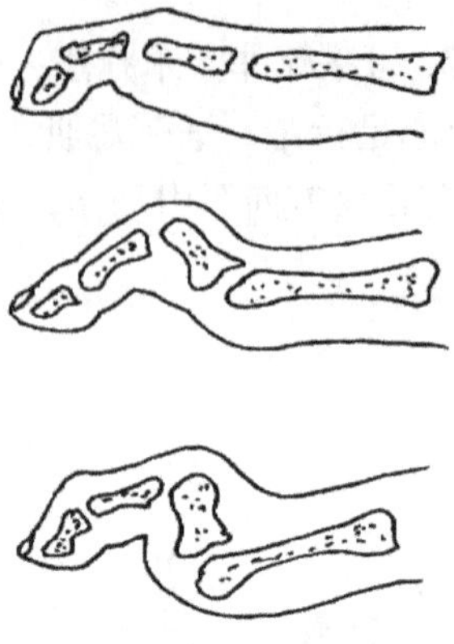

图 6-15 趾畸形

A. 槌状趾；B. 锤状趾；C. 爪形趾

（二）病因病理

引起锤状趾、槌状趾和爪形趾的常见病因有：①穿不合适鞋；②趾过长；③邻趾畸形的挤压，如蹈外翻挤压第 2 趾；④创伤后，肌腱损伤，骨筋膜室综合征；⑤关节炎：类风湿关节炎，糖尿病；⑥神经肌肉疾病，脑瘫，小儿麻痹后遗症；⑦高弓足，扁平足，距小腿关节下垂：⑧溃传因素。

槌状趾为第 2 ~ 4 趾，特别是第 2 趾远端趾间关节的屈曲畸形，大多数与穿鞋有关。锤状趾发病原因较多，有的为先天性，但大多数与穿鞋有关，特别是尖头高跟鞋，使足趾紧紧挤在一起，致跖趾关节过伸。有的继发于蹈外翻，也有的与外伤有关。爪形趾系跖趾关节过伸，近端及远端趾关节屈曲。多与神经肌肉疾病有关，也有的为严重类风湿关节炎所致。老年人由于足内在肌张力差，依赖于足外在肌屈趾以保持平衡，造成足前部畸形。另外，代谢性疾病及特发性爪形趾亦常见。

患者发生这类足趾畸形后，由于趾间关节的屈曲，趾末端触地引起痛性胼胝，近趾间关节的屈曲，使该关节背侧和鞋面摩擦，也会引起痛性胼胝。由于跖趾关节的背伸，近节趾骨基底对跖骨头背侧挤压，可引起 3 种后果：①跖骨头背侧软骨损伤，以后造成跖骨头缺血坏死，甚至形成骨性关节炎；②跖骨头下沉，引起跖骨头跖侧形成痛性胼胝；③跖趾关节脱位。

1. 根据畸形的发生不同，可将其分为先天性与获得性。根据畸形是否能被动纠正分为以下几类。

（1）松弛性，畸形可以完全被动纠正。

（2）半僵硬性，畸形可以部分被动纠正。

（3）僵硬性，畸形不能被动纠正。

2. 根据畸形的程度不同，可分为以下几度。

（1）轻度：跖趾关节（MPJ）和趾间关节（IPJ）无固定的挛缩，足负重后畸形加重。

（2）中度：近趾间关节（PIPJ）有固定挛缩，跖趾关节（MPJ）无过伸畸形。

（3）重度：近趾间关节（PIPJ）有固定挛缩，跖趾关节（MPJ）有固定的过伸畸形。

（三）治疗

1. 槌状趾　非手术治疗包括穿前部宽大的鞋，并在趾背衬以软垫。若非手术治疗无效则手术，松弛性畸形少见，应行趾屈肌腱切断术；僵硬性畸形较常见，最佳术式为中节趾骨头颈切除、屈趾肌腱切断或远端趾间关节融合。

2. 锤状趾　松弛性锤状趾应行非手术治疗，包括穿前部宽大近端趾间关节背面衬软垫的鞋，也可在跖骨头下加一软垫矫正。成人可用夹板逐步矫正。

非手术治疗无效或畸形严重者可行趾长屈肌转移至伸肌腱膜手术。僵硬性锤状趾治疗常用手术有近端趾间关节切除、近节趾骨基底切除、近节趾骨远 1/4 ～ 1/3 切除、近节趾骨完全切除、过伸的跖趾关节背侧关节囊切开或近端趾间关节融合于伸直位。

3. 爪形趾　爪形趾的治疗原则是如果合并其他足部畸形（如弓形足），应首先矫正，对于松弛性畸形，可行 Girdlestone Taylor 手术及踇长伸肌腱切断、背侧关节囊切开；僵硬性爪状趾，应行关节成形术，加以跖趾关节软组织松解，对严重畸形应加以肌松解，并用克氏针固定。趾间关节融合术是矫正足趾畸形的常用方式，插榫法趾间关节融合术有利于提高成功率。在近趾关节背面做横的梭形切口，切除胼胝。翻开皮下，将伸肌腱在近节趾骨头处横断，向远侧翻开，切断两则副韧带，屈曲关节使中节趾骨基底脱向近节趾骨头的跖侧。将近节趾骨头修成斜向前的方形插榫，先用小凿凿除趾骨头两侧多余的骨质，留下中间宽 5 ～ 6mm，长 7 ～ 8mm 之骨榫，跖侧仅去关节软骨，保留皮质，背侧由趾骨头跖侧最远端略向背面倾斜面，则成梯形长方骨榫，便于嵌插融合，不必牵开关节。中趾节基底修成与近节骨榫大小形状相应的骨洞。术者一手把患趾近节趾骨固定不动，另一手握住患趾中节及远节，在屈曲位上向远侧牵引，等骨髓腔套在骨榫上时，使关节完全伸直，骨榫插入骨洞，拉紧，位置满意后重叠缝合伸肌腱。一般都很稳定，不用内固定，不稳者以克氏针固定截骨端于伸直位。缝合皮肤，加压包扎。与邻趾固定在一起（图 6–16）。

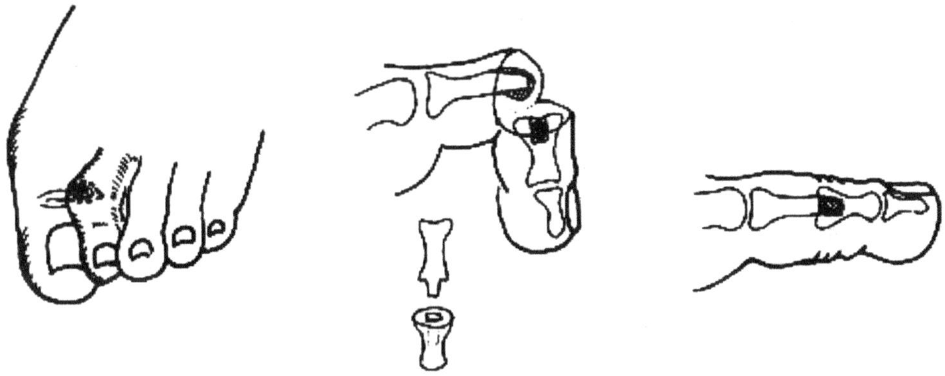

A　　B　　C

图 6–16　插榫法趾间关节融合术

A. 切口；B. 分别在中节近节趾骨做成骨洞及骨榫；C. 插榫融合术后

第七章

关节镜在关节外科的应用

关节镜外科作为现代微创外科的重要组成部分，以其先进的手术设备和良好的手术效果，在关节病的诊治方面开辟了一个新的领域，是运动医学和骨科发展的里程碑。关节镜应用于临床以来，对于关节疾病的诊断、治疗、随访及评估手术疗效等方面的优越性已成为无可争议的事实。

早在 1918 年，日本东京大学医学教授高木第一次用膀胱镜观察膝关节病变，肯定了内镜在骨科领域的应用价值口到 1962 年渡边使用关节镜为 1 名大学篮球运动员进行半月板切除术。展示了关节镜外科技术的先进性，预示着关节镜技术必将得到发展，创新和壮大，越来越体现了它在关节疾病诊治中的作用。随着近年来科学的高速发展，高科技逐步渗入到关节镜设备中来，经过几十年的成长，已发生了划时代的变革。半月板镜下手术由最初的全切除，部分切除，发展到了由内到外，由外到内，双套管技术以及全关节内多种缝合固定方法。蜂尾钉、半月板箭等铆钉固定系统进行半月板修补。镜下半月板缝合技术发展之快令人兴奋。关节镜下 ACL 和 PCL 的重建更上一层楼。骨道的选择，各种固定肌腱的方法，如 endobutten，transfix，界面挤压螺钉，由金属钛到可吸收螺钉等多种固定方法和器材得到了广泛的应用。特别是单束单隧道，双束双隧道重建，还有应用 6 股或 8 股自体肌腱重建前、后交叉韧带，取得了良好的临床效果，更可取之处在于关节镜下重建前、后交叉韧带的病例剧增。并且现在关节镜已经广泛地应用于肩、膝、肘、踝、髋等人体各个关节，并不断发展。今天关节镜外科仍然是科技含量最高，应用最广泛，成果最多，技术更新最快的专业之一。

第一节　膝关节镜的应用

一、半月板损伤的诊治

半月板是膝关节内吸收震荡，缓冲压力的重要器官，由于其解剖和功能的特异性，决定了它容易损伤和撕裂，半月板撕裂后加速关节内其他病变和骨关节炎的进展。半月板损伤的治疗从最初的关节切开发展到了关节镜下的微创治疗。早期主要采用半月板部分切除或全切，但是该方法造成了很多的并发症，比如加速了切除一侧的关节软骨的退变，导致了严重的骨关节炎，出现膝内、外翻等力线改变。目前采用的关节镜下的半月板缝合技术避免了上述并发症的发生。缝合分为从内到外，从外到内及全内缝合。特别是半月板箭，蜂尾钉等可吸收材料的产生，使得关节镜全内缝合更为安全和可靠。异体半月板移植和组织工程学的发展使半月板移植重建成为可能。异体半月板移植已经开始逐步进入了临床，短期的效果尚可，中远期疗效还需要证实，主要面对的问题时移植半月板的早期退化。组织工程学半月板的移植尚在实验，选择合适的载体材料是最关键的问题。

（一）半月板的解剖及血供

外侧半月板呈近圆形，较内侧半月板小而稍厚，前后角附着于胫骨髁间棘前后区，它们距离较近，前角在前交叉韧带之后，后角位于后交叉韧带着点之前，外侧半月板与胫骨及关节囊之间仅有松散的韧带连接，与腓侧副韧带之间隔有腘肌腱，在约 70% 的外侧半月板后角通过 1 个或 2 个板股韧带与股骨内侧髁连接，后方的板股韧带称 Wrisberg 韧带，前方的称为 Humphery 韧带，其中以 Wrisberg 韧带出现较多。

内侧半月板呈C形，前后角亦附着胫骨髁间棘前后区，其间的距离较远。平台及关节囊有较强的连接，同时与胫侧副韧带有紧密的附着。因而内侧半月板运动不如外侧半月板灵活且幅度小，内外侧半月板前角之间以半月板横韧带相连，其对内侧半月板前角后移的限制更明显。

半月板的血管分布相当贫乏；来自关节囊附着处的动脉，在成人仅分布于半月板外 1/5 部分，内 4/5 为无血管区。在儿童期，半月板的血管分布较多。可达外 1/4 到 1/3。

半月板前、后角的动脉发自膝中动脉，其中前角还接受膝下内外侧动脉末支的分布。半月板角的血管分布丰富，与其不直接承受重力有关。半月板各韧带的纤维与半月板角部的纤维关系密切。其血供源既保持相对独立，又与角部血管有交通吻合。因此，半月板角部损伤时，可通过相关韧带的血管建立侧支循环并加强损伤区的血运。

（二）半月板损伤机制及预后

膝关节伸屈活动时，半月板起着重要作用，随着膝关节的屈曲，内外侧半月板向后移动，外侧半月板移动范围明显大于内侧。同时发现半月板前角运动大于后角，内侧半月板的后角运动范围最小，这是由于半月板的运动很大程度上与股骨髁的形状和运动相关。当膝关节开始屈曲时，凸起的股骨髁在胫骨平台上滑动和滚动，必然推动半月板向后移位。在急剧运动中，半月板来不及阻止运动而移位，易致被股骨髁挤压撕裂、破碎。半月板股骨韧带的存在，使外侧半月板后角相对变细，附着力减弱，从而加大了半月板的移动范围。也即增加了受损时机会。因此，这可能是中国人外侧半月板易受损伤的原因之一。

由于股骨髁后侧宽度 > 前方，所以随着屈膝，半月板逐渐被推向侧方，以使半月板与股骨髁及胫骨平台尽可能互相匹配。由此使半月板始终嵌于股骨和胫骨髁之间，增加了膝关节的稳定性，防止股骨的前后侧方移位及滑膜嵌入。由于外侧半月板运动 > 内侧，前角 > 后角，内侧半月板后角运动最小、最固定，因而也最易受损伤，这与许多报道一致。

半月板损伤十分常见，损伤的因素多种多样，其中包括运动性损伤和非运动性损伤，运动性损伤包括足球、篮球、游泳、举重、滑雪、排球、跳跃等。非运动性损伤包括创伤、关节炎、先天变异、交通事故等。导致半月板损伤的最常见的是滑雪运动，其次是足球、举重，再次是变异和交通事故。损伤的类型也多种多样，包括水平撕裂、垂直撕裂、斜行撕裂、纵行撕裂、放射状撕裂、桶柄状撕裂、鹦鹉嘴状撕裂等。

对半月板切除的病人，是否有类半月板结构的再生还一直存在着争论。Moon 等发现半月板切除术后有在形状和质地上类似于半月板的结构再生，然而再生的比率和程度还未能确定。滑膜和半月板周围的血管系统有助于再生的过程尽管半月板无血管区域没有再生的能力，但半月板部分切除后会有一个塑形过程，起初填充裂伤的纤维凝块和细胞可能来源于滑膜。修复细胞最终合成同种的基质，然后经历一个塑形的过程，产生一种大体上和显微镜下都类似纤维软骨的组织。

（三）半月板损伤的诊断

典型的病史是负重活动时膝关节扭伤，导致关节疼痛，出现关节交锁，伸屈活动受限。体格检查包括观察关节有无渗液、肿胀。检查关节的压痛点，特别是内、外侧间隙；麦氏征阳性，旋转挤压试验出现疼痛、关节绞锁。即使出现阴性也不能排除半月板损伤。

（四）半月板损伤的治疗

1. 关节镜下半月板切除的临床效果　红区、红 – 白区范围内的半月板损伤要进行关节镜下缝合；如果撕裂在白区不能缝合应考虑行半月板部分切除成形术，修复后形成的弧度要符合生理要求。部分患者早期行走时感觉有轻度的弹响，这是由于切除后保留的半月板内缘不够平滑，切缘斜面厚薄不均行成“阶梯”导致，通过 3 ~ 6 个月的磨合症状逐渐消失。半月板部分或全切术后的短期效果确切，能够快速解除症状，恢复功能。

但半月板切除会对膝关节的生物力学造成影响。正常半月板承担膝关节全部负载的 40% ~ 60%，其中外侧半月板承担外侧负载的 70%，内侧半月板承担内侧负载的 50%。如果半月板切除 1/4 会导致股骨髁和胫骨平台间接触应力增加 45%，半月板全切后使得这种应力增加 313%。关节内应力增大致使关节软骨胶原成分承受的张力增加，导致关节软骨的变性、疲劳骨折以及骨性关节炎。1948 年 Fairbank 首次对半月板切除术后的膝关节进行观察，证实半月板切除后由于功能丧失将使关节软骨退变加速，并发现半月板全切后对膝关节的功能造成不良影响。

Roos 等报道半月板切除术后 21 年内，轻度骨关节炎的发生率是正常非手术的 4 倍，中度骨关节炎发生率是正常非手术的 7 倍。Raber 等对行外侧盘状半月板切除的患者进行平均 19.8 年的随访，发现 58% 的患者出现骨关节炎症状，67% 的患者出现了骨性关节炎的 X 线表现。Jorgensen 等随访 147 例半月板切除的患者，4.5 年内 X 线平片显示膝关节退行性改变的达 4%，10 年以后膝关节退行性改变加重，X 线表现为Ⅰ、Ⅱ级退变。14.5 年时退行性改变高达 89%，有严重的骨关节炎（OA）或骨质疏松（osteoporosis，OP）。

2. 半月板缝合技术进展　近年来随着对半月板解剖、生理功能、损伤后修复机制的深入研究。特别是关节镜技术的迅速发展和普及。人们开始重视半月板损伤的修复，各种修复技术不断出现，包括各种关节镜下缝合方法、T-Fix 技术、半月板箭等可吸收内固定物的应用。尽可能地保留和修复损伤的半月板已成为半月板损伤治疗的首要原则。不管是关节镜下修复，还是开放手术修复半月板损伤，均取得了良好的疗效。

决定进行修复的最重要因素是损伤的部位，半月板周边血供区（红 – 红区）容易愈合。理想的修复指征是：急性半月板损伤并位于半月板周边 1/3 的纵形破裂，长度 1 ~ 2cm，病人年龄较轻。由于半月板的重要作用，对半月板中央无血管区的损伤，也有报道应用各种增强愈合的方法进行修复。如建立血管通道的环钻术（trephination），局部注入外源性纤维蛋白凝块，锉磨半月板表面和半月板周围滑膜，刺激各种细胞活素（cytokine）的产生，从而促进半月板的俞合。传统的半月板缝合技术如下。

（1）内 – 外技术（inside–outside）：由 Henning 首先报道，此方法是将载有细针和缝线的套管插入关节内，从里到外方通过针和缝线横穿半月板撕裂部位，再通过滑膜和关节囊出关节。将缝线在关节囊外收紧结扎，须另作后内或后外侧切口暴露后侧关节囊，用牵开器保护窝血管神经组织，有可能损伤外侧的腓总神经和内侧的隐神经。

（2）外 – 内技术（outside–inside）：Warren、Casscells 和 Johnson 发明了自外向内的手术方法，从外至内能够进行精确定位，将载有缝线的针从后内或后外侧皮肤切口穿入关节囊，针尖从外到内贯穿关节囊和滑膜，再横穿半月板撕裂部位，在缝线端打一个大结，缝线的对端通过后切口牵出，在关节囊外收紧缝线并结扎。Warren 等认为此技术修复半月板后角的损伤小较安全。

（3）全 – 内（all–inside）技术：Morgan 首先采用此技术修复距半月板滑膜附着部 2mm 内的半月板后部的破裂，应用此方法能够进行垂直缝合。该技术需要关节镜辅助后内或后外人路和线钩装置，缝线垂直穿过半月板破裂部位，缝线直接在关节内打结，减少了血管神经损伤的危险，但此技术难度较大。

由于内侧半月板后角邻近神经血管结构，自内向外及自外向内两种方法在缝合时均有明显的局限性。由于内侧半月板后角损伤过于靠近滑膜区，可吸收半月板内固定物固定强度不足，同时无法有效提升滑膜侧撕裂缘，故切忌使用可吸收半月板固定物修复内侧半月板后角损伤。Morgan 的全内缝合方法采用后内入路，通过空心缝合钩进行垂直缝合，不仅可达到缝合最佳强度，且可保证撕裂缘对合良好，防止后关节囊嵌入，是内侧半月板后角撕裂理想的修补缝合方法。Ahn 在 Morgan 的基础上进行了改良，采用两个后内人路作为工作通道，使得镜下缝合及打结引线更加便利。

在半月板修补术中，对撕裂口的处理也非常重要，尤其陈旧性损伤，撕裂处常被增生纤维组织覆盖，如果不处理将直接影响半月板愈合。用刨削器将纤维组织去除后，残端将回血，这对缝合后的半月板愈合起着积极作用。同时，刨削器清除碎屑，对减少术后膝关节疼痛及创伤性关节炎有很好的作用。Barren 等采用一种新的关节镜下全内半月板修复技术（T–Fix），应用 T–Fix 缝合装置能够修复各种类型的半月板损伤，特别是用其他方法难以修复的半月板后角中央部分的撕裂，应用此技术可避免神经血管损伤的危险，不必另做后内或后外侧的关节切口，与以前的关节镜下修复方法相比，手术技术明显简化。Coen 等研究了 T–Fix 缝合装置修复半月板损伤时，其与关节囊、邻近的血管、神经、肌肉、肌腱的解剖关系，发现固定半月板后部的 T–Fix 装置距离腘窝神经血管之间有 1.5cm 以上的距离，证实应用 T–Fix 装置的安全性。

1993年半月板箭缝合系统（Menis2cus Arrow，Bionx）的发明使关节镜下微创缝合更为精确。先用特制的探针通过半月板破裂部位做一通道，然后插入半月板箭固定，采用半月板箭等可吸收内同定物修复半月板损伤技术简单，不必在膝关节后方另做切口，从而避免了腘窝神经血管、隐神经和腓总神经损伤的危险，并可缩短手术时间。

Becker等认为，所有可吸收内固定物的力学强度均低于缝合技术，因此应用这些内同定物修复半月板损伤时，若半月板撕裂的范围较大，应同时置入2枚以上可吸收内固定物，以提供足够强的稳定性，甚至可以考虑联合应用缝合和可吸收内固定物修复。理论上应用半月板箭修复半月板损伤有许多优点，有报道短期疗效与缝合相当，但目前尚无长期临床应用的经验。而随着可吸收内固定物使用的增多，1临床并发症已有报道，如软骨损伤，暂时性疼痛，炎性异物反应，内固定物游离至皮下，囊性血肿形成。

3. 异体半月板移植的临床应用　由于半月板血供分布的特殊性，其修复能力受到限制。现代半月板的治疗观念主张尽量保留和力争修复半月板。但国内外大多数动物实验及临床长期随访研究发现，半月板修复并不能阻止骨性关节炎的发生。为减轻半月板切除后关节疼痛，延缓关节软骨及软骨下骨变性退变、减少骨关节炎发生，重建半月板全切后膝关节的生物力学平衡，寻求适合的半月板移植替代物成为解决半月板损伤的新目标。1916年Lexer首先在关节成形术中移植自体脂肪重建半月板。1933年Ge-bhardt进行了同样的动物实验。1972年Zukor等对1例胫骨平台损伤患者行新鲜带半月板部分平台的自体移植。1984年Locht等实施了带平台的异体半月板移植。同年Milachowski等进行游离半月板移植。

同种半月板移植的基础源于半月板的组织学及结构特征，与关节滑膜连接的外侧1/4 ~ 1/3半月板处，有数根动脉支形成血管网并发出侧支穿入半月板，支配半月板边缘20%的区域，正是滑膜缘丰富的血管支成为移植半月板成活的基础并为移植半月板提供营养支持。Jackson等用DNA探针技术研究新鲜异体半月板移植内活性细胞结果显示，移植2周后半月板内10%的活性细胞成分再生，并认为活性细胞成分系源于受体关节滑膜缘内的滑膜细胞。4周后移植半月板内活性细胞数量明显增加，细胞代谢活性增强。术后12 ~ 24周移植半月板内活性细胞数量、结构及分布与正常对照半月板相同。

半月板移植的手术指征为患者年龄在20 ~ 50岁；存在半月板切除后的膝关节疼痛，切除半月板侧的胫股关节有退变性改变；肢体力线无偏移，膝关节韧带稳定者。如果患者前交叉韧带功能不全，可同时进行前交叉韧带重建术。重症关节炎，年龄>55岁，是手术的相对禁忌证。患膝力线不正，存在膝内翻或外翻，严重软骨病变及X线片显示股骨髁扁平或边缘有大量骨赘形成是手术绝对禁忌证。总之，具有上述适应证、关节稳定、轴线良好且年龄<50岁的患者适宜行半月板移植手术。

在进行同种异体半月板移植时，常用的保存方法有新鲜保存半月板、深低温保存、低温保存，冻干保存和脱基质保存等不同保存形式。Wirth等通过随访观察发现深低温冷藏半月板移植的结果更接近于正常半月板，而冻干保存的半月板移植的结果则半与半月板切除的膝关节状况相似，深低温保存的半月板移植的早期愈合、免疫反应和某些疾病的传播问题已经解决，深低温冷藏半月板优于冻干保存半月板。Rodeo等进行异体半月板移植的临床应用，平均随访时间16个月，取12个活检标本检查发现9个标本的半月板周围滑膜组织中含有少量的免疫活性细胞，但没明显的排斥反应，未影响临床疗效。Rijk等认为同种异体半月板移植在短期内对缓解患者膝前疼痛是有效的，然而移植的半月板是否阻止膝关节软骨退行性变仍不明确，需要更多的数据和结果来观察是否能够有效的保护半月板切除术后的关节软骨。移植异体半月板的成活标志是半月板周缘再血管化和自体细胞增殖代替，Kurzweil等研究发现，移植后2 ~ 3个月，移植物内出现细胞增殖和再血管化。但这些新生的替代细胞是否具有正常半月板纤维软骨细胞的功能有待进一步证实。

关节镜辅助下内侧半月板移植采用Shelton和Goble介绍的方法，采用带前后骨栓的半月板，骨栓的直径通常为9mm，利用与前交叉韧带重建时的钻孔技术建立胫骨平台骨隧道，把骨块嵌于隧道内，并将穿于前后角骨栓的引线导入关节腔中，经胫骨平台前后骨孔拉出关节外，移植物经扩大的关节镜入口送入关节腔中，拉紧引线使半月板前后骨栓固定于骨隧道中，半月板周围用缝线固定。外侧半月板由于前后角相距较近，两个骨隧道距离过短，易造成塌陷而影响固定效果。所以使用一个隧道形成的“关键孔”技术，将移植物附着骨块经胫骨平台的槽形结构插入，周围辅以缝线固定。

自从 Milachowski 报道首例同种异体半月板移植术以来，全世界总共已有超过 4000 例半月板异体移植病例施行。由于手术方式不同、移植物处理技术的差异、临床评估使用的评分系统不统一等诸多因素，目前仍难以获得可靠的临床疗效分析资料。Noyes 等对 67 例半月板异体移植患者随访，失败率为 44%。Groff 等报道的失败率最低为 9%，但他们选择的病例都是外侧半月板损伤，VanArkel 等研究认为内、外侧半月板的移植效果差别较大，相对内侧而言，外侧半月板异体移植术后失败率较低。Cameron 等报告 63 例 67 个异体移植半月板的 1 ~ 5 年随访结果，膝关节功能优良率为 86.6%，而膝关节功能欠佳者关节镜随诊均为移植半月板前或后角固定不牢移位所致。Stollsteimer 通过对 22 例半月板移植术后患者平均 40 个月的随访发现，移植术后疼痛都得到有效的缓解。但 MRI 复查却发现移植半月板平均缩水为正常大小的 63%。总之，异体移植半月板平均失败率 20%，失败原因与生物及生物力学因素有关，更主要与关节软骨的退行性变有关。

二、前交叉韧带损伤及重建

（一）前交叉韧带的解剖

前交叉韧带（anterior cruciate ligament，ACL）是维持膝关节前向稳定性的重要结构之一。前交叉韧带的股骨附着点位于股骨外髁的后内侧部，胫骨附着点位于胫骨髁间棘前侧与内、外侧半月板前角之间。目前学者们根据前交叉韧带胫骨附着点的位置将其分为前内侧束（anteromedial，AM）和后外侧束（posterolateral，PL）两部分。ACL 胫骨附着部形态不规则，两束纤维无各自的集中附着区。ACL 在股骨附着点成不规则的条块区域，长约 20mm，最宽处约 10mm。该区域的纵轴与胫骨纵轴成角 25° ~ 50°，ACL 的股骨附着区内，可容纳两个直径在 10mm 以内的骨隧道。前内侧束和后外侧束的纤维在股骨附着部位有两个集中区。因此，在股骨附着部有双束重建的解剖学基础。

前内侧束关节内的长度为 27 ~ 30mm，平均 28mm，后外侧束关节内的长度为 16 ~ 22mm，平均 19mm。Amis、Dawkins 和 Kurosawa 的研究都提示前内侧束在屈膝位紧张，后外侧束在接近伸直位紧张。前内侧束在整个膝关节活动范围内维持膝关节的前向稳定性。并且是主要的稳定结构，后外侧束在接近伸膝位有辅助维持前向稳定性。但其主要功能是在接近伸膝位阻止胫骨平台旋前不稳。因此，从 ACL 双束重建的角度，前内侧束是主要重建对象，而后外侧束重建有助于增加接近伸膝位的前向和旋转稳定性。

（二）前交叉韧带损伤的诊断

前交叉韧带损伤的机制主要为运动伤，多出现在骤然减速的扭转运动时。当损伤发生时可听见响亮的破裂声，随后出现膝关节剧烈的疼痛，活动受限，以及明显的肿胀。急性期过后，患者在日常生活中可能无特殊不适，部分患者偶尔出现打软腿症状。但一般来说患者进行跑步等运动的功能会受影响，再次受损伤的概率会明显增加。前交叉韧带损伤后采用抽屉试验、Lachman 试验和轴移试验时都可出现胫骨的显著前移。KT-1000 或 KT -2000 可以量化前交叉韧带的损伤程度，检查时需要双侧对照，如果患侧和健侧比较，前向松弛度差异 >3mm，可初步诊断为 ACL 损伤。

（三）前交叉韧带重建

前交叉韧带断裂后重建是唯一的选择，对移植物的选择有一定的要求，要保证与正常的前交叉韧带有相同的生物力学特性，能够进行可靠的固定，能够与骨隧道快速愈合。最常用的自体移植物包括骨腱骨移植物，四股腘绳肌腱。异体移植物包括异体跟腱、异体骨腱骨，异体胫前肌肌腱。人工韧带较为常用的是 Laser 韧带等。自体骨 – 髌腱 – 骨具有一定的优势，包括移植物强度高、刚度大、与骨隧道的愈合较快。但是取自体骨 – 髌腱 – 骨移植后，膝前疼痛的发生率明显增加。采用四股腘绳肌腱移植物重建前交叉韧带后的抗拉强度是正常前交叉韧带的 3 倍。采用悬吊固定或挤压螺钉固定腘蝇肌腱术后膝关节松弛的发病率与采用骨髌腱骨移植物无明显差异性。异体移植物重建的优点包括能够缩短手术时间，无供区病损，可以选择大小合适的移植物等，不足之处主要在于异体移植物处理的过程中可能造成移植物组织及物理特性的改变、移植物的塑形及愈合较慢。

前交叉韧带的重建主要通过关节镜下建立股骨和胫骨隧道，抛弃了传统的切开手术。重建要求尽可能解剖重建，即恢复前交叉韧带股骨和胫骨止点的重建，胫骨隧道内口定位于外侧髁间棘的前内侧面，

PCL 前缘前方约 7mm 处。股骨隧道的定位于髁间窝 10 ~ 11 点钟（右膝）或者 1 ~ 2 点钟（左膝）处。双束双隧道重建前交叉韧带是一种较新的技术，前内侧束胫骨隧道定位于内侧髁间棘顶点前方 7mm 处；后外侧束胫骨隧道定位于外侧胫骨髁间棘前方 5mm 或者 PCL 的前缘前方 5mm 处。前内侧束股骨隧道定位于髁间窝后缘前方 5mm 处，在 1 点钟或 11 点钟位置，后外侧束的股骨隧道定位于股骨外髁内侧面最低点上方 8mm 处，位于 3 点钟位置。

移植物的固定与移植物的选择有密切关系，如果采用的是骨腱骨移植物要求保证稳固的固定在 6 周以上。理论上此时骨块已经与骨隧道愈合。此种移植物主要采用界面螺钉挤压固定口挤压螺钉固定受多种因素的影响，如隧道与骨块的匹配、隧道周围的骨密度、螺钉置入的方向等。对于腱性移植物固定的方法较为复杂，因为移植物和骨隧道的愈合时间长，需要能够长时间维持固定。分为关节外固定方法和近隧道内口固定的方法。股骨端可采用挤压固定，横穿移植物和关节外的悬吊固定。胫骨端的同定包括挤压固定和悬吊同定两类。

近年来 ACL 重建的临床效果得到了公认，采用自体骨腱骨移植物重建 ACL 平均 86. 2% 的患者术后 IKDC 评分达到了正常或者接近正常，采用腘绳肌腱作为移植物的患者 85.6% 功能评分为正常或接近正常，采用异体组织重建前交叉韧带后 94% 功能评分为正常或接近正常，这可能与能够选择合适大小的移植物有关。

（四）人工韧带重建前交叉韧带

人工韧带用于 ACL 重建的时间最长，技术成熟，创新和改进最多。正常 ACL 维持着膝关节的前方稳定，并受多个方向的综合应力作用，具备强大的抗拉强度、蠕变性和抗扭转。而目前各种材料人工韧带的机械强度都能高于正常 ACL，完全可承受术后早期的负荷。而一些支架型韧带早期的生物学性能并不突出，但随宿主胶原的长入而逐渐增强，如 Leeds-Keio 韧带植入前抗拉强度为 840 ~ 870N，当生物愈合完成后可高于 2 000N。目前人工韧带重建 ACL 的临床效果比较肯定。LARS 韧带: Lavoie 等对 47 例患者随访 8 ~ 45 个月，显示术后 Tegner 评分明显高于术前，患者的运动水平明显提高。KOOS 得分较高，患者术后获得了较高的主观满意度。随访过程中无 1 例患者出现并发症，他们认为 LARS 韧带重建 ACL 的安全有效。Sugihara 等采用 Leeds-Keio 韧带重建 ACL，术后 1 年进行活检，证实均有新生韧带组织覆盖，膝关节恢复了稳定性未出现关节松弛和滑膜炎等并发症，临床应用效果满意的。Kdolsky 等对 66 例急性 ACL 韧带近端断裂缝合修复并用 KennedyLAD 加强，随访 5 ~ 8 年，显示术后 97% 的膝关节稳定，优良率 86%，75% 恢复到了受伤前的运动水平。他们认为该方法避免了取用自体移植物的损伤，并且远期效果优良。

人工韧带进行 ACL 的重建具有很大的优势：它的来源不受限制，克服了自体组织取材受限，异体组织的免疫反应的缺陷；消除了自体取材造成的供区并发症；简化了手术操作过程；实现了术后的早期稳定，不需要术后制动；随着新材料的应用具有不断改进的空间。应用人工韧带重建前交叉韧带也要注意以下一些问题。

（1）重建要遵照等距的原则，避免术后出现膝关节活动受限。

（2）所有松弛的结构都必须同时修复。若有严重的内旋不稳，须做外侧加强。若有后外侧不稳定，须进行后外侧结构重建。

（3）准确进行隧道定位，特别是胫骨隧道的定位，偏前是最常见的手术失误，偏前的骨隧道可以造成韧带等长性不佳，直接影响到股骨隧道的正确建立，韧带植入后易发生撞击综合征。

（4）韧带固定的骨道边缘必须清理干净，防止人工韧带与骨的摩擦。

（5）重建韧带时不要将原韧带的残端去除，最好使原韧带残端将人工韧带覆盖上。

人工韧带在重建前交叉韧带的过程不断进行创新和改进。如 Leeds-Keio 韧带属于支架形韧带，大多数情况下作为独立的韧带进行重建，由于在体内存在递解性，如果自体组织不能很好的长入和替代，将严重影响重建的效果。因此人们想到了利用 Leeds-Keio 韧带辅助自体组织联合重建的方法。Fujikawa 等于 2000 年报道 135 例用 Leeds-Keio 韧带包裹自体组织重建 ACL 的病例，随访 5 年结果显示术后很少有关节渗出，术后 2 周恢复日常活动，术后 10 周 50% 以上恢复体育运动。轴移试验阴性占 88.1%，Lachman 征阴性占 87 ~ 4%，KT-2000 仪测量胫骨前移 <3mm 占 85.9%，90% 以上患者关节活动正

常。国内敖英芳等应用 Leeds－Keio 韧带辅助自体髌腱（中 1/3）重建 ACL26 例，术后随访 7 ～ 9 年。Lysholm 功能评分由术前平均 67 分提高到术后平均 87 分。Noyes 功能评分由术前平均 147 分提高到术后平均 230 分。患者对手术的主观满意度平均为 86%（70%，90%），运动员患者术后第 6 个月恢复正式训练比赛，内固定物取出时进行关节镜检查，重建韧带外形及张力良好。他们认为应用 Leeds-Keio 人工韧带辅助自体髌腱（中 1/3）重建 ACL 的临床疗效满意，运动员患者术后早期即可恢复训练与比赛。提示应用 Leeds－Keio 人工韧带辅助自体髌腱（中 1/3）移植重建 ACL 可行，适合复合韧带损伤患者和期望迅速恢复运动训练的运动员。

人工韧带重建也存在一些并发症而影响远期疗效。一是生物力学因素。虽然人工韧带有较强的抗拉强度，但人体生理条件下 ACL 的负荷十分复杂。正常 ACL 呈螺旋性的三维结构，复杂的胶原纤维类型及纤维的走行方向是目前所有人工韧带不能替代的。所以远期容易导致移植物磨损、疲劳甚至断裂。Schroven 等报道 68 例 Leeds-Keio 韧带重建 ACL，随访 5 年 32 例失败。膝关节松弛度随时间的延长而增加，对韧带断裂者进行活检观察显示缺乏胶原纤维形成和长入。二是组织相容性因素。人工韧带置入后磨损产生的碎屑引起膝关节滑膜反应。Olson 等证实人工韧带置入后可产生巨噬细胞浸润和淋巴细胞聚集的异物反应。Klein 等发现应用涤纶韧带导致的碎屑性滑膜炎发病率 >20%。但随着人工韧带材料的改进单纯由磨屑产生的滑膜炎逐渐减少。也有学者通过长期观察认为人工韧带应用不当会导致远期的骨关节炎。Besnard 等对 47 例碳纤维韧带重建 ACL 患者平均随访 8 年，11% 有明显疼痛，64% 中等程度疼痛，38% 发生胫股关节骨关节炎，49% 发生髌股关节骨关节炎。

（五）前交叉韧带重建术后骨隧道扩大

1990 年 Jackson 采用异体骨腱骨移植重建前交叉韧带，发现其中 7 例患者出现了持续性的关节积液，其中 1 例出现了股骨隧道的扩大这是关于隧道扩大的最早报道。随后的相关研究中都报道了不同的发生率。Nebelung 等对应用自体半腱肌移植重建前交叉韧带，并采用 Endobutton 固定的病例进行了 2 年的随访，发现 72% 的病例出现了股骨隧道的扩大，38% 的病例出现了胫骨隧道的扩大；Segawa 等对 87 例腘绳肌重建前交叉韧带的病例进行随访，25.3% 出现了股骨隧道扩大，29.9% 出现了胫骨隧道的扩大。随着研究的深入，人们发现骨隧道扩大并不是术后立即出现，而是在早期的数月内逐渐发展，并且在随后的较长时间内不会发生改变。Webster 等曾报道骨隧道扩大发生于术后 4 个月之内，随后的 1 ～ 2 年内保持稳定；Jansson 等通过 2 年的随访观察证实扩大的骨隧道在术后 3 个月 ～ 2 年的时间内没有改变。骨隧道扩大作为一种现象被发现和认识后，它对临床效果的影响成为学者们争相研究的热点。

正常膝关节屈伸过程中，为了维持前后方向的稳定，应力主要集中于前交叉韧带股骨端和胫骨端的止点。重建后移植物两端固定，同样的应力会集中于骨隧道近关节线的开口位置，造成股骨隧道远端和胫骨隧道近端扩大。选择不同的移植物会对骨隧道的扩大的形态产生影响。Peyrache 将自体 BPTB 移植术后骨隧道扩大分为锥形、腔隙型和线形，分别占到 57%、40% 和 3%。不同的固定方法会造成骨隧道特定部位的扩大，Klein 等横钉悬吊同定术后随访 18.4 个月股骨隧道扩大部位分别出现隧道开口处、横钉的近端，隧道最宽处扩大率为 65.5%。

前交叉韧带重建术后的骨隧道扩大不是单一因素起决定性作用，而是多种因素综合作用的结果，与患者的个体差异、手术操作及术后的康复锻炼有密切的关系。Hoher 等将骨隧道扩大的原因分为生物学因素和机械性因素。生物学因素包括同种异体移植物引起的免疫反应、环氧乙烷和金属颗粒造成的细胞毒性作用、钻孔过程中造成的热损伤、移植物和骨隧道再塑形过程中缺血坏死等口机械性因素包括骨隧道壁局部的应力遮挡、移植物在骨隧道内的微动（包括雨刷效应和蹦极效应）、骨隧道位置的异常引起的局部应力改变以及激进康复计划等。而近期的一些研究还指出了滑液的侵入和挤压螺钉的降解也会对骨隧道的扩大产生影响。Fabienne 等通过对挤压螺钉固定的韧带重建患者的长期随访，发现挤压螺钉固定位置的骨隧道发生扩大，并在 6 个月之后保持稳定。2 年后由于可吸收螺钉的降解，原固定位置产生骨吸收，骨隧道再次出现轻度的扩大，最终保持稳定。

骨隧道扩大与临床效果的关联性仍存在争议。Peyrache 等认为骨隧道扩大是前交叉韧带重建术后的并发症之一，是移植物松弛的先兆。而 Jansson 等研究证实骨隧道扩大未对术后关节的评分及活动度产生影响。对于骨隧道扩大是否会导致移植物松弛也存在于不同的观点。Nebelung 等通过 2 年的随访认为骨隧道的扩大与术后移植物松弛没有关系。Webster 等研究指出前交叉韧带重建术后因为骨隧道扩大引起移植物与隧道壁的愈合不良，使得止点结构的完整性遭到破坏，并最终导致移植物的松弛，而移植物的松弛会进一步引起膝关节不稳。我们认为重建术后的骨隧道的扩大程度、扩大部位的不同、出现时间的早晚和持续时间的长短可能对膝关节的稳定性产生影响。对于骨隧道扩大的预防要充分考虑到移植物的选择和固定方法的选择，而我们可以控制的因素是术中准确的定位和科学的康复计划。

三、后交叉韧带损伤及重建

（一）后交叉韧带解剖及功能

后交叉韧带(posterior cruciate ligament，PCL)起自髁间凹部位的股骨内髁，其止点位于胫骨近端后侧面、胫骨内外髁后缘当中的凹陷处。距离胫骨后方的关节面约 1cm。PCL 是一个非等长的结构，不同的纤维部分在不同的屈膝角度发挥维持关节后向稳定的作用。PCL 被分为前外侧束和后内侧束，前外侧束的股骨附着点接近前侧，胫骨的附着点靠近腓骨侧（外侧），纤维约占整个 PCL 的 95%。后内侧束的股骨附着点接近后侧，胫骨附着点位于胫侧（内侧），纤维占整个 PCL 的 5%。PCL 双束重建时前外侧束在屈膝 70°时最为紧张，后内侧束在接近伸直位时最为紧张。

PCL 与 ACL 有着不同的相邻结构。ACL 是全关节内结构，所有纤维均被包裹于滑膜之内，其中段的营养来自关节液，PCL 在靠近股骨的 1/3 被滑膜从四周包绕，中、远 1/3 只有腹侧面有滑膜覆盖，PCL 的血液供应主要来自于后纵隔及关节囊，非常丰富。因此 PCL 断裂后，特别是中、远 1/3 实质部分断裂后，有较强的自我愈合能力。因此对于急性的 PCL 损伤，应当积极采取保守治疗。

PCL 是限制胫骨后移的重要结构，尤其在膝关节屈曲超过 30°以后。PCL 在限制胫骨后移方面提供 95% 的力量。其余的辅助稳定作用由膝关节的后外侧和后内侧韧带结构提供，特别是膝关节的后外侧结构。PCL 关节内的长度为 30 ~ 35mm，中部纤维的宽度为 13mm。PCL 的强度远高于 ACL，其抗拉断强度 >2500N（正常的 ACL 的抗拉强度约为 2000N）。当单独切断 PCL 时，关节屈曲时胫骨有明显的后坠，如果同时切断膝关节后外侧结构时胫骨的后坠会明显增加。而且 PCL 断裂后，如果有功能不全而未及时恢复，可能会造成膝关节后内侧和后外侧韧带结构的松弛，最后影响 PCL 重建后的效果。

（二）后交叉韧带损伤的诊断

后抽屉试验是判断 PCL 损伤或功能不全的最可靠方法，屈膝 90°时进行该试验，小腿位于旋转中立位，向后推压胫骨结节，根据胫骨后移的程度将后交叉韧带损伤分为三级：一级，胫骨后移 3 ~ 5mm；二级，胫骨后移 6 ~ 10mm；三级，胫骨后移 11mm 以上。一般而言胫骨结节能够推移至股骨髁平面关节松弛度为二级，三级松弛时胫骨向后半脱位至髁后。做后抽屉试验时小腿有外旋动作，可能意味着后外侧韧带结构的损伤；小腿有内旋动作，可能意味着内侧韧带结构的损伤。磁共振成像（MRI）可以准确地显示 PCL，正常情况下在 MRI 图像上显示低强度信号，形似曲棍球杆。如果韧带有撕裂损伤，显示韧带组织信号强度增大或者出现纤维不连续影像。如果切带为陈旧性损伤，则显示韧带纤细、轮廓异常。

（三）后交叉韧带重建

PCL 损伤的治疗原则如下。

（1）急性 PCL 部分损伤，建议采用保守治疗，伸膝位制动 6 周，多数患者膝关节的稳定性会得到完全或大部分恢复，不需要手术干预。少数松弛度介于 5 ~ 10mm，患者年龄较轻，或者有较高的运动能力的要求，可考虑韧带加强术。

（2）急性 PCL 完全断裂，如果股骨附着点断裂，没有愈合能力，可考虑急性期重建。韧带中、远部断裂，因后纵隔对韧带的愈合有促进作用，可先保守治疗。根据具体松弛程度进一步采取加强术或重建。

（3）陈旧性 PCL 部分损伤，一种为部分韧带纤维断裂，一种为韧带纤维连续但是松弛。前一种可采用部分重建，后一种可采用韧带紧缩术。对于膝关节后向松弛度接近 10mm 的患者，建议采用 PCL 重建。

（4）陈旧性 PCL 完全断裂，建议采用后交叉韧带的双束重建。

PCL 双束重建逐渐成为主流的重建方式。重建方法的关键在于隧道的定位。关节镜下清理胫骨 PCL 的附着点，首先定位前外侧束，选择后内侧入路进镜，定位器位于胫骨平台关节面后下方 10mm，PCL 胫骨附着点所形成的印迹区的外侧缘；后内侧束定位于 PCL 印迹区的内侧缘。股骨隧道的定位非常重要，PCL 前外侧束定位于距离髁间窝顶点软骨缘 12mm，距离后髁软骨缘 7 ~ 8mm 处。后内侧束的附着中心根据移植物的直径来考虑，要与前内侧束之间保证有 2 ~ 3mm 的骨壁。目前有部分学者采用了保留残存纤维的 PCL 双束重建，两束重建的 PCL 将原来的 PCL 纤维夹在当中，因此又称为"三明治式"的 PCL 重建。"三明治式"的重建是 PCL 重建中最复杂的工序。但是临床效果证实，该方法能够取得最佳的稳定性效果。

PCL 重建的临床效果受到多方面的影响，中、远期的结果不如 ACL 重建。Ahn 等比较了分别采用自体 HT 和异体跟腱单独重建 PCL 的效果，通过最短 2 年的随访，HT 重建组 88.9% 评级为正常或接近正常，异体跟腱组 77.8% 被评级为正常或接近正常。Sekiya 等对三度单纯 PCL 损伤在关节镜下进行重建，随访 5.9 年 62% 的患者术后患膝向后松弛度与健侧相比 <3mm，31% 的患者与健侧比在 3 ~ 5mm。

（四）人工韧带重建后交叉韧带

PCL 损伤较 ACL 损伤的发病率低，但 PCL 损伤后造成胫骨后移容易引起半月板撕裂和退行性骨关节炎，因此 PCL 损伤后必须重建。PCL 具有独特的生理和力学特性，它的抗拉强度是 ACL 的 2 倍。自体移植物组织强度有限，不能满足术后早期活动的需要。异体骨 – 腱 – 骨移植物不便于在后髁间窝操作。PCL 的主要功能是控制关节的后向稳定，不像 ACL 受力复杂，所以置入物断裂的概率较小，这种情况下人工韧带更适合于 PCL 的重建。

Talbot 等对复杂的前、后交叉韧带损伤采用人工韧带重建，进行 3 年的随访，Lysholm 评分达到了 71 分，关节活动度达到了 118°，膝关节的前后稳定性有明显提高。他认为采用人工韧带治疗复杂前、后韧带损伤短期疗效显著。Chiu 等采用 Leeds–Keio 韧带，Dacron 韧带和 Goretex 人工韧带对于严重的 PCL 损伤的患者进行重建，优良率达到了 80% 以上。Klinik 等对 300 例接受 Gore–Tex 韧带重建前、后交叉韧带的患者进行了 5 年的随访，认为临床效果优于自体韧带移植，该韧带便于关节镜下操作，固定简便，术后可以马上负重，较短的时间内可以恢复关节活动度。部分学者对人工韧带的使用方法进行了革新。Uchio 等用 Leeds–Kei。韧带与 EndoButton 技术联合应用进行前、后交叉韧带的重建，使得抗拉强度和抗疲劳性明显提高，并且能够抵抗循环负荷，减小了蹦极效应和韧带拉长。国内康一凡等应用 LARS 人工韧带重建 PCL。指出韧带安装位置必须遵循等距的原则。韧带固定的骨道应光滑。韧带扭曲的程度应小于原韧带的扭曲程度。关节镜下清理时，勿切除原有的韧带残端组织。何国础等采用 Core–Tex 人工韧带重建 PCL，Lysholm 评分由术前的 43 分达到了术后 91 分，关节活动度由术前的 20°~ 100°达到了术后的 0°~ 120°。Lachman 试验阴性，抽屉试验阴性，平均于术后 2 个月恢复日常活动。他们指出与 ACL 重建相比人工韧带更符合 PCL 的功能要求。

目前人工韧带存在的主要问题是生物力学不完善和组织相容性不满意，但人工韧带拥有明显的优势就是能够完全人工合成，不需要牺牲自体组织或提供异体韧带。未来人工韧带的发展方向除了材料学的改进之外，应与组织工程学技术结合。加强人工韧带的可降解性和支架作用，应用各种细胞因子加速腱骨整合和新生物的长入，进行体外细胞培养和回植以及基因转染技术将使人工韧带具有更广阔的应用前景。

四、关节镜下软骨损伤的诊治

骨软骨损伤和关节内骨折是常见的一种运动创伤。关节镜技术应用后使软骨缺损得到了明确的诊断和有针对性的治疗。关节软骨在关节负重和运动中起若十分重要的作用，同时它也是运动过程中最易损伤的结构，成熟的软骨细胞特别是透明软骨细胞再生能力较弱，一旦软骨细胞受到破坏将加速凋亡过程，形成软骨缺损。软骨下骨组织的破坏，软骨下骨受到撞击后形成微骨折，软骨和软骨下骨剥脱，也是造成软骨缺损的重要原因之一。软骨缺损一直是影响关节功能加速关节退变的重要原因。有研究表明软骨细胞暴露在空气中会加速退变，传统的开放手术对软骨缺损的治疗效果较差，关节镜技术在关节腔闭合的情况下操作，保护了软骨，使得各种软骨修复的手术变得安全有效。关节镜下软骨缺损的治疗方法大体分为两类，一类是引入可再生软骨细胞的组织，比如软骨打孔和微骨折、软骨膜和骨膜移植、自体软骨细胞移植等；另一种是引入可替代的软骨组织，比如自体骨软骨移植、异体骨软骨移植、组织工程学软骨移植等。

关节镜下软骨下骨打孔是最早应用的治疗软骨缺损的方法。它主要通过软骨下骨钻孔、打磨成形造成微骨折，刺激骨髓释放未分化的间充质细胞、生长因子和其他蛋白质，在损伤的局部形成组织凝块，在应力作用下分化为成纤维样软骨组织而达到修复软骨的目的。这种纤维样软骨组织生物力学特性较差，短期内就可以出现退化。该方法不适于大的软骨缺损和中老年患者，现在只作为一种辅助方法与其他技术合并应用。软骨膜内层成软骨细胞有分化为软骨细胞的潜力。骨膜生发层细胞在低氧，高应力的环境下可以向软骨细胞增殖分化。人们利用这些特性将自体软骨膜或骨膜游离移植到软骨缺损处生成软骨细胞而达到修复的目的。术后观察这种再生软骨比正常软骨耐压能力差，术后 8 ～ 12 个月即出现退行性变，随着时间延长，退行性变加重。因为骨膜炎或膜内成骨的骨赘形成而再手术的风险较高。自体软骨细胞种植术方法是一种较新的、效果肯定的方法。它通过自体软骨活检取材后单层培养扩增，扩增后的细胞混悬于液体媒介中，然后置于软骨的缺损区，表面用骨膜移植覆盖。种植的软骨细胞在缺损处聚集并产生新的软骨基质，骨膜片的作用可以封闭混悬液，隔离软骨细胞并促进其分化。骨膜片还有半透膜作用，滑液中的营养物质可以同头，从而营养种植的软骨细胞。术后观察软骨缺损处的新生组织在组织学与机械力学特征上与透明软骨相似，术后总优良率在 76% 以上。这种方法在国外已经广泛应用于临床，如何使其与关节镜紧密结合实现微创化和提高精确性是下一步的发展目标。

在众多的技术中自体骨软骨移植是目前应用较广，效果最为可靠的方法。随着对关节内骨折后软骨形态及合成功能的变化的研究及自体软骨移植理论的发展，骨软骨镶嵌成形术（Masaicplasty）成了骨软骨缺损的一种主要治疗方法。由于供体的骨软骨移植物含有软骨、软骨下骨、骨松质，保持了软骨与软骨下骨质紧密联结和完整性，植入受区后，骨软骨移植条块的骨性部分很快与受区周围的骨质相融合，使软骨下骨迅速成活；同时，因为软骨下骨的存在，移植的骨软骨块镶嵌在受区的骨孔内，可获得可靠的固定而不至塌陷。具体的操作方法是在软骨缺损区，钻大小不等的孔，每孔之间用一定的间隔，深度达软骨下骨。然后从负重较少的股骨内、外髁边缘区域凿取多个小块圆柱状骨软骨移植物，圆柱状骨软骨的直径、长度必须与软骨缺损部位预先制备的圆柱状孔相一致。将移植物序贯排列镶嵌移植于骨软骨缺损区，并恢复关节面的曲度。该项技术可以完全在关节镜下完成，可修复缺损面积 $14cm^2$。修复后的软骨层是由 80% 的透明软骨及 20% 的纤维软骨共同组成。自体骨软骨镶嵌移植，由于不会产生免疫反应，术后软骨细胞仍然存活，近期和远期效果均较满意。Peterson 等应用此方法治疗 58 例关节软骨缺损的患者，平均随访 5.6 年，优良率为 91%。Barber 等报告了关节镜下自体骨软骨移植术后的组织学观察，术后 1 年，移植的骨软骨均通过爬行替代与周围软骨形成完整的融合，透明软骨细胞生长良好，无明显退变现象，仅在移植的骨软骨与周围组织之间有少量的纤维软骨。关节镜下自体骨软骨移植的优点是通过自体移植达到了修复的目的，没有传播疾病的风险；骨软骨一起移植达到了固定的目的，移植物与受区嵌合不会成为游离体；创伤小有利于患者早期活动，防止粘连。但是骨软骨的自体移植取自身组织，取材的大小和量受到限制并且不能重复使用，不适于较大面积软骨缺损的治疗。

同种异体骨软骨移植的优点为软骨来源广泛，不增加手术者痛苦，且可预制成任意形状和大小。临床观察显示，新鲜或冷冻异体骨软骨移植可缓解关节疼痛、改善关节功能，移植物的骨性部分可与宿主骨相融合。手术操作与自体移植相似，可实现完全关节镜下操作。能有效治疗运动创伤所致的软骨缺损或退行性关节炎，国内外都有广泛的应用。目前关于异体骨软骨的移植研究主要集中于如何延长软骨的保存时间和降低软骨的免疫原性。与新鲜异体骨软骨移植相比，采用冷冻移植物可择期完成关节重建手术，并且有充裕的时间进行多项检测，防止供者可能带来的病毒或细菌感染，且冷冻移植可降低排异反应。Wingenfeld 等研究用二甲亚砜冷冻保存的异体骨软骨，结果表明用二甲亚砜冷冻保存的异体骨软骨能明显降低其免疫原性，并加快血运重建的过程。异体骨软骨移植的早中期效果满意，但远期效果仍存在争议。目前对于组织工程学软骨修复软骨缺损的研究较为深入，通过体外的细胞种植、三维重建已经完成了人工软骨移植体，不久将用于临床。随着人类基因组计划地完成，有人采用基因治疗策略将体外基因修饰的功能性细胞植入缺损区，或者转移生长因子基因入关节腔内，利用生长因子的持续稳定表达而创造有利于软骨修复的良好内环境。然而，这些新方法和新技术的应用，都要依赖于关节镜将其导入关节腔软骨缺损部位，关节镜技术的发展是将软骨修复新理念变为现实的工具。

第二节　肩关节镜的临床应用

肩关节是人体活动度最大的关节，也是最容易受到损伤的关节，肩关节镜治疗肩关节损伤有很大的优势。肩关节镜技术被提出后，Older 和 Cofield 分别报道了肩关节镜检和镜下手术。随着运动创伤的增多和人们生活水平的提高，肩关节镜技术得到了较迅速的发展，可用于大多数肩部疾病的诊断和部分肩部损伤的手术治疗。特别是对肩袖损伤、肩关节软骨变性、盂唇损伤、肩峰撞击、肩关节不稳肱二头肌长头腱损伤的诊断和治疗，获得了与切开手术相同甚至更优良的效果。

一、肩袖损伤的诊治

肩袖撕裂是肩关节最常见的一种运动损伤。肩胛下肌、冈上肌、冈下肌、小圆肌在经过肩关节的前方、上方和后方时，与关节囊紧贴，且有许多腱纤维编入关节囊内，这些肌构成了肩袖。肩袖在肩关节的三维活动中起非常重要的作用。在冠状面三角肌和肩袖的下半部（冈下肌、小圆肌、肩胛下肌）是一对力偶。在水平面，肩袖前部（肩胛下肌）和后部（冈下肌、小圆肌）之间是另一对力偶。肩袖撕裂修复的目的是使这两对力偶重新获得平衡，而不仅仅是修补裂口。不同的撕裂部位采取不同的关节镜修复技术。肩关节镜对于将袖损伤的诊断准确清晰，优于各种辅助检查。肩关节镜检通常以肩关节后入路最为常用。选择肩峰后外侧角为定位标志，距此点向下、向内 1.5cm 为肩关节镜后方入路。通过三角肌及冈下肌下缘间隙直达肩关节囊后部，在肱骨头与肩盂间隙上部进入肩关节腔。观察顺序为肱骨头、肩胛盂关节面上半部，前关节囊，冈上肌与肩胛下肌之间的肩袖间隙，盂唇的前上部分，肱二头肌长头腱及其肩盂止点，冈上肌肱骨头外侧止点。后退关节镜顺序观察肱骨头后外侧，肩胛盂关节面的下半部，盂唇前下方结构及肩关节囊的腋皱襞部分。通过这种细致规范的关节镜探查，Cartsman 根据关节镜下表现，将肩袖破裂程度分为 3 度；Ⅰ度撕裂部分 < 肩袖厚度的 1/4（3mm）；Ⅱ度 < 肩袖厚度 1/2（3 ~ 6mm）；Ⅲ度 > 肩袖厚度 1/2（6mm）。我们认为如果术中发现肩袖破裂厚度超过 1/2、长度超过 1cm 或肩袖完全破裂，则应做肩袖修补术。肩关节镜技术在对肩袖损伤的治疗上取得了很大的突破和发展。以往肩袖破损的长度超过 10mm 时，主要采用开放手术修复。现在，越来越多的肩袖撕裂，包括肩袖的完全撕裂都可以在关节镜下得到修补。与开放手术相比，关节镜下肩袖修补术有许多优势：肩关节镜下手术可以方便、清楚地暴露肩袖撕裂的部位；而开放性手术必须旋转上臂，把肩袖撕裂部位放置到手术切口之下，才能获得清晰的手术视野；在肩峰成形术中，关节镜下操作可以保留三角肌在肩峰的止点，避免剥离三角肌止点后可能发生的三角肌止点不愈合；镜下可以更精确地实行软组织松解，从而获得肩袖的无张力固定，有利于肩袖愈合；镜下手术可以同时探查和处理盂肱关节内的疾患；术后瘢痕少，减少术后肩关节粘连，疼痛轻，早期活动度好。

关节镜手术治疗肩袖损伤有 3 种方法：单纯肩关节镜下肩袖修补术、肩峰下减压成形和肩袖修补术、小切口辅助下肩袖修补术。单纯肩袖修补术适用于较小的、单纯性肩袖撕裂，可以完全实现全关节镜下操作，依赖于特殊的缝合器械和设备。浅层的不完全撕裂可以采用缝线直接缝合，完全的肩袖撕裂可将其缝合于骨面上。肩袖修补术的关键在于镜下穿线和打结，Viper 穿线器的发明使穿线变得非常方便，提高了肩袖缝合的效率。而无结铆钉的发明则完全抛弃了烦琐的穿线打结，简化了肩袖缝合过程，减少了手术时间。而双铆钉固定的方法采用两个缝线铆钉分别独立固定后，用缝线环将两个铆钉连接。Millett 认为这种简单的新方法不仅有与传统单排重建方式相当的强度，而且可以增加肩袖的接触面积，还能使负荷分布在 2 个铆钉上，减少固定的失败率。肩峰下减压成形适用于肩峰撞击导致的肩袖损伤，研究表明肩袖损伤的原因约有 95% 是因为肩峰撞击和磨损引起的，撞击大多发生在肩峰的前 1/3 部位和肩锁关节。因此，对肩袖损伤不能仅仅单纯缝合修补，必须消除引起肩袖磨损的因素，使已修复的肩袖免受再次撞击，避免术后复发。所以要在关节镜直视下进行肩峰成形术，清除肩峰下增生的炎性滑膜和骨赘，完成肩峰下减压。将肩峰前 1/3 骨皮质进行磨削，使其平整，消除撞击因素。然后再进行肩袖的缝合固定，术后效果明显，远期疗效肯定。小切口辅助下肩袖修补术是现阶段广泛采用的手术，它适用于较大的、镜下修复困难的肩袖损伤。首先进行肩关节镜下的清理：修整撕裂处的肩袖，用刨削器或篮钳修剪破裂处直至正常新鲜的肩袖组织。用刨削器及射频冷切割刀去除肩峰下滑囊，并显露肩峰下缘及喙肩韧带。肩袖完全破裂后，常有不同程度的回缩。因此必须从肩胛盂上缘开始游离肩袖，直至将肩袖能牵拉到固定位置而没有过高的张力。然后进行肩峰成形，切断喙肩韧带的肩峰止点，去除肩峰的前下缘，直至将Ⅱ型或Ⅲ型肩峰成形致Ⅰ型肩峰。去除大结节与关节面交界处的皮质，以利于肩袖愈合。镜下关节清理完毕后，可进行小切口内肩袖修补，沿关节镜外侧入路做一纵向切口，切口长度不宜超过 5cm，以免损伤腋神经。沿三角肌纤维方向纵向钝性劈开三角肌，不剥离其止点，长度不超过 5cm，在 5cm 处缝合 1 针，以免因牵拉而损伤腋神经。对于肩袖部分破裂的患者行肌腱 – 肌腱缝合，对于肩袖完全破裂者先于大结节处做 3 个骨性隧道，再将肌腱固定于去皮质的大结节内侧，行肌腱 – 骨隧道缝合，最后用可吸收线间断缝合三角肌，逐层缝合切口。该方法该术式所需的技术及材料要求相对简单，是向完全关节镜内手术的过渡。肩袖撕裂镜下治疗水平的提高又产生了新的技术和现代观念，对于肩袖后上部的撕裂可采用“边缘汇聚法”，先沿肩袖的长轴缝合撕裂口的两边，再把缝合后的肩袖游离缘缝合固定于肱骨头骨床上。这种方法的优点是缝合处张力低，再撕裂的危险性小。对于巨大的挛缩的撕裂采用“间隙移位法”。前间隙移位是松解冈上肌腱和肩袖间隙，切断挛缩的喙肱韧带，外移冈上肌腱，缝于止点处的骨床；后间隙移位是同是松解冈上肌和冈下肌间隙，使冈上肌腱移位更大，便于关节镜操作。除肩峰下撞击是造成肩袖损伤的原因外，现在认为喙突下撞击症和喙肱间隙狭窄也是导致肩袖撕裂的原因之一。特别是伴有肩胛下肌腱断裂时，当喙肱间隙 <6mm 时即可认为存在喙突下撞击症，此时应先行关节镜下喙突部分切除，扩大喙肱间隙在行肩袖修补，术后疗效较为满意。随着肩关节镜操作技术的成熟，新材料，新器械的应用，全肩关节镜下的肩袖修补术必将得到普及。

二、肩关节不稳的诊治

创伤性肩关节不稳是由于较大的外力引起肩关节的前脱位或者半脱位，导致前盂唇撕脱，前关节囊撕裂、撕脱，甚至盂缘骨折。多见于肩部反复劳损或者用力不当运动员。肩关节的稳定依赖于主动稳定结构和被动稳定结构，前者包括三角肌、肱二头肌和肩袖肌群，而肩盂几何外形、盂唇、关节囊及盂肱韧带则属于后者。这些结构的损伤或发育不良是导致肩关节前方不稳的根本原因。关节镜下检查是诊断肩关节不稳定的重要方法。关节镜下最常见的病理改变为盂唇的撕裂，经典的 Bankart 损伤为肩盂前下 1/4 圆周的盂唇增厚部（即盂肱下韧带的附着处）的撕裂或剥脱；另一种损伤是在关节面周围的盂唇附着部的骨膜自骨膜下层剥脱，此时关节镜下盂唇可显得十分完整，必须用探钩仔细探察盂唇边缘才能发现这种损伤；在肩关节镜下还可见到盂唇撕脱后与肩盂间的缺损部被大量瘢痕组织所填充，这是损伤愈合的一种表现。但由于使盂肱下韧带延长，所以仍会造成肩关节的不稳定。在慢性病史较长的复发性肩关节前方不稳定中可见到盂肱中韧带的拉长甚至有时可看到整条盂肱中韧带被瘢痕组织所替代。肩关节镜可以对肩关节不稳的原因进行明确的判断，并提供有针对性的治疗。

关节镜下的肩关节不稳的治疗随着内同定技术的进步而得到了发展。Johnson 在 1982 年首次利用金属 U 形钉在关节镜下实施了肩关节的稳定手术，但由于所用内固定物的问题较多这一技术很快被放弃。1987 年 Morgan 等描述了关节镜下经肩盂下方打孔过线固定盂唇及关节囊的肩关节稳定手术，之后 Caspari 等对这一技术进行了一些改进。但大多数报道中该手术不能达到和切开手术一样的成功率。Richmond 首先提出了应用缝合锚钉实施关节镜下的肩关节稳定手术。Wolf 和 Snyder 则开始尝试用可吸收的和不可吸收的缝合锚钉进行手术。这一技术的优点在于术中可以将关节囊和韧带结构上移并保持适当的张力。一般术中首先评估关节囊、韧带复合体附着的牢固程度以明确它们是否移位及有无瘢痕形成，然后进行关节囊韧带等软组织的松解，建议一直向下方松解至肩盂 6 点钟处位置以利于后期的软组织的移位，然后进行肩盂的准备直至出现均匀的渗血。此后常规在 2 点钟、3 点钟及 5 点钟位置的关节盂边缘处由下至上打人缝合锚钉，打入时必须注意缝合锚钉的位置及打入的角度口然后进行关节镜下的缝线操作，使缝合锚钉尾线穿过盂唇关节囊复合体后打结固定。术后需制动3～4周，以后开始严格指导下的康复锻炼。至术后6个月时可恢复体育活动。较早期的报道显示与切开手术相比，关节镜下应用缝合锚钉进行Bankart重建手术治疗复发性肩关节前脱位的疗效稍差，复发脱位率高于切开手术。但随着关节镜器械的发展和关节镜下手术操作技术不断完善，近5年的文献报道显示关节镜下手术的结果已完全可以与切开手术媲美。Bacilla等报道了1组40例年轻的运动员以该方法治疗的效果。其术后复发牢仅为7%。关节镜手术围术期并发症率更低，外旋受限更小，患者术后恢复从事投掷运动的概率更大。

另一种稳定手术则应用可吸收钉进行周定，其中最常用的是Suretac装置，这是一种由聚葡萄糖酯制成的可吸收钉。在体内可由水解吸收而不会引起炎症过程。这种固定方法将软组织直接固定于骨面上，可避免出现金属U形钉那样的固定物松动的问题，不需在后方打结，因此也不会有肩关节后方疼痛及肩胛上神经麻痹的并发症。但由于生物可吸收钉的固定强度低于切开手术或不可吸收缝合锚的同定强度，因此术后制动的时间可能更长。该项技术不能很好地处理那些关节囊盂唇组织质量较差的情况口因此那些单方向的、创伤后的、合并Bankart损伤且盂肱下韧带组织质量较好的患者比较适于这项手术技术。

关节镜下的肩关节不稳定重建术目前仍处于发展中，目前很难界定其标准的适应汪。由于关节镜下手术具有对患者损伤小、患者肩关节功能恢复快等明显的优点，近十几年来关节镜技术已广泛应用于复发性肩关节不稳定的诊断及治疗，并且随着关节镜技术的不断完善，以往那些所谓的禁忌证逐渐部可以应用关节镜手术解决。应当明确，对于那些存在肩盂骨缺损，脱位次数超过30次、关节囊盂唇组织质量差，合并较大的Hill-Sach。损伤的患者进行关节镜下的修补术的效果相对较差。复发性肩关节不稳定的关节囊松弛可采用关节镜下关节囊的热缩成形术。术中应用激光或射频探头传送能量，产热，最终导致关节囊的变性收缩。肩关节囊主要由Ⅱ型胶原纤维构成。分子生物学研究表明这种纤维为一种规则的三螺旋结构。由于分子间及分子内的连接维持一种规则的晶体状结构。当热能破坏了这些连接后，其分子生物学构型转变为一种随机的螺旋，从而导致关节囊的外型改变。尸体试验表明纤维的挛缩取决于能量作用的时间和温度，超过65℃即可使人类尸体的肩关节囊明显挛缩，从而减少肱骨头相对肩盂的运动。Hardy等报道18例肩关节前方复发性不稳定的患者以缝合锚及激光热缩成形联合治疗，术后1年时没有复发。关节囊的热缩成形作为一项新兴的较易实施的技术目前被广泛地应用。关节镜下手术有严格的技术要求，手术效果与术者的技术直接相关。另外术后的康复过程亦很重要。由于关节镜术后患者所感到的不适一般比切开手术后的小，但至少3周的术后制动是必需的，并且只有在肩关节完全恢复了活动的范围及肌力时才能重新从事体育运动，通常这需要5～6个月的时间。

三、肩峰撞击和盂唇损伤的诊治

肩峰下撞击综合征是肩关节外展活动时，肩峰下间隙内结构与喙肩穹之间反复摩擦、撞击，导致肩峰下组织炎症、退变，甚至肩袖撕裂，引起肩部疼痛和功能障碍。Bigliani等将肩峰的形状分为平坦形，弧形和钩状，并认为后两型肩峰更易发生肩峰下撞击征。研究证明肩峰的结构异常和肩峰下撞击征有一定的相关性。根据受累组织的不同，肩峰下撞击可表现为肩峰下滑囊炎、冈上肌炎、冈上肌钙化、肩袖损伤和肱二头肌肌腱炎等。随着关节镜技术的不断发展，关节镜下肩峰成形术已成为治疗肩峰下撞击综合征的标准技术。肩峰成形术又称为肩峰下减压术，自从1987年Ellman首先报告以来，已广泛开展。关节镜下肩峰成形术要达到满意的疗效要广泛、彻底地切除肩峰下滑囊；切除或切断喙肩韧带；前肩峰下减压；切除肩锁关节骨赘；必要时行肩袖修补术，有效控制术中出血是手术成功的关键之一。钬激光行肩峰下滑囊和喙肩韧带的切除是控制术中出血的较好方法。可使用30°的探头，总能量控制在10～30W，直接接触组织有切割作用，距离2mm左右则有凝固止血作用。术巾中肩关节周围软组织的过度肿胀也是一个需要注意的问题，多为冲洗液渗透到软组织所致，严重者可引起骨筋膜间室综合征。尽量缩短手术时间，减少冲洗量、流量，降低冲洗压力和手术入口使用外套管可起到预防作用。术中应注意控制好肩峰下减压的程度，切除过多可引起肩峰骨折，切除过少难以起到减压作用。术前可根据冈上肌出口位X线片估计肩峰切除的量。肩峰下切除应控制在8mm之内。具体操作时首先用圆头套管扩大并松解肩峰下滑囊，用刨削打磨器清理切除肩峰下滑囊壁，暴露肩峰下缘部分和喙肩韧带口探针从外侧入路进入，探明肩峰的前缘和外缘，了解肩峰下骨赘增生的情况及肩袖有无损伤，并探明肩锁关节和喙肩韧带。用钩刀或钬激光切断或部分切除喙肩韧带。用打磨钻切除（或磨平）肩峰前外侧部分。将关节镜改从外侧人路进入，经前入路进入手术器械，探查肩锁关节，如肩锁关节有骨赘形成，则予以切除，严重者则做锁骨远端的切除。如有肩袖损伤，则加做肩袖修补术。对于合并肩袖完全断裂的肩峰撞击综合征主张关节镜和开放手术联合应用，镜下观察确定位置开放手术减压和修复肩袖。联合手术的优点可以同时检查盂肱关节，发现关节内的损伤并治疗；可以直观而准确的评估肩峰下间隙和肩袖关节面撕裂的程度；三角肌的附着点得到了保护，三角肌肌力损害小；切口小，软组织切除少，效果优于切开手术，术后康复快。

盂唇是肩胛盂周边的软骨环，有加深肩胛盂，减轻震荡、扩大包容、增加关节稳定的作用。盂唇受到撞击磨损、极易损伤。因为是软骨组织，体积较小。辅助检查很难发现，常造成误诊。而肩关节镜对盂唇损伤的诊断准确、直观，而且可以明确盂唇损伤的范围、类型及鉴别诊断。盂唇处于周围关节囊相连外，上方与肱二头肌长头腱止点相连前方与盂肱韧带相连。除单纯的盂唇横裂、纵裂、舌状撕裂、纤维状撕裂外还会有盂唇复合体的损伤。对于单纯盂唇损伤，采用肩关节镜下撕裂的部分切除术，操作简单，术后恢复快。对于较大的撕裂可采用 Morgan 法，在肩关节镜下将剥离断裂的盂唇复位缝合与肩盂上。目前国外常用关节镜下带线锚钉内固定缝合法，在关节镜下用 Revo 或 Mitek 锚钉打入受损盂唇的边缘，利用特殊的境内器械用钉尾的线将损伤的盂唇复位缝合。此方法固定牢靠，术后可行早期康复训练，并发症少。

第三节　髋关节镜与踝关节镜的临床应用

一、髋关节镜的临床应用

早在 1931 年 Burman 就试图施行髋关节镜检查术，但限于当时的技术条件和对髋关节生理的认识，手术未取得实质进展。真正的髋关节镜诊疗技术开始于 1970 年，30 年来无论是基础理论还是临床实践都取得了长足进步。当前，这一微侵袭内镜技术已在髋关节疾患的诊疗中起到越来越重要的作用。

髋关节周围的肌肉丰富，关节囊较紧，关节间隙狭窄，导致髋关节镜技术难度增大。Eriksson 在 1980 年就提出行髋关节镜时要借助外力充分松弛髋关节。只有关节间隙拉开，才有入镜的可能，牵引是髋关节镜术成功的一个重要因素。若牵引力过大，易导致血管神经拉伤；而牵引力过小，关节间隙狭窄，无法行镜下操作。术中牵引所要掌握的尺度主要依据 C 形臂透视下检测关节间隙拉开的程度。膝关节微屈 15°时检测膝关节屈伸的张力。髋关节周围的解剖结构比较复杂，重要的神经血管较多，手术入路较为困难。Glick 提倡外侧入路，单纯外侧人路，术中盲点较大，且坐骨神经有着潜在的危险。如果前外侧入路和外侧人路联合应用效果会更好。实验研究证明前外侧入路位于关节镜检安全区的最中央，而与相邻的臀上神经的距离平均为 4.4cm，因而很安全。而术中注意保持患肢中立位，避免外旋，并维持髋关节在伸张位，减少坐骨神经靠近关节囊的机会。髋关节深在，穿刺不似表浅关节容易，而穿刺的好坏是手术成功的关键，要保证穿刺顺利，必须做好髋关节的体表标志，在 X 线透视下进行操作。采用双针穿刺法穿刺成功后向关节囊内注入液体使其膨胀，再分别经由两穿刺空导入冲洗管和关节镜，并采取持续加压冲洗，可保证了视野的清晰。由于髋关节的解剖特点，对髋关节镜本身也有一定要求。一般采用 25°或 30°关节镜经转子前后入路观察股骨头、关节盂唇，经前方入路观察髋臼关节面及髋臼窝。如需观察股骨颈、关节囊内韧带、关节滑膜，则采用 70°关节镜为宜。除硬镜系统外，采用由光导纤维制成的可折曲关节镜可减小关节镜盲区，增加术野。

髋关节镜术对部分髋关节疾病的诊断和治疗有重要的价值，它具有损伤小，恢复快，并发症少等优点口有些疾病尽管病变微小，却被迫切开关节进行大手术治疗。而通过髋关节镜技术来解决此类问题，情况大有改善。由于髋关节解剖的特殊性和目前受器械、设备的影响，不管是检查还是手术操作均受到相当的限制。目前钬激光的应用良好地解决了镜下手术问题，激光的细小、灵巧以及各种角度的探头，能够彻底地切除增生滑膜、破裂的关节盂唇以及清理变性软骨。使髋关节镜的诊治范围得到了明显扩大。利用髋关节镜取出关节内异物和游离体是最常用的技术。关节内游离体常见于运动创伤后碎裂的软骨游离于关节腔，除引起关节交锁、失稳等机械损伤外，如果游离体或异物嵌夹于负重区的关节软骨面之间，关节面破坏将不可避免。髋关节镜下取出游离体，不必进行大切口，操作迅速简便，术后不影响功能。并且，通过关节镜下的灌洗装置对清除关节内血肿或一些体积较小无法钳夹的游离体也有明显的效果。髋臼盂唇损伤也是常见的运动损伤，髋臼盂唇对增加股骨头包容、传递关节应力、稳定髋关节具有重要意义，盂唇病变将增加髋关节骨性关节炎的发生率并加速关节退变。盂唇富含痛觉神经末梢，盂唇病变本身也可引起疼痛、弹响、交锁、关节失稳等一系列的髋关节症状。经髋关节镜检查证实：40% 的不明原因髋关节疼痛由盂唇病变引起。髋臼盂唇病变的病因主要由退变引起（约 48.6%），其次为创伤（约占 18.9%），再次为特发性（27.1%）和先天性（5.4%）。按关节镜下形态观察可将盂唇损伤分为瓣状、放射状、边缘纵行损伤及不稳定型盂唇等类型。其中不稳定型主要指盂唇结构正常但有半脱位功能失常者。盂唇撕裂伤多见于前侧盂唇，以放射状、瓣状多见。因 MRI 和髋关节造影对盂唇病变不敏感，漏诊率很高，而髋关节镜对诊断盂唇病变极有价值。同时可在关节镜下行盂唇部分切除术，去除病变盂唇缓解关节症状。髋关节镜诊疗术后一般要求患者 3d 内避免完全负重，6 周内避免髋关节剧烈运动。术后及早进行理疗和功能锻炼将有益于关节功能的及早康复。

髋关节镜外科技术为髋关节疾病的诊疗提供了全新的手段。尽管当前该技术尚不普及，无论是关节镜技术本身还是对关节镜下髋关节生理或病理解剖的认识都有进一步深化拓展的余地，但髋关节镜外科作为一种微侵袭内镜技术，为人们在微创的前提下更直接地认识和处理髋关节疾患提供了可能。随着认识的深化和技术的改良，髋关节镜技术一定会在髋关节疾病的诊治中起到越来越重要的作用。

二、踝关节镜的临床应用

踝关节是重要的下肢撑重和运动关节，损伤的临床发病率较高。很多病例即使经过详细的物理检查，甚至 CT 和 MRI 检查，仍无法明确诊断。而踝关节表浅，关节镜检查入路方便、安全、准确性高，不发生关节粘连，故踝关节镜检查具有很高的临床诊断价值。由于踝关节间隙狭小及不规则，关节镜诊断和治疗操作有一定困难，但通过结合踝关节牵引技术成功率较高。适用于大部分踝关节疾病的诊断，同时可对关节病损程度做出恰当的评估。踝关节镜的治疗价值正逐步受到重视，经关节镜可施行多种手术操作。不需要广泛切开关节囊，损伤小、恢复快、疗效确切、无关节感染及血管神经损伤并发症已逐步成为踝关节外科的重要治疗手段。踝关节镜手术的主要适应证有：软骨软化病灶修整、骨赘切除、游离体摘除、滑膜活检、滑膜脂肪垫切除、胫距前韧带紧缩、急性关节内软骨骨折后骨折片的清除与内固定机关洁净辅助下的踝关节融合。

踝关节镜手术难度较大，有许多注意事项：术前大腿应放置止血带。专用牵引套及牵引器进行踝关节牵引，并可以改变方位，以保证术中达到暴露部位的最大间隙。使用持续高压关节内灌注系统以较好扩充关节腔。术前要仔细标记内、外踝骨性边界，标记胫前肌、长伸肌、趾总伸肌和足背动脉。入口的选择共 5 个：前外口位于第三腓骨肌外侧；前中央口位于长伸肌外侧，趾总伸肌和足背动脉内侧；前内口位于胫前肌腱后内侧；后外口位于跟腱和腓骨肌之间；后内口位于跟腱和胫后动脉之间。根据病情需要选用不同入口组合，后内入口应特别注意造成血管、神经损伤。术中关节内检查要遵循一定的顺序规范进行：内侧应观察内侧胫 – 距关节、内侧距骨 – 内踝间关节面、内踝、内侧滑膜壁和三角韧带的深部。外侧应观察外侧胫 – 距关节、下胫腓关节、外踝、距骨 – 外踝间关节面、外侧滑膜壁、距腓前韧带。中央区观察胫骨的穹窿部及相应的距骨关节面。后外侧入路观察胫骨后穹隆部及相应距骨关节面，外踝及胫腓下关节后部分等。手术治疗操作应轻柔、适度，避免造成血管、神经及关节软骨面、切带等的损伤。后内入口避免损伤胫后动脉及神经，后外入口避免损伤腓肠神经和小隐静脉，前入口避免损伤腓深神经和胫前动脉。手术方式可做关节内滑膜切除及活检、游离体摘除、关节软骨面损伤缺损区的刨削清创及钻孔、关节内粘连松解、化脓性关节炎的清创引流和冲洗等。

踝关节镜适用于踝关节病变的诊断和最大程度的治疗，对早期及其他检查无阳性发现的病变，尤其是骨关节炎可做出准确的诊断，对已有明显关节内损害的病变程度可做出正确的评估。同时经过治疗性手术操作可延缓病程的发展或缓解症状改善功能，对感染性疾病是较好的引流术式，拥有广泛的应用前景。

第八章

髋部手术

第一节　儿童股骨颈骨折

儿童股骨颈的血供主要来自髓内动脉，股骨颈骨折移位使来自干骺端的血供中断，颈与头骺之间为骺板，无血运交通，因而骨折远端的股骨颈缺血、股骨头坏死发生率可达 40% 以上。疗效多不满意，容易发生髋内翻和骨骺早期闭合等并发症。

一、损伤机制

儿童股骨颈骨折，多需较大暴力所致。发生骨折后移位多较严重，复位较困难，血供损伤也较明显。

二、治疗

（一）保守治疗

对无移位外展型嵌入骨折，可作双髋“人”字石膏或支具固定 12 周，也可行股骨下移骨牵引 4 周。但由于儿童配合治疗难度大，骨折位置难以维持，故多数人主张内固定，以减少骨折移位和发生骨折不愈合或畸形愈合。

（二）手术治疗

对有移位儿童股骨颈骨折应行内固定。在 X 线监视下作骨折闭合复位，力求达到解剖复位。

1. 经皮克氏针内固定　是首选治疗方法。对无移位骨折，患肢置于外展 15°，内旋 10° ~ 15°。于股骨大粗隆下，经皮斜向上经过股骨颈骨折线向股骨头方向穿入 3 或 4 枚直径 2mm 克氏针，针尾包埋于皮下。术后髋人字石膏或支具固定 12 周。

2. 空心螺纹钉内固定　X 线透视下复位后，用 2 枚空心螺纹钉固定。优点是手术时间短，损伤小。术后卧床 2 ~ 3 周。

3. 腓骨骨栓移植固定　优点是植入腓骨与股骨颈融为一体，内固定坚强；无金属内固定物不良反应。限制是需切取腓骨，手术较复杂。儿童切取腓骨后，远期有发生距小腿关节不稳定可能。术后髋“人”字石膏或支具固定 3 周。

4. 可吸收拉力螺钉内固定　优点是手术较简便，避免金属内固定物引起应力遮挡及骨质疏松，内固定后骨折端微小活动有利骨愈合及不会造成距小腿关节不稳定。限制是内固定强度丧失较快，造成有些内固定失败，影响骨折愈合。术后髋“人”字石膏或支具固定 3 周。

第二节　小儿股骨头缺血性坏死

小儿股骨头缺血性坏死，又称股骨头骨骺骨软骨病（Legg-Calve-Perths 病），是最常见的骨软骨病。

一、病因病理

本病好发于4 ~ 12岁的儿童，其中以4 ~ 9岁发病率最高。男性为女性的4 ~ 5倍，大多为单侧性，双侧发病率约为15%，可能与家族史有关。

（一）发病原因

尚无确切的说法，现今大多数学者认为发病与外伤有关。Tructa指出，儿童4 ~ 9岁时，经过骨骺板的血运差不多完全消失，此时圆韧带的血运又未穿至整个股骨头的深部，故整个股骨头骨骺的血运。完全靠旋股内侧动脉的外骺支及旋股外侧动脉前骺支的少量血供给。Tucker用注射的方法，显示股骨头血运在后半部较前半部多，其缺血性坏死常常仅涉及头的前半部，很少使整个股骨头坏死。Legg及Caffev等均认为外伤是造成此病的主要原因。

（二）病理改变

股骨头缺血性坏死在病理上可分为4期，这种病理分期与X线诊断相吻合。

1. 缺血坏死早期　股骨头缺血性坏死的早期病理改变以骨质坏死为主，此期骨化核停止生长，X线片上显示股骨头骨骺完整，较健侧小。由于骨质废用性萎缩，在干骺端出现骨质疏松，X线片上出现骨骺密度均匀性增高。

2. 重建血循环活动期　特点为坏死与修复同时进行，而以修复为主。此期由于新骨在骨骺处沉积，使X线片上显示股骨头骨骺密度增加，在骨骺前半部软骨下出现骨质疏松。Salter称此现象为病理性骨折，此时临床上出现髋关节酸痛及活动受限。由于破骨细胞活跃而使骨质碎裂，成骨细胞活跃，使结缔组织及血管进入骨质稀疏区，此时即可在X线片上显示股骨头骨骺呈斑点状密度增加及节裂形成。骨骺由于缺血出现畸形，干骺端增宽。股骨大粗隆骨骺未受侵犯，发育正常，因此股骨头骨骺缺血性坏死的患儿，包括那些采用不负重的方法治疗的患儿，愈合后仍出现有畸形。

3. 骨愈合期　此期股骨头骺部坏死骨质吸收，节裂消失，新骨重新形成，骨结构完全恢复正常。

4. 后遗期　此期股骨头骨骺最后的形状已定，常呈现圆帽状畸形。

（三）X线表现（图8-1①②③）

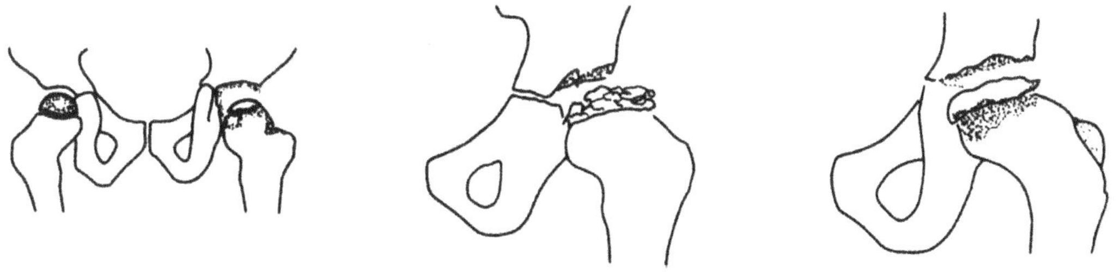

①缺血坏死期　②重建血循环活动期　③骨愈合期

图8-1　①②③：儿童股骨头缺血性坏死X线表现

本病最早期X线检查可无任何发现。因此如临床疑及本病时，切不可因早期X线检查阴性而完全排除它的存在，须再隔3 ~ 4周后拍片复查，必要时行MR检查。

1. 早期　相当于缺血坏死期，X线显示以骨质坏死为主。

（1）股骨头骨骺密度均匀性增高，骨纹消失，少数骨密度不匀，股骨头外上部有轻度扁平。

（2）股骨颈变短，骨质疏松，干骺板由于血营养障碍而显示不规则性增宽，附近骨质可有囊样缺损区。

（3）髋关节间隙轻度增宽，关节囊因滑膜增厚及积液而肿胀。

（4）泪滴与颈唇距增大（Waldenstrom征）。

（5）两侧闭孔不对称，患侧闭孔变小。

2. 进展期　相当于重建血循环活动期，骨骺坏死与修复同时进行，而以修复为主。

（1）股骨头坏死加重，骺核受压变扁，碎裂成几个致密骨块或压缩成一线状。

（2）股骨颈由于骨骺内生软骨生长障碍而变短，由于骨膜反应而更粗，局部骨质疏松及囊样区亦更明显。

（3）干骺板增宽且不规则，有时可见早期愈合。

（4）髋关节间隙稍宽或正常。

3. 晚期 相当于骨愈合期。

（1）股骨头坏死骨质吸收，节裂消失，新骨重新形成，骨结构完全恢复正常，骨骺逐渐恢复其光滑和整齐的外形。如因未及时适当治疗，则常可呈现圆帽状畸形。

（2）股骨颈短而粗，头部缩入颈内。也可偏斜于前下方，大粗隆升高，颈干角变小，形成髋内翻。

（3）髋臼由于适应扁而宽的股骨头而增大变扁及变浅，外形不规则，有时不能包含整个股骨头，使其外侧部分位于之外，形成半脱位。

二、临床表现

（一）早期

患儿一般健康，发育正常，发病比较缓慢，可无明显外伤史及感染情况，有的发病与外伤如跌伤或挫伤密切有关。

患儿有跛行，主诉髋关节或膝关节处疼痛、乏力，尤以在活动后较明显。检查患侧髋关节外展、外旋功能受限。

（二）晚期

可出现臀部及大腿肌肉萎缩，髋关节创伤性关节炎，疼痛和跛行均加剧，活动功能受限，但不发生关节强直。

三、诊断

根据临床表现，结合X线特殊变化可做出诊断。

四、鉴别诊断

早期髋关节结核与本病鉴别较为困难。

（一）股骨头缺血性坏死

1. 股骨头骨骺 外伤后软骨下骨质坏死，全骨骺坏死早期骨密度均匀增高，逐渐成碎片，外形扁平，晚期呈圆帽状。

2. 干骺板 不规则形增宽致密或早期愈合。

3. 股骨颈 增粗变短、颈干角度小及髋内翻。

4. 骨质疏松 局限。

5. 死骨形成 无。

6. 髋臼 早期无改变，晚期变宽而浅。

7. 髋关节 关节间隙正常或稍宽，不发生关节强直，晚期可见肥大性骨关节病。

（二）髋关节结核

1. 股骨头骨骺 局限性进行性骨质破坏，甚至骨骺完全消失。

2. 干骺板 模糊，密度减低。

3. 股骨颈 外形无改变。

4. 骨质疏松 广泛。

5. 死骨形成 可见。

6. 髋臼 可见骨质破坏。

7. 髋关节 早期关节间隙狭窄，以至消失，晚期可见纤维性强直。

五、治疗

对股骨头缺血性坏死曾采用多种不同的治疗方法，如一般对症治疗，用支架使患肢不负重，长期卧床不负重还可改善股骨头的血液循环，如钻孔术、植骨术或用截骨术改进股骨颈干角等。

（一）保守治疗

1. 早期制动　股骨头骨骺的外形及股骨颈的横径没有变化的早期患儿，可采用患肢外展位作小腿皮肤牵引或作髋外展支具或石膏固定。

2. 髋外展石膏负重　Gordon Petrie 在总结中发现，股骨头的外侧和前侧被侵犯，而最后发生畸形者比内、后侧多。因此提出若能将整个股骨头骨骺置于髋臼内，使患肢在外展 45°位负重，关节内的压力则可帮助股骨头重新回复正常形态。提出让患儿卧床制动或作牵引治疗，直至解除肌肉痉挛或患肢能外展 45°为止。必要时可作内收肌切断，术后两髋外展 45°，内旋 5°～ 10°，作髋“人”字形石膏固定后可允许小孩扶双拐行走。3 ～ 4 个月后去除石膏，活动膝、踝关节，待其关节活动恢复正常后，再作同样髋外展固定，平均固定约需 19 个月。

3. 髋外展支具负重治疗方法　Gordon Petrie 从 1957 年开始应用髋外展支架负重方法治疗，并取得良好效果。

这种治疗方法不影响骨骺生长发育，小儿可带着支架活动。这种治疗方法的目的是：

（1）使整个股骨头位于髋臼内。

（2）避免股骨头受髋臼边缘的压力。

（3）使整个股骨头关节软骨面所承受的压力均等。

（4）当走路时可以减少髋臼软骨的平均压力。

（5）保留关节一定的活动度。

（6）尽可能使股骨头在正常髋臼下保留原形。

（7）早期活动有助于股骨头塑形，关节间歇性的活动，对关节软骨面产生交替压力和减除压力作用，有利于关节软骨面营养的吸收。

固定最初中心边角平均为 19°，后期角度增加至 25°，而健侧则由 27°增加至 29°。

（二）手术治疗

Sater 氏认为截骨术可以使髂腰肌松弛，股骨头全部纳入髋臼内。Garceau 曾对因股骨头畸形而有疼痛与跛行的 11 岁患儿，用切除突出于髋臼外之部分股骨头的方法治疗，经随访 6 年无疼痛症状出现。

1. 适应证

（1）早期坏死期：股骨头骨骺仅有密度均匀性增高，可先采用保守治疗 3 个月，治疗无效时再考虑手术。

（2）进展期或重建血循环活动期：股骨头变扁、碎裂，股骨颈变宽者，可作为手术绝对适应证。

（3）年龄：12 岁以下可考虑手术治疗，12 岁以上手术效果不佳，应不考虑手术。

2. 手术方法　采用髋关节滑膜亚全切除术治疗股骨头骨骺缺血性坏死，已取得满意的疗效。根据在手术中均见关节囊及滑膜增厚，切片检查见纤维结缔组织增生，认为采用髋关节滑膜亚全切除术后，可使股骨头周围有大量新生结缔组织及血管增生，有利于改善股骨头的血液循环。

3. 术后处理　术后患肢作髋外展 45°，内旋 5°～ 10°位石膏固定，可将整个股骨头纳入髋臼内，减少股骨头骨骺外上方受到髋臼边缘及关节囊的压力，从而使股骨头在生长过程中得到逐步塑形。

3 个月后拆除石膏开始在床上练习髋关节活动，3 个月后再拍片复查，如股骨头密度恢复正常，才能弃拐负重。

（三）疗效评定标准

Gordon Petrie 对治疗结果提出以下 3 项评定指标。

1. 愈合初期 X 线片上显示股骨头的形状　用一刻有多个同圆心而半径相差 2mm 的圆圈的透明板来测定正、侧位 X 线片上的头形。如正、侧位 X 线片上所量圆形的半径相等，则疗效好，如 2 个半径相差

2mm 以上，则表示头不规则，疗效差。

2. 愈合初期股骨头的大小 Sjovall 用骨骺商数来确定治疗效果，疗效优良者，骨骺商应超过 60%。

3. 愈合后期股骨头是否全部在髋臼内 用测中心边角的方法可以测出股骨头是否完全在髋臼内，从股骨头之中作两条直线，一条垂直线，一条与髋臼边缘的连线，此夹角如果 <20°则疗效差，>20°则疗效好。

第九章

骨肿瘤

第一节　概论

一、骨肿瘤的流行病学和病因学

骨肿瘤在全身各系统肿瘤中发病率最低，大约占全部肿瘤的2%。据美国的统计，每年每百万人口中，仅有10例骨原发性恶性肿瘤。SEER（Surveillance，Epidemiology and End Results Section of the Na-tional Cancer Institute）的研究统计数据显示，发生于骨的肉瘤仅占全部肿瘤的0.2%。

骨肿瘤有原发和继发两类，其中又分为瘤样病变、良性肿瘤和恶性肿瘤。组织学分析的癌症登记数据表明，在瘤样病变中是以纤维异常增殖症、骨囊肿等多见；在良性骨肿瘤中，以骨软骨瘤、骨巨细胞瘤、软骨瘤等最为多见；在恶性骨肿瘤中，以骨肉瘤、软骨肉瘤、尤文肉瘤与纤维肉瘤等最多见。其中，骨肉瘤是最常见的骨原发性恶性肿瘤，约占骨原发性恶性肿瘤的35%。继发性骨肿瘤是身体其他组织或器官的肿瘤转移到骨骼，其发生率可以达到骨原发性恶性肿瘤的30 ~ 40倍。

骨原发肿瘤的病因、发病过程尚未明确。但临床随访观察与实验室研究发现一些因素与骨肿瘤有关，包括既往局部接受过放射治疗、暴露在化学物质中（如砷剂、氯化烯等）、局部慢性炎症或严重创伤（如植入异体组织、淋巴水肿、烧伤等）、免疫缺陷性疾病、遗传因素（如遗传性视网膜母细胞瘤、Gardner综合征等）、也可见于良性肿瘤恶性变以及继发于其他疾病（如多发性神经纤维瘤病、Paget病等）。

二、骨肿瘤的发生生物学

经过多年的研究，我们认识到恶性肿瘤的形成是一个极其复杂的过程，它涉及许多基本的细胞生物学机制，包括遗传突变、凋亡、信号转导、细胞周期的调控、基因转录的调控以及血管形成等。任何肿瘤均同时存在多种生物学机制的改变，单个分子或基因不可能导致肿瘤。

目前骨原发恶性肿瘤发生的确切的分子病理学机制尚不清楚。只是在既往的研究发现，部分骨肿瘤存在恒定的基因变异，如p53基因、视网膜母细胞瘤基因、EXT_1基因、NFI基因等。

EXT_1属于EXT家族，这个家族的基因被认为是肿瘤抑制基因。研究发现散发性骨软骨瘤及遗传性多发性外生性骨疣均存在EXT_1蛋白水平的下降。

p53是一个转录因子；能影响多个基因的表达，它属于肿瘤抑制基因。DNA损伤、低氧、促分裂的癌基因等可诱导p53表达，后者在p21的介导下，使细胞周期停滞于Gl期。另一方面，在一定条件下p53突变能够使其诱导细胞凋亡的功能丧失。p53变异在恶性肿瘤中非常常见，估计有超过50%的恶性肿瘤患者p53变异。研究发现，p53对于成骨肉瘤、软组织肉瘤和高度恶性的软骨肉瘤具有重要意义。据统计，约有45%的骨肉瘤存在p53基因突变。

Rb基因是一个重要的细胞周期调控基因，编码105kD的核磷酸蛋白。不完全磷酸化的Rb蛋白与转录因子E2F结合，阻止细胞通过Gl期，从而导致细胞周期阻滞；在生长因子等增殖信号的刺激下，Rb蛋白磷酸化，而后与其结合在一起的转录因子E2F被释放，后者会激活DNA合成所需的一系列基因表达过程。Rb基因变异是视网膜母细胞瘤的病因。临床资料显示，视网膜母细胞瘤的患者常继发恶性肿瘤，其中最常见的是成骨肉瘤。在原发性骨肉瘤患者中有60% ~ 70%的存在Rb基因变异。

这些基因的异常可能是骨肿瘤的形成机制之一，但其在骨肿瘤发展中的具体作用尚未确定。

三、骨肿瘤的诊断

对于骨肿瘤的诊断，人们很早就认识到不能仅仅局限于病理检查。病理检查常常针对的是小块组织标本，甚至是穿刺活检所得到的小粒标本，这使病理学家缺乏对病变部位、病灶周围骨质改变以及与周围软组织的关系等的认识。如果单凭组织的镜下改变而忽略了与临床表现和影像学检查的联系，常常会导致诊断错误，如骨化性肌炎误诊为骨旁骨肉瘤。另一方面，患者的年龄、性别、患病部位以及临床症状常为病理诊断提供线索，如对于小圆形细胞性肿瘤，可能诊断有尤文肉瘤、转移性神经母细胞瘤、恶性淋巴瘤或骨髓瘤，这就需要依靠患者的临床表现、影像学检查以及一些分子病理学检查来鉴别。因此，骨肿瘤的诊断须遵循临床表现、影像学资料与活组织检查三者相结合的原则。

（一）临床特点

1. 一般情况　年龄对于骨肿瘤的诊断有一定的帮助，多数骨肿瘤都有其明显的好发年龄段，如儿童几乎不发生软骨肉瘤，骨巨细胞瘤很少发生在骨骺闭合之前，骨肉瘤的多发年龄是在11 ~ 20岁，骨巨细胞瘤以20 ~ 40岁多见，而脊索瘤、骨髓瘤却以40 ~ 60岁为发病高峰，转移性骨肿瘤多发生在41 ~ 70岁。

性别和一些骨肿瘤的发生有一定的关系。大多数骨肿瘤是以男性多见，只有少数是以女性较多，如骨巨细胞瘤、皮质旁骨肉瘤等。就全部骨肿瘤而言，男女发病之比为1.6 ∶ 1，这种性别的偏向对诊断的帮助有限。

病变部位对于骨肿瘤的诊断很重要，不同骨肿瘤各有其好发部位。如骨肉瘤、骨巨细胞瘤、骨软骨瘤等是以四肢长骨为多发部位，其中，50%以上的骨肉瘤是发生在膝关节周、围。软骨瘤是以手骨为多发部位，而脊索瘤足以颅底、骶骨、脊椎为特发部位。在四肢长骨，骨巨细胞瘤主要位于骨端（骨骺板已闭合）；骨肉瘤、骨软骨瘤等位于干骺端部位；尤文肉瘤则以干骺端、骨干部位最多发生。

2. 症状与体征　疼痛是恶性骨肿瘤的重要症状，也可见于良性肿瘤压迫重要器官或神经。疼痛程度、性质与肿瘤的性质、侵犯范围，是否伴有病理性骨折密切相关。病变早期时，疼痛多为间歇性，程度多为轻微，不影响患者工作生活；病情进展后，疼痛进行性加重，且多转为持续性，显著影响患者工作生活。疼痛的性质主要以钝痛、胀痛为主，伴有病理性骨折时，可以出现突发性剧痛或锐痛。发生夜间痛、静息痛、不规则痛是恶性骨肿瘤的重要特征。

局部肿胀与肿块是骨肿瘤的另一重要临床表现，大多数骨肿瘤会在病程的不同阶段出现局部肿胀或肿块。浅表部位骨肿瘤早期即可出现局部肿胀；骨盆内的骨肿瘤则因位置深，在出现压迫症状时才被发现局部大肿块；而转移性骨肿瘤则可没有肿胀。恶性骨肿瘤穿破骨皮质到骨外，形成大小不一的软组织肿块。其质地与原发肿瘤性质相关，或柔软，或坚硬，而且常伴有局部皮肤紧张发红，皮温升高，皮下静脉曲张等症状或体征。

良性肿瘤的肿块生长缓慢，对其周围的组织和关节活动影响不大。恶性骨肿瘤则由于局部疼痛，或病变位于脊椎、关节附近，或出现病理性骨折等原因，可影响患者局部功能活动，或致局部畸形。

病理性骨折是骨肿瘤常见的临床表现之一，多见于骨转移性癌和原发性骨肿瘤。在良性骨肿瘤中，病理性骨折常成为患者就诊的首发症状。病理性骨折的临床表现与外伤性骨折相同，具有疼痛、畸形、活动异常等症状和体征。

良性肿瘤和早期恶性肿瘤常没有全身症状，骨恶性肿瘤病情进展后可出现贫血、乏力、体重下降等恶病质表现。

（二）影像学检查

影像学检查对于骨肿瘤的诊断极为重要，是临床表现必不可少的进一步的重要检查方法。骨肿瘤的影像学检查方法有很多，包括X线平片、CT、MRI、超声、放射性核素显像以及数字血管造影（DSA）等。

不同的检查方法有着各自不同的优点和不足，临床上需充分考虑各种方法的适用范围和局限性。

1. X线平片　由于骨骼系统本身天然良好的密度对比，以及X线平片应用简便、经济、快捷的特点，X线平片至今仍是骨关节疾病影像学检查的首选方法。骨肿瘤的X线表现是以所在骨对肿瘤生长的反应为基础的，具体表现为骨的破坏与反应性新生骨的形成。通过X线片，可确定是否为骨内病变；是单发还是多发病变；病变位于什么部位的骨和骨的什么部位；通过X线片，还可观察肿瘤的侵犯范围，观察并分析骨质破坏的性质。同时，X线平片因自身成像的原理特点在某些方面也存在不足。首先，X线平片是平面二维成像，存在结构重叠，对颅面骨、脊柱和骨盆等部位显示不佳。其次，X线平片是密度成像，对于骨质破坏轻微的早期病变常不能显示，对血管、神经、肌肉等软组织间因缺乏密度对比而不能区分。

2. CT　CT是利用X线成像原理发展起来的计算机断层成像技术，目前临床常用CT作为X线平片的补充检查手段。相对于X线平片来说，CT的优势在于密度分辨率的提高和横向容积数据扫描。通过窗宽、窗位的调节，CT值的测定，以及三维重建技术和增强扫描的应用，CT可确定骨肿瘤在髓腔内和骨皮质的病变范围；清楚地显示肿瘤及其周围结构的关系及肿瘤的血供。因CT仍属于X线范畴，其软组织的分辨率仍差于MRI。

3. 磁共振（MRI）　MRI是利用人体组织内丰富的氢原子核成像。不同的组织结构，其MRI信号不同。脂肪和黄骨髓为短T_1，长T_2高信号；肌肉为中等T_1、短T_2信号；肌腱或韧带为长T_1、短T_2低信号；骨皮质为长T_1、短T_2极低信号。骨肿瘤组织成分多样且瘤体内常伴有坏死、囊性变或出血，因此其MRI信号复杂多变，诊断时需遵循一般分析原则，全面观察、分析病变的特点。骨皮质破坏时，MRI图像上可见在正常骨皮质的极低信号区连续性中断，内出现高于皮质的异常信号。骨膜反应的MRI信号因其所处的病理性阶段不同而有所差异。早期骨膜水肿和增生变厚时，MRI T_2WI呈线状或条状高信号；骨膜增生钙化后，MRI各序列图像表现为线状或层状极低信号。肿瘤累及周围软组织时，MRI表现为肿瘤与周围的界面模糊，可见T_1WI上高信号的脂肪组织内出现肿瘤的低信号，在T_2WI上低信号的肌肉组织中出现肿瘤组织的高信号。

MRI现已成为临床诊断骨肿瘤不可缺少的辅助检查手段。MRI的优点在于较X线平片能早期发现骨肿瘤病灶；而且MRI还能观察肿瘤对关节、骨骺的侵犯；放化疗后肿瘤出现的治疗反应变化。MRI不足之处在于扫描时间较长、运动伪影较多和空间分辨率较低等。

（三）活组织检查

对于肿瘤而言，病理诊断是临床治疗的基石。没有准确的病理诊断，正确、恰当的治疗都无从谈起。活组织检查是在治疗前利用外科手段获取组织标本，进行病理学和细胞遗传学检查，从而明确病变的性质，指导制定合理的治疗方案。

1. 活检方式　依据组织标本的采集方法分为穿刺活检与切开活检。每种方法都有其相对的优缺点，需要根据病变可能的诊断、解剖位置综合考虑。

（1）穿刺活检：穿刺活检是通过特制的组织穿刺针抽取小条状或小粒状组织进行病理检查。具有创伤小，操作简便，感染、出血、病理性骨折等并发症发生率低等优点。适用于一些难以达到部位肿瘤的活检，如骨盆、脊柱；穿刺活检也可应用于靠近血管神经的巨大浅表软组织肿块。其缺点是获取标本量少，难以满足组织学检查、免疫组化和分子遗传学等方面的检查。这对于区分良恶性而言较容易，但在肿瘤具体分类时则常需要切开活检的标本；而且穿刺活检可能存在取样误差，从而导致误诊或漏诊。因此，穿刺活检要求，首先是穿刺部位必须准确，尽可能是经验丰富的医生在影像学技术的引导下进行；其次要求病理医生和技术员要有深厚的骨病理学诊断经验和娴熟的制作切片技术。

（2）切开活检：切开活检是用一般手术的方法切取肿瘤组织送病理检查，包括切取活检和切除活检。切取活检是指直接进入肿瘤病灶，切取标本，而不切除整个肿瘤的方法。切除活检是指活检同时切除整个病灶的方法。切开活检与穿刺活检比较，优点是直视下取材准确，且可以获得较多的肿瘤组织。其缺点在于发生病理性骨折、局部血肿、感染的风险增加；且切开活检不可避免要破坏肿瘤周围包膜、假包膜或其他天然屏障，可导致肿瘤的播散。

2. 常规病理学检查　骨骼系统属于间充质来源，具有向多种组织分化的能力和现象，诊断时应辨别构成肿瘤成分的主次，做出适当的诊断。从组织学上讲，骨肿瘤分为低度恶性、中度恶性和高度恶性。分级的主要依据就是肿瘤细胞的形态（包括多形性、异型性、细胞有丝分裂和坏死的程度），骨肿瘤细胞与间质的相对含量之比，以及肿瘤细胞核的特点。

骨肿瘤的病理诊断，必须熟悉骨的胚胎发生，即膜内骨化与软骨内骨化的过程。在成骨性骨肿瘤诊断时，根据成骨细胞的分化与所形成的基质，做出骨样骨瘤、骨瘤以及骨肉瘤的鉴别；如果见到软骨内骨化，需根据肿瘤细胞的形状与功能的不同分化，做出软骨瘤、成软骨细胞瘤和软骨肉瘤的诊断。在各种骨肿瘤与瘤样病变中，时常见到多核巨细胞，须严格掌握骨巨细胞瘤的诊断标准，排除其他含有多核巨细胞的病变。

3. 免疫组化、分子遗传学检查　目前，免疫组化技术已广泛应用于骨肿瘤的诊断，尤其是骨肿瘤的病理学分类。如上皮组织的细胞角蛋白（cytokeratin，CK）；间叶组织的波形蛋白 vimennn）；神经组织的神经原丝（neurofilamerit，NF）；神经原特异性烯醇化酶（neuronspecific enolase NSE）；造血组织的白细胞共同抗原（leucocyte common antigen，LCA）等。这些免疫组化指标在鉴别不同组织来源肿瘤方面有着重要的作用。除此外，免疫组化还能了解肿瘤细胞的增殖活性，对肿瘤恶性程度的判定有一定的参考价值。

随着细胞遗传学和分子生物学技术的迅速发展，肿瘤发生发展过程中有关的原癌基因、抑癌基因的结构和功能不断被阐明，学者们发现越来越多的肿瘤存在着分子遗传学异常。应用细胞遗传学和分子生物学技术对肿瘤细胞染色体进行分析，不仅可借此探讨肿瘤的发生机制，而且对于肿瘤的诊断有重要的参考价值。如骨肉瘤中骨形态形成蛋白（bonemorphogenic protein，BMP）的异常表达、p53 基因异常、Rb 基因突变和 Rb 等位基因缺失、Rb 蛋白表达的缺失；尤文肉瘤中 CD99 和 vlmennn 阳性，具有 11 号和 22 号染色体的相互易位或 21 号和 22 号染色体的相互易位，这些易位导致了 EWS 基因与 FLII 基因或职 G 基因的重排。

4. 特殊染色的应用　作为骨肿瘤的辅助检查手段，特殊染色是利用肿瘤组织内和细胞中含有的各种物质，如网状纤维、胶原纤维、糖原等，用染料将这物质显示出来。常用的特殊染色包括：网状纤维染色、弹力纤维染色、PAS（periodic acid Schiff，smethod）染色、黏液染色等。网状纤维染色主要用于：①鉴别癌与肉瘤。癌巢周围可见网状纤维包绕，癌细胞之间没有网状纤维；而肉瘤细胞之间可见网状纤维。②鉴别血管内皮肿瘤和血管外皮肿瘤。前者瘤细胞之间无网状纤维，后者网状纤维围绕瘤细胞，且呈放射状分布。弹力纤维染色则主要用于证实弹力纤维性肿瘤。而尤文肉瘤、软骨肉瘤横纹肌肉瘤、脊索瘤 PAS 染色呈阳性。

（四）实验室检查

实验室检查是骨肿瘤的辅助诊断方法，主要包括血象、生化、血清酶学以及肿瘤标志物的检查。

1. 血常规与血沉　良性肿瘤和恶性肿瘤早期时，血常规和血沉一般均在正常范围。恶性肿瘤晚期时则可出现程度不同的贫血。血沉因可在恶性肿瘤生长加速、复发和转移时明显增高，临床常用作肿瘤进展的监测指标，虽然其不具特异性。

2. 血生化检查血钙升高　常见于原发性骨恶性肿瘤和骨转移性癌中，提示骨质迅速破坏并持续进行。溶骨性骨转移性癌常首先出现尿钙显著增高，继续进展则可出现血钙增高。骨肉瘤患者可出现血清铜含量增高、血清锌含量下降，因此临床常用血清铜、锌以及铜锌比来对骨肉瘤患者作预后估计和疗效观察。血白蛋白的降低常见于恶性肿瘤晚期患者。

3. 血清酶学检查　具体如下。

（1）碱性磷酸酶：碱性磷酸酶是一种细胞表面的糖蛋白，其病理性增高主要见于成骨性肿瘤、成骨性骨转移、骨软化症、甲状旁腺功能亢进等疾病。良性骨肿瘤和恶性骨肿瘤早期时，碱性磷酸酶含量多在正常范围。当患者患成骨性肿瘤或出现成骨性骨转移时，碱性磷酸酶升高。手术完全切除肿瘤后，碱性磷酸酶多在 2 周内降至正常水平；如果不能降至正常，则需考虑肿瘤残存或发生转移；如果降至正常后再次升高，则应当考虑肿瘤复发或转移。但须注意的是，术后碱性磷酸酶不增高，并不能完全排除转移的可能。

（2）乳酸脱氢酶：乳酸脱氢酶是一种主要的细胞代谢酶，可从正常细胞分泌，也可从破碎的细胞中释放。乳酸脱氢酶升高可见于恶性肿瘤中。既往的研究证实，治疗前乳酸脱氢酶增高的尤文肉瘤患者较正常的患者，其复发和转移风险高、总体生存率明显缩短。因此，认为治疗前乳酸脱氢酶的水平是尤文肉瘤独立的预后因子。

（3）肿瘤标志物：肿瘤标志物是由肿瘤组织代谢和分泌的具有肿瘤特异性的分子产物。它可作为诊断和鉴别诊断的指标，也可用作监测肿瘤对治疗的反应和预测复发转移。肿瘤标志物常被分为肿瘤基因表型标志物和肿瘤基因标志物。骨肿瘤的基因表型标志物不多见；肿瘤基因标志物是目前骨肿瘤研究的热点。大量研究证实，Rb、p53、nm23、erb-2 等基因对预测骨肉瘤转移和判断预后有重要意义。

四、骨肿瘤的分类与分期

（一）骨肿瘤的分类

骨肿瘤分类较为复杂，至今国内外仍有多个分类应用于临床，它的发展是随着组织病理学、影像学和遗传学的发展而发展的。最早的骨肿瘤分类是 1865 年 Virchow 提出的，分类依据是光镜下的细胞形态；1939 年 Ewing 按照肿瘤的起源进行分类；1972 年世界卫生组织（WHO）做出了第一个 WHO 的关于原发性骨肿瘤和瘤样病变的组织学分型。随着对骨肿瘤认识的进一步深化，1993 年和 2002 年 WHO 对 1972 的第 1 版进行改进，推出第 2、3 版，这些分类各有优缺点。

（二）骨肿瘤的分期

骨肿瘤诊断明确后，其准确的临床分期则成为进一步治疗的关键。对肿瘤分期的描述包括肿瘤局部侵犯的解剖范围、肿瘤恶性程度和远地转移的具体情况等，这些信息可以帮助临床医师为患者制定适宜的、个体化的治疗方案，同时也对患者预后的判断提供依据。尽管骨肿瘤的分期主要是基于原发肿瘤的局部特征进行的，但它可用来预测肿瘤发生转移的风险。

Enneking 肌肉骨骼肿瘤的分期系统是 1980 年 Enn eking 教授提出的，是目前最常用的分期方法。其基本内容是基于 3 个方面：①外科分级 G；②肿瘤的解剖学部位 T；③有无转移 M。其中，外科分级对肿瘤转移的风险可提供最好的评估，它将肿瘤组织学、影像学和临床分级综合在一起考虑。良性肿瘤是 GO，几乎不会发生转移；低度恶性肿瘤 G1 级，其发生转移的概率 <15%。高度恶性肿瘤 G2，其发生转移的概率 >15%。每一类有各自的组织学、影像学和临床特征。肿瘤解剖学部位就是肿瘤局部侵袭的解剖部位。

肿瘤是否突破了原始的间室对于手术切除有重要意义，因为间室是防止肿瘤扩散的天然屏障。大多数骨的肿瘤原发于骨骼，随着肿瘤的进展，能够穿透骨皮质，此时发生转移的可能性大大增加。当肿瘤局限于骨膜内，此时被认为是肿瘤在间室内（T1 期）。当肿瘤扩展到骨膜外，此时被认为是在间室外（T2 期）。

随着 Enneking 分期的增加，肿瘤发生转移的风险也增加了。发生远处转移的患者不管肿瘤的外科分级以及间室受累情况如何，其临床分期即是Ⅲ期。

所有有潜在恶性的骨肿瘤患者都应该依据其全身骨扫描和胸部 CT 检查的结果作一个全身性的系统性的分期。骨原发性恶性肿瘤大多数转移发生在肺部，较少转移到淋巴结和内脏器官。尤文氏肉瘤和骨原发淋巴瘤患者需要进行骨髓穿刺活检以完成其分期。发生跳跃性及全身性转移的骨肉瘤患者预后都不好。跳跃式转移灶可以和原发肿瘤一样发生于同一骨骼内或者跨过关节发生在邻近的骨骼内。因此，进行原发性骨肉瘤的分期评估时范围应该包括受累骨的全部和邻近骨以及关节部分以发现跳跃性转移病灶。

五、骨肿瘤的治疗原则

骨肿瘤的治疗原则是，根据肿瘤的生物学行为、侵袭性和发展趋势，以及患者具体的身体状况，有计划地、合理地应用现有的多学科治疗手段，从而达到控制肿瘤、有效延长患者的生存期的目的，同时最大程度保障患者的生活质量。多学科治疗手段包括手术、放射治疗、化学治疗、介入治疗、生物治疗、基因治疗等。这些手段根据各自的特点分为局部和全身性质，而骨肿瘤的治疗必须遵循局部与全身并重的原则以及个体化治疗的原则。

（一）手术治疗

对于骨肿瘤的治疗而言，手术是最常用的方法。它包括病灶刮除术、病骨截除灭活再植术、病灶广泛切除术、根治性切除术、截肢术、关节离断术、保肢手术等方式。既往的资料显示，对于骨良性肿瘤，单纯的手术治疗即可达到良好的疗效。对于骨原发性恶性肿瘤，单纯手术后患者局部复发率高，远期生存率低，须结合化疗、放疗等其他治疗手段。

截肢手术是指在远离肿瘤部位的肢体近侧切除患肢，适用于不能保肢的 Enneking IIB、ⅢA、ⅢB 期骨原发性恶性肿瘤患者。截肢后可消除肿瘤所引起的临床症状，预防肿瘤破溃、出血和感染。截肢手术虽彻底地清除了原发病灶，但它并不能延长患者的远期生存时间。化疗药物的发展以及新辅助化疗的介入，使保肢手术逐渐为成为骨原发性恶性肿瘤局部治疗的主流。文献报道，保肢手术的局部复发率为 5% ~ 10%，其生存率与截肢者相同。而患者肢体功能的保全，则极大地提高了患者的生活质量。

保肢手术的适应证有：① Enneking IIA 期，对化疗反应好的ⅡB 期，并且主要神经血管未受累者；②全身及局部情况允许，可以达到广泛切除者；③无转移病灶或转移病灶已控制者；④患者有强烈保肢愿望；⑤患者能承受必要的化疗。

对于骨恶性肿瘤的单一转移灶，尤其是肺部转移灶，能够手术者应在全身化疗的基础上给予手术切除。文献报道，手术切除骨肉瘤肺转移可以有效提高患者的远期生存率。

（二）化学治疗

骨原发性恶性肿瘤的化疗，研究的最早、最多的是骨肉瘤。20 世纪 70 年代以前，骨肉瘤单纯截肢手术的 5 年生存率仅为 10% ~ 20%。1974 年开始，阿霉素、大剂量甲氨蝶呤以及以大剂量甲氨蝶呤为主的联合化疗方案的介入使骨肉瘤患者的 5 年生存率上升到 60% ~ 70%。这些临床研究证实，骨肉瘤术后单药或联合辅助化疗能显著改善患者的预后。

1979 年 Rosen 回顾性研究发现，骨肉瘤患者行术前化疗者的生存率较术后化疗者明显高，于是正式提出新辅助化疗的概念。新辅助化疗的优点在于：①通过化疗缩小原发肿瘤体积，使保留患肢成为可能；②早期全身治疗，可杀灭微小转移灶；③减少处于增殖期的肿瘤细胞数目，降低术中播散概率；④根据肿瘤对化疗的反应情况及时调整方案，且能指导术后或复发转移后的化疗方案的应用；⑤在一定程度上有利于判断预后。临床实践证实，新辅助化疗不仅在远期疗效上不差于术后化疗，而且还显著提高了保肢率，减少了复发率，有效地提高了患者的生存质量。因此，目前新辅助化疗 + 手术 + 术后化疗已成为骨肉瘤的标准治疗模式。

骨肉瘤化疗的常用药物包括阿霉素、大剂量甲氨蝶呤、顺铂、异环磷酰胺等。阿霉素的主要毒性作用：骨髓抑制、脱发、胃肠道反应、心脏毒性。大剂量甲氨蝶呤常见的毒性作用：黏膜损害、骨髓抑制、肝肾功能损害等。顺铂除了骨髓抑制、胃肠道反应外，还可引起肾毒性及耳毒性。异环磷酰眩的毒性作用包括骨髓抑制、脱发、胃肠道反应、出血性膀胱炎等。

因为肿瘤的异质性和耐药性，目前骨原发性恶性肿瘤的化疗常采用多个药物联合的方案，不再提倡单药化疗。

给药方式方面，有人认为局部动脉灌注化疗优于全身静脉化疗，因为前者可使肿瘤所在区域的药物浓度更高，能增加肿瘤坏死反应，提高保肢概率。但目前的临床资料显示，局部动脉灌注化疗并不比全身静脉化疗更能改善患者预后。所以，临床仍倾向较为方便的静脉给药方式。临床还有人采用高温隔离灌注化疗这种方式，但其应用价值未获得普遍认可。

（三）放射治疗

放射治疗是肌肉骨骼系统肿瘤治疗的常用方法。放疗对于骨骼肿瘤的作用没有软组织肿瘤有效。骨源性肿瘤一般对放疗相对不敏感，因而放疗不作为基本的治疗方法。化学治疗和手术是最重要的治疗手段。个别情况下，对骨肉瘤患者应用 60Gy 以上的大剂量放疗可能有一定的效果。适形调强放疗技术将更准确地照射靶区组织，可以提高肿瘤靶区剂量的同时而又可避免周围正常组织损伤。当手术未能完整切除肿瘤或肿瘤边缘有微小病灶或大块病灶时应辅以放射治疗。放疗也可以缓解转移灶症状，已有全身转移预期生存期不长的患者，为提高患者生活质量可选择单纯放射治疗。

1. 骨肿瘤放射的敏感性 尤文肉瘤、骨原发性恶性淋巴瘤和骨髓瘤对放射线敏感，可首选为局部治疗的手段。其他骨肿瘤对放射线均不敏感，但可作为综合治疗的一部分，一般在手术后进行放疗；对于未能手术切除或术后复发者，放射治疗可作为姑息治疗以达到减轻症状的目的。对于不宜采取手术治疗的良性病变，如脊椎血管瘤、骶骨骨囊肿、嗜酸性肉芽肿等均可采用放射治疗。

2. 放射线对骨及肌肉的作用 射线可以杀死肿瘤细胞，也可以对正常的骨组织和肌肉造成损害。损害的程度与剂量、照射野的大小有关，同时和患者的年龄有关。一般来说，剂量越高、射野越大、年龄越小造成的损害越大。损伤的临床表现有：生长发育期的骨、软骨和肌肉发育受限，生长畸形，发育停止甚至萎缩，可出现脊柱侧弯、骨盆倾斜等；成年期的骨及软骨出现组织萎缩，自发性骨折，坏死，纤维化；骨髓失去造血功能而被纤维组织代替。这些损害多数是长期和终生的，一般在放射治疗后若干年后才出现。

3. 治疗技术及方式 放射治疗的射线一般采用高能射线，临床常用的有60Co、高能X线和电子线。放射治疗的方法有外照射和后装内照射。治疗的方式分单纯放射治疗、术前放射治疗和术后放射治疗，这是根据患者肿瘤病理分型、临床分期及患者的一般情况而决定的。单纯放射治疗主要用于姑息性放疗，不能手术的部位，部分对放疗非常敏感的肿瘤及部分的良性肿瘤。如多发性骨髓瘤、尤文肉瘤、骨血管瘤、骨巨细胞瘤、动脉瘤样骨囊肿等。术前放疗主要目的是缩小肿瘤，以利于手术切除，但同时也会增加术后切口的愈合难度。术后放疗在临床中应用的是这3种方式中最多的一种，主要针对手术切除不能彻底或切除困难的某些部位，如头颈、脊柱、骨盆等。

临床常用的近距离放射治疗的方式主要包括：腔内后装放射治疗（intracavitary afterloading irradiation）、管道内后装放射治疗（interluminal afterloading irradiation）、组织间后装放射治疗（interslitial afterloading irradiation）、术中置管术后放射治疗（combined operatweand radiotherapeutic treatment）和敷贴后装放射治疗（surface afterloading irradiation）。应用在骨和软组织肉瘤的近距离放射治疗技术主要是术中置管术后放射治疗。手术中对肿瘤组织进行切除要求有一定的安全边缘，但靠近重要器官、血管神经附近的肿瘤组织很难有足够的范围给予切除。临床应用这种放疗方式可将施源器放置在难以彻底切除干净的部位，预留手术后进行放疗。这种技术可以提高手术的切除率、提高保肢率、保留器官更多功能、提高局部控制率，并且对皮肤以及肢体的血液供应、淋巴回流没有太大的影响。在骨的恶性肿瘤保肢治疗中术中置管术后放疗有很重要的地位，它可以单独应用，也可以联合外照射共同治疗。

（四）生物治疗

随着分子生物学技术的进步，以及对骨原发性恶性肿瘤发生、发展分子机制研究的不断深入，已经识别了一些特异性的遗传改变。这些发现为骨肿瘤的生物治疗提供了方向。骨肿瘤的生物治疗包括以免疫为基础的治疗、基因治疗、分子靶向治疗。免疫治疗和基因治疗尚处于研究阶段，虽然动物模型实验取得了良好的结果，但临床应用尚未达到预期效果。

分子靶向治疗包括酪氨酸激酶抑制剂、胰岛素样生长因子抑制剂、血管生成抑制剂等。这些分子靶向药物已在肺癌、乳腺癌、慢性粒细胞性白血病、胃癌等恶性肿瘤治疗中取得了令人瞩目的效果。在骨原发性恶性肿瘤的综合治疗中，分子靶向治疗目前处于大规模的临床试验阶段，其结果值得期待。

近40年临床治疗骨原发性恶性肿瘤研究的进展，使骨恶性肿瘤的治疗模式由单纯手术治疗转变为以手术为主的综合治疗。传统的综合治疗模式包括：手术+术后化疗，手术+术后放疗，手术+术后放化疗等。1982年，新辅助化疗概念提出后，临床产生治疗骨肿瘤的新模式：术前化疗+手术+术后化疗。目前，这是骨原发性恶性肿瘤的标准治疗模式。

第二节　尤文肉瘤

一、概述

尤文肉瘤（Ewing sarcoma，ES）因由 Ewing 于 1921 年首先报道而得名。尤文肉瘤是骨最常见的未分化肿瘤，也可发生在软组织，称为骨外尤文肉瘤。传统观念中，尤文肉瘤起源于骨髓间充质结缔组织，现在认为它是起源于神经外胚层的骨或软组织小圆细胞肿瘤。近年来逐渐将起源于原始神经组织的包括骨尤文肉瘤、骨外尤文肉、瘤、周围原始神经外胚层肿瘤（peripheral primitive neuroectodermal tumor，PNET）以及 Askin 瘤统称为尤文肉瘤家族（tumour of the Ewing sarcoma family of tumors，ESFT）。这些肿瘤均属于低分化的小圆细胞肿瘤，与大多数其他恶性骨肿瘤的区别在于此类肿瘤为纯细胞的生长而不产生肿瘤基质。

尤文肉瘤临床较为常见，WHO 统计，其发生率占原发骨肿瘤的 5.0%，占恶性骨肿瘤的 9.17%。尤文肉瘤多发于男性，男女之比为（1.5 ~ 2）：1。儿童和青少年多见，约 90% 的患者在 5 ~ 25 岁发病；以 10 ~ 20 岁发病率最高，约占所有患者的 60%。尤文肉瘤的发病年龄较其他骨肿瘤患者更为年轻。白种人多见，西方国家发病率略高于东方。

二、分子生物学

95% 的尤文家族肿瘤具有 t（11 ： 22）或 t（21 ： 22）的易位。基因的重组包含了 22 号染色体上 EWS 基因的 N 端区和 11 号染色体或 21 号染色体上两个密切相关的基因（FLI1 和职 G）中的一个基因的 C 端区。Fui 和 ERC 都是转录活化因子 Ets 的家族成员。大部分这些易位都涉及 EWS、FLJ1 和 t（11 ： 22），进而影响到细胞的生长和转化。目前，EWS-FLI1 引起肿瘤发生的机制还不清楚，但已认为 EWS-FLI1 融合基因是尤文肉瘤家族诊断、治疗及预后的标志物。在关于 EWS-FLI1 的研究中证实，在重排基因中存在多种基因断裂点。融合转录的差异被认为导致了尤文肉瘤临床表现的不同。最常见的是Ⅰ型重排，是 EWS 的前 7 个外显子和 FLI1 的第 6 到 9 个外显子的融合，这种融合基因约占所有病例的 2/3。另外，Ⅱ型重排是 EWS 与 FLI1 的外显子 5 融合，Ⅱ型重排所产生的融合产物似乎与预后差相关。

三、病理

（一）大体病理学特征

肿瘤源自管状骨的髓腔，并向周围浸润。肉眼观初期为髓腔灰色的肿瘤结节病灶，以后结节灶逐渐融合成片。肿瘤组织富于细胞而极少间质，因此质地极柔软，呈典型的脑髓样、灰白色。以后随着髓腔扩大，侵蚀骨皮质并穿破之，进一步侵及软组织，从而形成肿块。肿瘤内常可见出血、坏死，在其出血区域组织呈灰紫色。肿瘤周围可有不完整的假膜。

（二）组织病理学特征

尤文肉瘤的组织病理学以其具有相当多的细胞，非常少的基质为特征。光镜下典型的尤文肉瘤细胞为小圆细胞，呈卵圆形，致密而弥漫；大小约为淋巴细胞的 2 ~ 3 倍，排列成假菊花团状。瘤细胞包膜界限不清，细胞质少、淡染；细胞核圆形或卵圆形，核染色质成簇，核仁不明显，常见有丝分裂。瘤细胞富含糖原，PAS 染色阳性。在光镜下尤文肉瘤细胞需要与神经母细胞瘤、横纹肌肉瘤和非霍奇金淋巴瘤等鉴别。应用荧光原位杂交法可以迅速发现冷冻切片组织的 EWS 基因重排，从而鉴别尤文肉瘤与其他小圆细胞肿瘤。免疫组化方面，尤文肉瘤细胞突触素、神经元特异性烯醇化酶、S-100 蛋白等神经标记多为阴性，但细胞膜上高表达 CD99（MIC2 基因产物）。

四、临床特点

（一）好发部位

一般来说任何部位骨骼均可发病，管状骨较为常见，管状骨中好发于股骨、胫骨、肱骨、腓骨，其中股骨是尤文肉瘤最常见的原发部位，占所有病例的 20% ~ 25%。在管状骨，肿瘤最好发的部位在骨的干骺端或骨干，很少累及骨骺部。盆腔是尤文肉瘤第 2 常见的原发部位，占新发病例的 20% 盆腔尤文肉瘤可以发生在髂骨、坐骨、耻骨或骶骨。另外，尤文肉瘤还可发生于椎骨、肩胛骨、肋骨、锁骨、下颌骨和颅骨等。文献报道，有约 67% 的尤文肉瘤发生在下肢或骨盆。

（二）症状与体征

疼痛和肿胀是主要的临床症状，其中局限性骨痛是最常见的首发症状，可见于 90% 的患者。开始时疼痛常呈间歇性，活动时加剧，病程中症状逐渐加重变为持续性疼痛。约有 60% 患者的局部可发现肿胀，肿胀部位有一定张力和弹性，病变处有压痛及皮温升高，局部血管怒张，肢体活动受限。严重时全身情况较差，常伴有发热、贫血、白细胞计数增高、血沉加快、体重下降等，这些症状的出现提示患者预后不佳。

根据肿瘤所在部位的不同，患者还可以出现相关的临床表现。发生在脊柱者常伴有剧烈的神经根性疼痛，可以出现脊髓压迫症状甚至截瘫；发生在骨盆者有腹股沟、腰骶部疼痛和神经源性膀胱症状。

（三）转移方式

尤文肉瘤的转移大多为血行转移，早期即可发生全身广泛转移，诊断时即有 20% ~ 25% 的患者出现远地转移。最常见的转移部位是双肺和骨，软组织、内脏和中枢神经系统转移少见。淋巴结转移不常见。

五、辅助检查

（一）实验室检查

实验室检查包括全血细胞计数、血沉、肝肾功能和骨髓检查等。白细胞增多提示肿瘤负荷大或者病变广泛。另外，白细胞增多时肿瘤复发的危险性可能增加。治疗前基线水平的血清乳酸脱氢酶（LDH）是判断预后的指标之一，LDH 的升高程度与肿瘤负荷有关。在影像学检查没有发现骨转移的尤文肉瘤患者中仍有可能出现骨髓的侵犯，因此需进行骨髓检查。

（二）影像学检查

1. X 线平片　尤文肉瘤在 X 线平片上表现差异很大，最常见的 X 线表现为受累骨的溶骨性改变，边界欠清。发生在长骨者可在骨干、干骺端，或两者同时受累。发生在长骨干骺端者，早期受侵的干骺端松质骨中有小斑点状密度减低区，骨小梁不清晰，骨皮质的髓腔面模糊，呈虫蚀样或筛孔样破坏。继之骨皮质出现同样改变，边缘模糊不清，骨皮质不同程度变薄。骨质破坏的同时，骨膜新生骨越加明显广泛，可见葱皮样或放射状骨膜新生骨或增生骨膜被突破后形成的 Codman 三角，并可在肿瘤突破骨皮质处出现梭形软组织肿胀或软组织肿块。发生在扁骨的尤文肉瘤的 X 线表现以溶骨性破坏、不规则骨硬化或骨破坏和硬化混合存在为特点，有时也可出现放射状骨针。发生在椎体的尤文肉瘤，其特征性的变化是发生病理性骨折所致的楔形变形。椎体的破坏常不对称，进展迅速，可侵及附件和邻近椎体，但椎间隙正常，可出现椎旁软组织影。

2. CT 与 MRI　CT、MRI 检查可以清晰地显示原发肿瘤的特征、周围软组织肿物的范围以及肿瘤与周围血管、神经和器官的关系。因此，CT 或 MRI 检查对于大多数患者是必需的。CT 扫描可显示骨髓腔或骨松质内灶性的骨破坏伴有软组织肿瘤形成，髓腔内脂肪密度被肿瘤取代，软组织肿瘤的密度和肌肉差不多，造影呈中等密度，无钙化。病变部位的骨髓呈均一性，比脂肪密度高。CT 也可以清晰地显示早期的骨皮质断裂或侵蚀。MRI 可明确显示肿瘤对骨内和骨外侵犯的范围，其显示髓内浸润的范围明显优于 X 线平片。在 X 线平片出现皮质破坏、骨膜反应之前 MRI 即可出现异常。另外，MRI 有助于显示尤文肉瘤中的跳跃性转移，在骨髓内跳跃性转移的信号强度与原发病灶相同。

3. 放射性核素检查　放射性核素 ^{99m}Tc-MDP 扫描显示：反应性成骨和病理性骨折一般显示出中等、轻度不规则浓聚；病变骨骼周围软组织肿瘤常无核素浓聚；骨膜反应区可显示核素浓聚。另外，还可显示骨内多发病灶或骨转移。

六、诊断与鉴别诊断

（一）诊断

尤文肉瘤早期诊断比较困难，需要在临床症状、体征，以及影像学表现的基础上，结合活组织检查、免疫组织化学、分子病理、电镜等方法，才能明确诊断。有时因活组织检查取材不准确或不足，可能导致误诊或漏诊。免疫组化检查可见多数瘤细胞 PAS 染色呈阳性。在基因诊断方面，应用反转录聚合酶链反应、荧光原位杂交等方法可检测出 90% 的尤文肉瘤有 EWS-FLIl 融合基因，这对诊断有重要意义。

（二）鉴别诊断

尤文肉瘤需与多种良性病变，以及恶性肿瘤进行鉴别。若从临床和影像学方面考虑，其诊断需排除骨关节结核、骨髓炎、嗜酸性肉芽肿、骨肉瘤等疾病；若仅根据组织病理学结果进行诊断，则需与神经母细胞瘤、小细胞骨肉瘤、间充质软骨肉瘤，转移性成神经细胞瘤以及转移性胚胎性横纹肌肉瘤等进行鉴别。

七、治疗

尤文肉瘤是一种全身性疾病，恶性程度高，病程短，转移快。其治疗目标是提高生存率和局部控制率，尽可能保全功能和减少治疗相关并发症。既往单纯手术、放疗和化疗疗效均很不理想，5 年生存率低于 10%。近年来，化疗药物、方案的改进以及综合治疗原则在临床的广泛应用，使局限期的尤文肉瘤的 5 年无瘤生存率超过了 75%。临床实践证实，全身化疗与局部手术或放疗相结合的综合治疗是目前最佳的治疗选择。

（一）放射治疗

尤文氏肉瘤对放射线极为敏感，因此既往放射治疗曾一度作为治疗本病的唯一手段。小剂量照射就能使肿瘤迅速缩小，局部疼痛症状明显减轻或消失，但单独应用放疗的远期疗效很差。尤文氏肉瘤的单纯放疗局部控制率为 50% ~ 73%，远期生存率仅有 9%，治疗失败的主要原因是肺和骨转移。目前放射治疗的适应证是：手术不能切除的肿瘤，手术切除不彻底、切缘阳性或近切缘的肿瘤。

既往的临床实践提示，靶区范围要包括受累骨的全部骨髓腔以及肿瘤邻近的软组织，且在此基础上再对原发肿瘤局部进行缩野加量。为了降低放疗引起的并发症，小儿肿瘤组前瞻性地比较了全骨照射和受累野照射的疗效，结果两种射野放疗后的无疾病生存率没有差异。因此，不再考虑全骨照射。根据现有的文献，放疗靶区的确定原则是：手术或化疗前 MRI 中所见的肿瘤病灶与软组织肿块作为大体肿瘤靶区（gross tumor volume，GTV），外旋 1.5 ~ 2.0cm 包括亚临床病灶形成临床靶区（clinical tmor volume，CTV），再根据摆位误差和患者的移动度进一步确定计划靶区（planning target volume，PTV）。术后外放疗放射范围包括瘤床并外放足够的边界。肿瘤切除不彻底者射野包括整个手术切口是必要的。

早期的放射治疗采用缩野的方式进行，全骨照射 45Gy 后缩野到肿瘤（包括软组织肿块）外放 5cm 和 lcm 各加量 5Gy，总量给予 55Gy。目前，根据现在的研究结果，推荐的处方剂量：肉眼可见肿瘤 55Gy，显微镜下残留病灶 50Gy，常规分割 1.8 ~ 2.0Gy/d。即使对于体积较小的肿瘤病灶也不推荐降低放疗剂量。

放疗技术的应用原则是，根据原发肿瘤所在部位和大小选择不同的治疗技术，要求在最大限度地控制肿瘤的同时尽量减少与治疗相关的并发症。对于肿瘤位于四肢者，常采用前后对穿照射，必要时也可以采用斜野对穿或应用楔形板补偿技术。射野设计时注意保护肢体的皮肤，避免全周性照射，以便淋巴回流，否则会出现严重的肢体水肿和功能障碍。如果肿瘤位于长骨骨端或接近骨端时，另一端的干骺板应受到保护而在照射野外，目的是减少放疗对骨生长的抑制。对于原发于表浅部位的肿瘤，如手足部肿瘤，可采用高能 X 线和电子线混合照射。对于原发于盆腔的肿瘤，可采用适形调强放疗技术，以保护直肠、膀胱等正常组织。对于原发于椎体的肿瘤，则需着重保护脊髓。此外，还需要应用适形或调强技术使整个椎体的照射剂量尽可能均匀，以减少畸形的发生。

应用术中置管术后放疗的方法进行治疗，步骤和骨肉瘤一样，但是治疗的剂量需要减少一些，单纯应用近距离放疗的总量给予 30 ~ 35Gy。联合外放疗时，近距离放疗的剂量需要相应地降低。

（二）手术治疗

尤文肉瘤的局部控制通过放疗或手术切除来达到。既往的多数临床研究结果显示手术的局部控制率优于放疗，但均为回顾性分析，至今没有前瞻性的随机对照临床试验来比较两者的优劣性。过去的观点认为手术治疗尤文肉瘤的指征是手术不会导致严重的功能障碍以及术后不需特别的重建者。在功能保护方面手术与放疗似时，对于较小的、发生在四肢便于手术的、腓骨、肋骨等非重要部位的，以及患者年龄较小的，局部治疗手段推荐手术。目前认为肿瘤能够切除的均应实施手术。其原因首先是手术技术的进步以及化学治疗的介入，尤其是化疗的进展，使保留肢体和器官的功能成为可能；其次，放射治疗后的局部失败率介于 9% ~ 25%，而且放疗还可引起生长时期肢体短缩、关节僵硬畸形、第二原发恶性肿瘤等不良反应。

（三）化学治疗

多数尤文肉瘤患者最终的死亡原因是远地转移，这提示在尤文肉瘤的治疗中应包括全身化疗。临床实践也证实，由于全身化疗的介入，尤文肉瘤的疗效有了显著地提高。单药化疗最早出现在20世纪60年代，单药有效率较高的药物包括：环磷酰胺、异环磷酰胺、依托泊苷、大剂量的美法仑等。文献报道，大剂量美法仑单药有效率可达 80%。肿瘤的异质性和耐药性的存在，使单药化疗疗效低于联合化疗。因此，目前临床常用联合化疗方案。早期常用联合化疗方案为 VAC 方案（长春新碱、放线菌素 D、环磷酰胺）；而后在此方案基础上加上阿霉素构成 VACA 方案。IESS-1 临床试验证实 VACA 方案将 VAC 方案 24% 的 5 年无瘤生存率提升到 60%，其总生存率达到 75%。因此，VACA 方案成为目前最常用的方案。近年，有研究证实在 VACA 基础上加入异环磷酰胺可进一步提高疗效。

（四）综合治疗模式

1. 术前新辅助化疗　新辅助化疗可通过使原发肿瘤体积缩小；杀灭亚临床转移灶；减少处于增殖期的肿瘤细胞数目，降低术中播散概率，从而使减少局部放疗的面积和剂量，或手术保留患肢成为可能。主要应用依托泊苷（VP16）和异环磷酰胺。

2. 手术加术后辅助放化疗　手术切除原发肿瘤后，给予原发肿瘤所在骨的放疗，再辅以化疗。但出于尤文肉瘤早期就可能出现转移这一临床特性的考虑，以及保留患肢功能的要求，目前有学者主张术前给予新辅助化疗，待肿瘤明显缩小后给予保留患肢功能的手术，而后再行放化疗。

3. 放疗加化疗　主要用于晚期患者或并发症多且重，不能耐受手术的患者。根据患者的一般情况，以及肿瘤负荷大小，放化疗可同步或序贯进行。对于已播散的患者，可在支持治疗的同时，给予原发灶和转移灶进行放化疗。肺部单发转移灶多采用手术方式，放射治疗也有一定的疗效。

八、预后因素

尤文肉瘤预后与多种因素有关。目前认为，患者年龄 >14 岁、肿瘤体积较大（直径 >8cm 或体积 >100mL）、原发肿瘤位于盆腔、原发肿瘤周围软组织受累以及确诊时即有远地转移和血清乳酸脱氢酶增高的均是预后不良因素；发热、失血性贫血等全身情况越差者，预后也越差。有研究证实，肿瘤对术前新辅助化疗的反应能够预测患者预后。肿瘤完全缓解或接近完全缓解者的预后明显好于部分缓解者，其 5 年无瘤生存率可达 84% ~ 95%。

第三节　骨肉瘤

一、概述

骨肉瘤（osteosarcoma）又称成骨肉瘤（osteogenic sarcoma），是来源于间叶组织，瘤细胞具有形成骨质或肿瘤样类骨质能力的恶性肿瘤。2002 年，WHO 骨与软组织肿瘤分类中经典骨肉瘤被定义为高度恶性的梭形细胞肉瘤并可产生骨样基质。骨肉瘤组织中常可见肿瘤细胞向纤维或软骨方向分化，或两者兼有。但只要见到肉瘤基质细胞直接产生类骨样组织，无论数量多少，就决定了肿瘤的性质为骨肉瘤。

由于骨肉瘤发生部位的不同，瘤细胞分化的多样性及其形成骨或骨样组织在形态和数量上的差异，骨肉瘤的临床表现、影像学表现和生物学行为呈明显的异质性。因此，骨肉瘤的分型也是较为复杂的。既往临床上有多种分型标准，如基于细胞和组织的分化程度不同，或基于细胞和组织的分化方向不同，或基于病灶的多少等。这些分型方法均未能完整反映各个亚型间肿瘤性质、生物学行为的差异。目前，绝大多数学者均认为WHO1993年对于骨肉瘤的分型是比较合理的。这个分类系统首先是根据起源部位的不同将骨肉瘤分为中心性和表面两种。前者起源于骨髓腔，瘤体位于骨内；后者起源于皮质旁成骨性结缔组织或骨膜，瘤体位于骨旁。而后按照临床病理特征将中心性骨肉瘤分为普通型骨肉瘤、低度恶性中央型骨肉瘤、小圆细胞骨肉瘤和毛细血管扩张性骨肉瘤；将表面骨肉瘤分为骨旁骨肉瘤、骨膜骨肉瘤和高度恶性表面型骨肉瘤。这种分类方法，既能够反映临床病理的特点，将各种亚型从低度到高度不同的恶性性质区分开来又与临床治疗和预后有着密切的关系。

骨肉瘤多为原发性，是指没有先前的病变直接发生者；少部分为继发性，是指继发于其他已经存在的病变或放射治疗后。骨母细胞瘤、骨软骨瘤、软骨瘤、动脉瘤样骨囊肿以及慢性骨髓炎、骨 Paget 病等均可继发骨肉瘤；多种骨肿瘤放射治疗后也可继发骨肉瘤。

骨肉瘤的发病率约为3/1000000，是最常见的非造血系统的原发性骨肿瘤。我国骨肉瘤的好发年龄为11 ~ 20岁，30岁以后发病率逐渐下降，与此期骨骼生长发育旺盛有关。从性别上看，男性与女性发病率之比为1.6 ：1。

本节主要介绍普通型骨肉瘤。普通型骨肉瘤占所有骨肉瘤的75% ~ 85%，是骨肉瘤中最常见的类型。

二、病理

（一）大体病理学检查

一般骨肉瘤体积常较大，其外观表现不一，取决于肿瘤发生的部位、大小和成分。一般致密的肿瘤组织呈灰白色，实质性，质地软；在新生骨样组织和骨骼存在区域，则质地坚硬. 其颜色由于骨化增加，血液供应减少而呈灰白色，此硬化区以象牙质样硬固为特征。肉眼直视下常见起源于肿瘤骨的骨小梁结构呈现带状、束状或厚密的网状；肿瘤组织穿透骨皮质；有时可见肿瘤被骨膜所包容，或可见骨膜受累。肿瘤组织中常可见出血区、黄色干燥坏死区及囊腔。部分病理标本可由于其含有软骨肉瘤成分而见到白色透明区或黏液区。

（二）镜下特征

骨肉瘤由产生骨质和类骨质的肉瘤组织细胞组成。在病理切片中首先要查究肉瘤组织的特性，而后确定其肿瘤性成骨现象。肿瘤细胞外形不规则，大小不一；胞质丰富；细胞核大小与形状各异，染色深，常可见多形性核、巨核、多核与核分裂，部分细胞可见粗大核仁。在肿瘤细胞间可见呈片状或条索状、灰红色而均匀的骨样组织或编织骨，基质钙化不均。部分病例可见新生骨肿瘤组织长入残存的正常骨小梁之间。肿瘤组织中常可见出血、坏死。

（三）特殊检查

骨肉瘤的碱性磷酸酶呈强阳性反应，尤以肿瘤外围生长区活性最高。免疫组化染色中，vimentln强阳性，在软骨分化区内S-100蛋白阳性。骨形态形成蛋白（BMP）、骨桥蛋白、骨黏蛋白等可呈阳性。在染色体水平上，骨肉瘤多存在明显的多发染色体结构异常和多倍体数目异常。骨肉瘤中常见的染色体畸变是13p14和17p13的杂合性缺失，它们分别是抑癌基因Rb和p53的相近位点。分子生物学检查中，骨肉瘤中既存在多个原癌基因的不同程度的过表达，又可见抑癌基因的缺失。现有的文献资料证实，骨肉瘤中抑癌基因Rb的缺失率为43% ~ 67%，P53蛋白的阳性率为58% ~ 72%。

三、临床特点

（一）好发部位

骨肉瘤虽无固定的发病部位，但也有很高的好发部位。其好发部位依次为：股骨远端、胫骨近端、肱骨近端，其次为股骨近端、股骨干和骨盆。脊柱、肩胛骨、锁骨、肋骨、胸骨等也可发生骨肉瘤，但发生率很低。资料统计，小于20岁患者，原发病灶有约80%位于四肢长骨。随着年龄的增长，肢带骨发病率呈下降倾向，60岁以上患者只有50%发生于四肢，而骨盆和头面部各占20%。长骨的干骺端是骨肉瘤的主要起源部，其次是骨干。

（二）症状与体征

最常见的临床症状是疼痛和局部软组织肿块。病程早期多无典型的症状，仅有间歇性和不规则性的疼痛，中等程度，活动后加重，病情进展后转为持续性剧痛，疼痛常难以忍受，尤以夜间和休息时为甚，一般止痛剂无效。因原发肿瘤所在部位的深浅以及肿瘤侵及软组织范围不同，局部软组织肿块体积差别很大。患肢活动明显受限。肿瘤局部常有明显的压痛，其硬度根据肿瘤组织内所含的骨组织多少而不同，一般呈中等度的硬度，质韧。局部皮温升高，皮肤发红，瘤体较大时可出现皮肤表面静脉充盈或怒张；后期皮肤张紧发亮，体表红肿，色泽变为紫铜色。部分病例可出现病理性骨折。

就诊时多数患者全身情况良好，但病情进展迅速，病程短，病期进展到后期常常有低热、全身不适、精神萎靡、贫血以及进行性消瘦等全身症状，如出现肺转移，可出现咯血、气促等症状。

四、辅助检查

（一）影像学检查

1. X线平片　普通型骨肉瘤X线平片的表现为：①溶骨性骨质破坏。早期骨松质和骨皮质内出现斑片状或虫蚀样骨质破坏，边界不清，随病变进展可融合成大片的骨质破坏区。②肿瘤骨形成。肿瘤细胞形成的类骨组织，多呈云絮状、斑片状或针状，边界模糊，见于骨质破坏区或软组织肿块内，是X线诊断骨肉瘤的主要依据。临床上X线平片检查常可见高密度的成骨区与低密度的溶骨区混合存在。③病理性骨膜反应。骨肉瘤可见多种骨膜反应，如“Codman三角”“葱皮样改变”“日光放线征”等。肿瘤向骨皮质外生长，骨外膜被掀起，并因受刺激而形成新骨，新生骨质在肿瘤的上、下端堆积，形成三角形突起即“Codman三角”，这是骨肉瘤的特征性X线表现。“日光放线征”是指随着骨外膜被掀起，原来由骨外膜供应骨皮质的血管受到牵拉而延伸，其与骨表面垂直，X线平片上呈放射状的横纹影。这也是骨肉瘤的特征性X线表现。而“葱皮样改变”则还可在其他骨疾病中见到。它是和骨纵轴平行的分层状骨膜反应。④软组织肿块。一边界清楚或模糊，范围较大，肿块可见不同程度的瘤骨和钙化。此外，还可能出现骨内跳跃性病灶和病理性骨折等征象。根据X线平片上骨质破坏的程度和肿瘤骨形成的数量比例不同，可分为成骨型、溶骨型和混合型3种。成骨型以肿瘤新生骨为主，骨质破坏很少；溶骨型以骨质破坏为主，瘤骨较少；混合型则介于两型之间，成骨型与溶骨型的X线征象并存。

2. CT和MRI　CT图像常显示骨肉瘤瘤内密度不均，可见各种形态的瘤骨、钙化及坏死囊变区。CT在骨肉瘤早期诊断方面较X线平片更敏感，因它可以发现微小的骨质破坏和瘤骨；三维重建技术的应用可清楚地显示肿瘤侵犯范围，有时可见与骨干表面平行的骨膜反应；而增强扫描还可显示瘤体和重要血管神经束的关系，虽然这方面它不如MRI。

MRI也可早期发现微小的骨质破坏和瘤骨，明确肿瘤的边界和血供，以及显示骨髓腔内跳跃性病灶、邻近关节的受累情况、肿瘤与重要血管神经的关系。大多数骨肉瘤组织在T_1WI上呈以低信号为主的混杂信号，T_2WI上呈以高信号为主的混杂信号，常伴有肿瘤内灶状长T_1、长T_2坏死信号和（或）囊变信号。在T_2WI上，骨肉瘤瘤骨、病理性骨膜反应和瘤软骨钙化呈低信号，与肿瘤实质有明显差异。

（二）实验室检查

患者治疗前应作全面的实验室检查以作为诊断和治疗的参考。这包括血常规、碱性磷酸酶、乳酸脱氢酶、血沉、C-反应蛋白、肝肾功能和心电图检查等，尤其是碱性磷酸酶和乳酸脱氢酶的检测。前者主要有体内成骨细胞产生，骨肉瘤患者肿瘤样类骨形成时，血清碱性磷酸酶增高。经过大剂量化疗或手术后，大部分患者的碱性磷酸酶可能出现降低，而如果肿瘤复发或转移，则碱性磷酸酶会再度升高。因此临床常将碱性磷酸酶作为化疗和手术前后的动态观察指标。乳酸脱氢酶是机体内糖酵解的限速酶，肿瘤组织的活力增强导致血液内乳酸脱氢酶的异常升高。在近年的文献研究中，乳酸脱氢酶被认为与骨肉瘤患者预后相关，且作为预后指标的特异性要高于碱性磷酸酶。骨肉瘤患者的血沉和C，反应蛋白会出现不同程度的升高，但都是非特异性的。

五、诊断与鉴别诊断

（一）诊断

骨肉瘤的诊断要遵循临床表现与体征、影像学和病理学资料三者相结合的原则。既要重视病理检查，又不能忽视临床和影像学所见，这样才能有效减少误诊与漏诊。对于部分分化程度差、恶性程度高而又无肿瘤性骨样组织的骨肉瘤，单纯组织活检也难以明确诊断，此时就需结合患者的临床特点和影像学资料来综合考虑。另外，要着重保证取材的准确和充分。

（二）鉴别诊断

骨肉瘤主要需与慢性化脓性骨髓炎、骨关节结核、尤文肉瘤等相鉴别。慢性化脓性骨髓炎 X 线平片表现与骨肉瘤相似，但骨髓炎的 X 线表现有一定的时间规律：早期骨破坏模糊，新生骨密度低，骨膜反应轻微；晚期骨质破坏清楚，新生骨密度高，骨膜反应广泛。而且骨髓炎无软组织肿块形成，即使在炎症早期局部可能出现肿胀，骨质破坏后其肿胀反而消退。骨关节结核疼痛不剧烈，局部肿胀显著，多数患者有邻近关节的破坏；而骨肉瘤相反。尤文肉瘤的瘤细胞没有直接生成骨质或类骨质的能力，这是与骨肉瘤最重要的差别。免疫组化 vimentin 和 CD99 阳性也是尤文肉瘤的特点。

六、治疗

（一）手术及手术与化疗

1970 年以前，骨肉瘤的主要治疗手段是单纯手术，手术方式为截肢术，但其治疗效果却很差。文献报道，较为彻底的截肢术后 5 年生存率仅为 19.7%，几乎所有患者在接受手术后 2 年内出现远地转移，其中 80% ~ 90% 的患者出现肺转移。1970 年以后，为改善骨肉瘤的远期生存，出现多个关于截肢术后给予辅助化疗的临床研究。研究结果令人欣喜，患者 5 年生存率提高至 48% ~ 52%，甚至有报道 12 年生存率达到 42%。1979 年，Rosen 等鉴于术前化疗的良好效果，以及保留患者肢体的考虑，正式提出了“新辅助化疗”的概念，即手术之前采用有效的化疗可以达到降低临床分期的目的，使原本不能保肢的手术得以进行；而且还可能杀死微小的转移灶，降低远地转移的风险。随着新辅助化疗的广泛应用，现已成为骨肉瘤的标准治疗方案。

最常用的化疗药物是甲氨蝶呤、阿霉素、顺铂、异环磷酰胺及长春新碱。其中，大剂量甲氨蝶呤被认为是单药有效率最高的抗骨肉瘤药物。它属于细胞周期特异性药物，主要作用于 S 期。阿霉素属于细胞周期非特异性药物，主要作用于 S 早期和 M 期。

目前临床已不提倡单药化疗。常用的联合化疗方案包括 CPO-COSS86、GPO-COSS 96 等。CPO-COSS 86 的具体方案为：大剂量 MTX（$12g/m^2$）+ADM（$90mg/m^2$）+IFO（$6g/m^2$）+CDDP（$120mg/m^2$）。文献报道，GPO-COSS 86 的 6 年无转移生存率可达 66%。GPO-COSS96 则是在 CPO-COSS 86 方案的基本药物加用卡铂和依托泊苷。此方案根据患者复发转移的风险度不同而选用不同的药物组合。

（二）放射治疗

骨肉瘤一般对放射治疗不敏感，单纯放射治疗的疗效很差，必须和其他治疗手段结合进行才会有较好的疗效。骨肉瘤根治手术中可能遇到肿瘤组织与重要血管和神经，或重要结构、器官关系密切，这可导致肿瘤残留或手术切缘阳性。此类患者术后复发、转移的风险极高，必须给予瘤床区域局部放疗。对于不能手术或拒绝手术的患者，放疗可作为姑息治疗手段，以达到止痛、缩小肿瘤、延长生存期的目的。

术中放置施源器，术后进行近距离放射治疗是较为常用的方法。它可将手术瘤床残留的肿瘤细胞杀死，从而达到保肢又保存生命的目的。手术中放器施源器有一定要求：①不能离皮肤太近，一般置于皮下 1.5cm 以上；②离开血管和神经也要有一定的距离，一般要有 1cm 的间隔；③为遵循剂量学原则，管与管之间的放置要尽量平行，而且间距不要超过 1.5cm。术后 3 ~ 5 天开始进行近距离放疗，每天 1 ~ 2 次，每次 5 ~ 10Gy。如果联合外放疗，近距离放疗总量给予 30Gy，近距离放疗后给予外照射 50Gy。如果单独近距离放疗，则给予 45 ~ 50Gy。

肺部转移是骨肉瘤最常见的转移部位。明确诊断时有 80% 以上患者已经存在肺部微小转移。对于肺部转移单发病灶可考虑手术治疗或放射治疗。有报道采用大剂量甲氨蝶呤（MTX）和放射治疗对肺部转移灶进行治疗，肺部病灶一般给予 15Gy 即可使病灶消失。

七、预后

普通型骨肉瘤的病程短，病情进展快，其自然病程很少超过 10 个月，肿瘤甚至可在数日内明显增大膨出。单纯截肢手术的 5 年生存率仅为 10% ~ 20%；以手术为主的综合治疗已能达到 60% ~ 70%。文献资料显示，发病年龄小、血清碱性磷酸酶高、肿瘤体积大、组织学类型差、对化疗反应差、术前存在远地转移、术后肿瘤残留或切缘阳性均是骨肉瘤预后不佳的因素。多数研究者认为最重要的预后因素在于肿瘤对化疗的反应如何。

第十章

中医骨伤

第一节　落枕

落枕为一中医病名，亦称“失枕”，是一常见病，好发于青壮年，以冬春季多见。多在晨起后有项背部酸痛，颈项僵硬，活动受限。落枕病程较短，一周左右可痊愈，及时治疗可缩短病程；不治亦可愈，但易复发。

（一）病因病理

多因夜间睡眠时姿势不良，枕头过高或过低，头颈长时间处于过度偏转的位置或过屈、过伸状态，致使颈部一侧肌肉受到牵拉，颈椎小关节明显扭转，时间较长而产生静力性损伤，致肌肉出血、肿胀、痉挛。或者因受寒凉刺激，使颈项部肌肉痉挛，而引起本病。经常发生颈项疼痛、活动不利者，可因颈部肌肉劳损或颈椎退行性变所致。

（二）临床诊断

晨起后突感颈后部、上背部疼痛不适，以一侧为多。由于疼痛，使颈项活动受限，尤以旋转受限为重，转头时躯干随之旋转，重者屈伸亦受限，颈项强直，头偏向病侧。

检查时，颈部肌肉有压痛，能找到压痛点，多在乳突、肩胛内上角、冈上窝等处。胸锁乳突肌和斜方肌有明显痉挛，触之如“条索”。压头试验及神经根牵拉试验均为阴性。

依据典型的发病经过及疼痛部位、症状，诊断本病比较容易。但如病程迁延，治疗后不缓解者，需摄颈椎 X 线片以确诊。

（三）治疗

1. 手法治疗

（1）理筋手法：先在痛点及其邻近穴位如风池、肺俞、肩中俞等用点按法，至有酸胀感为宜。然后用拿捏法在颈项及肩背部操作。对于肌肉僵硬者，可同时加用弹拨法和插肩胛法，然后以按揉法进行放松。

（2）颈椎摇法和旋转扳法：在施用理筋手法后，根据病情可加用颈椎摇法和旋转扳法，以纠正椎间小关节的紊乱。常可听到弹响声，但要注意控制扳的力度和旋转的幅度。

（3）牵引手法：术者一手扶患者下颌，一手托枕部，两手缓慢用力向上牵引 1 ~ 2 分钟，可重复 3 ~ 5 次。在牵引的同时，可将头部向两侧转动，以理顺筋络，活动关节。

2. 药物治疗　药物治疗以活血舒筋为主，佐以疏风散寒。方用活血止痛散、独活寄生汤、麻桂温经汤等；外用伤湿止痛膏。

3. 针灸疗法　取风池、大椎、外关、肩中俞、肺俞等穴。用泻法，强刺激，留针 5 ~ 10 分钟，每日 1 次，效果较好。

4. 其他　热敷散局部外用、中药离子导入、理疗及超短波等，对本病都有一定疗效。

第二节　肩部筋伤

一、肩关节周围炎

肩关节周围炎简称肩周炎，是关节周围肌肉、韧带、肌腱、滑囊、关节囊等软组织的慢性炎症，最终可导致关节粘连、肩袖撕裂等。主要症状为肩关节周围疼痛和活动受限。中医称之为“冻结肩”、“漏肩风”。在日本称之为“五十肩”、“老年肩”，表示本病老年多发。男女发病率相同，常与肱二头肌长头肌腱腱鞘炎同时发生。

（一）解剖生理

1. 肩部关节　肩部是上肢运动的基础，它包括由肩胛骨、锁骨和肱骨通过韧带、关节囊、肌肉相互连接而形成四个关节。

（1）肩肱关节：由肩胛骨的关节盂与肱骨头连接而成的球窝关节。关节盂小而浅，周边有盂唇加深关节盂凹，有保持关节稳定的功能。肱骨头为半网形的关节面，仅以部分关节面与关节盂接触，大部分被关节囊包裹，故极不稳定；加之韧带薄弱，关节囊松弛，易受损伤。肱骨大结节朝向外侧，构成结节间沟的外壁；小结节朝向前侧，成为结节间沟的内壁。两结节间有肱横韧带连接，组成骨－纤维管道。肱二头肌长头腱走行于结节间沟内。退变、骨折等原因可使结节间沟狭窄，继而损伤肱二头肌长头腱，从而影响肩关节活动。

肩肱关节囊的纤维组织构成松弛的囊壁，环绕在关节的周围。关节囊的后壁起始于关节盂缘，远端止于肱骨解剖颈。关节囊的内面衬以滑膜，向下沿肱骨解剖颈反折至肱骨头软骨面的周围。关节囊前部的滑膜松弛，可延伸至喙突根部。在结节间沟内，滑膜向下延伸，并沿肱二头肌腱向上反转。关节囊的上部被肌腱袖加强，以增加肩关节的稳定。

肩关节周围有许多滑液囊，其中肩峰下滑液囊有较大临床意义。此囊紧密联结于肱骨大结节和肌腱袖的上外侧，上面与肩峰和喙肩韧带下面相接。肩部肌肉有内外两层，外层为三角肌，内层为肌腱袖。肩峰下滑囊与三角肌下滑囊相连通，但有腱袖相隔，不与关节腔相通。

肩肱关节的韧带主要有喙肩韧带、盂肱韧带、喙肱韧带。喙肩韧带起于喙突，止于肩峰的内缘，是肩关节上部的屏障，把肩峰下滑囊与肩锁关节分开，滑囊病变易与此韧带粘连。盂肱韧带为关节盂前壁的增厚部分，分上、中、下三部分，位于关节囊的内面，有限制关节外旋的功能，其中以中盂肱韧带最重要，发生肩关节周围炎时，此韧带粘连较重。喙肱韧带起于喙突，止于肱骨大小结节，肱骨外旋时韧带伸展，有限制外旋作用。肩周炎时，此韧带固定于缩短的内旋位，限制了上臂外展、外旋。

（2）胸锁关节：由锁骨内端与胸骨的锁骨切迹形成的摩动关节，被关节囊及韧带围绕固定。关节内有一软骨板将关节腔分为上下两部分。胸锁关节参与肩部的各项活动。

（3）肩峰关节：肩峰与锁骨的肩峰端借关节囊、肩锁韧带、喙锁韧带等组织连接而成。其中喙锁韧带为稳定肩锁关节的重要结构，部分参与肩部活动。

（4）肩胛胸壁关节：肩胛骨与胸壁之间并无关节，但肩胛骨与胸壁之间有一间隙，内有肩胛下肌和前锯肌通过，肩胛骨能在此间隙沿胸壁活动。

2. 肩部肌肉　肩肱关节盂较浅，关节囊松弛，韧带薄弱，主要依靠附近肌肉维持关节稳定。如有肌肉病变，将影响关节活动。

（1）三角肌：为肩关节外最强有力的肌肉，起点广泛，远端止于肱骨干的三角肌粗隆，分为前、中、后三条肌束，参与外展、前屈内旋、后伸外旋等运动。

（2）肌腱袖：是由冈上肌、冈下肌、小网肌和肩胛下肌的肌腱所组成的腱性组织。主要参与肩关节的外展、外旋、内收、内旋活动。

（3）肱二头肌长头腱：起于关节盂上缘，越过肱骨头，穿过结节间沟，为走行于关节囊内的肌腱。该肌有病变时，可影响肩关节的外展及内外旋活动。

（4）胸大肌和背阔肌：此两肌对肩关节的稳定也起一定作用，参与肩关节内收、内旋等活动。

3. 肩部关节的活动　肩部关节的活动比较复杂，有内收、外展、前屈、后伸、内旋、外旋运动，以及由这些运动综合而成的旋转运动。

上臂的外展与前屈活动是由肩肱与肩胸关节共同完成的。其中最初 30°外展、60°前屈是由肩肱关节单独完成，继续活动则肩胸关节参与并以 1 ： 2 的比例活动。正常肩胸关节有 60°活动范围，肩肱关节有 120°活动范围，胸锁关节有 40°活动范围，肩锁关节有 20°活动范围。

（二）病因病理

根据本病的发病年龄，可见致病原因与老年组织退变和劳损有关，可有外伤史，或继发于其他疾病，如颈椎病、肩部及上肢骨折后固定时间过长、肱二头肌腱炎、冈上肌腱炎、肩峰下滑囊炎等病。如这些病久治不愈，因疼痛限制了关节活动或病变波及关节，最终可形成关节粘连。其主要病理变化是引起肩部肌腱、韧带、关节囊充血、水肿、渗出而形成瘢痕，造成肌腱、关节囊挛缩，关节软骨与滑膜粘连，以及关节外深、浅两层肌肉之间与滑液囊的粘连，最终导致肩关节粘连，活动受限。

（三）临床诊断

先是患者感到肩部和上臂部轻微疼痛，有时向颈部、背部或臂部放射；以后逐渐感到肩部僵硬，夜间疼痛加重常使患者痛醒。疼痛可放射至前臂和手部，活动时肩部疼痛加重。肩关节各方面活动均受限，尤以外展、外旋、后伸受限为最。肩关节周围有广泛压痛，但以喙肱韧带和肱骨大结节处最明显。日久可出现肩关节周围的肌肉萎缩。

（四）治疗

1. 手术治疗　运用广泛，适用于任何一期的治疗，可促进循环，恢复功能，解除关节粘连。在手法治疗时，先用攘、按、揉等手法使局部放松，缓解疼痛和肌肉痉挛。然后重点按揉、弹拨压痛点，同时配合肩关节各方向采用扳法、摇法，但切勿用暴力，以患者能耐受为度。最后用牵抖、搓法、拍法及掌根揉法收功。大多数患者经手法治疗后，都能收到较好效果。有条件时，也可在全身麻醉下行肩关节手法松解，主要解决内收、外展、外旋及后伸受限，力度要适当，谨防发生骨折意外。

2. 功能锻炼　手法治疗后，患者应加强练习肩关节的外展、外旋、后伸等方向的活动。常用的有下垂摆动、爬墙、拉吊环、甩球等方法。

3. 药物治疗

（1）外用药：可酌情采用中药熏洗，正痛膏、骨痛贴外敷，以及息伤乐等各种擦剂。

（2）内服药：内服蠲痹汤、麻桂温经汤、活血舒筋汤等方药加减。

4. 封闭疗法　局部痛点采用封闭治疗的止痛效果明显，可用 0.5% 普鲁卡因 5mL，强的松龙 25mg 或康尼克通 2mL，痛点注射，每周 1 次，3 ～ 4 次为一疗程。

5. 小针刀疗法　对于局部疼痛较重、关节活动受限、手法无效果者，可采用小针刀松解术。须严格无菌操作，局部麻醉后用小针刀对痛点进行剥离、松解。然后做肩关节活动，寻找下个痛点，同前治疗。

6. 其他疗法　中药离子导入、频谱照射、理疗、局部热敷等均对本病有较好的治疗作用。针灸疗法可取阿是、肩髃、肩中俞、肩外俞、肩贞、肩髎、曲池等穴，同时也可配合电针治疗。本病有自愈倾向，采用保守疗法多可治愈，一般不需手术治疗。

二、肩峰下滑囊炎

肩峰下滑囊炎是因劳损或组织变性所致的一种无菌性炎症。肩峰下滑液囊使肱骨大结节与三角肌、肩峰和喙肩韧带分开，减轻在肩关节外展和旋转时大结节与上述结构之间的摩擦。其下方为冈上肌腱，避免冈上肌与肩峰的损伤。此囊是个潜在的间隙，有滑膜作内层，分泌滑液，减少磨损。

（一）病因病理

滑囊位于活动频繁的肩关节，夹在肩峰、肱骨大结节与冈上肌之间，往往因长期受到反复摩擦劳损而致伤，也可因冈上肌变性而波及。急性期以渗出、肿胀为主，后期则组织肥厚、增生、粘连。

（二）临床诊断

发病后，肩外侧有不适或疼痛的感觉，肿胀明显。三角肌前缘可突出一囊性肿块，呈半球状，在三角肌收缩时，上肢外展，疼痛加重并向远侧放射，夜间疼痛尤甚。查体时，肩峰下压痛明显。晚期 X 线片上可见到钙化沉积。

（三）治疗

1．手法治疗　本病急性期不宜手法治疗，以免加重损伤。手法仅适用于慢性期，以拇指按、揉法为主，配合肩关节的摇、搓法和抖法。

2．功能锻炼　急性期应以休息为主，用颈腕带悬吊患肢于胸前。慢性期应加强肩关节的主动运动，以避免粘连，主要运动方式有大云手、小云手、爬墙等。

3．封闭疗法　用粗针头抽净囊内滑液后，注入氢化可的松，如加用普鲁卡因则止痛效果更好。

4．其他疗法　局部膏药或热敷散外敷、中药外洗、理疗、周林频谱仪患处照射、中药离子导入、针灸等疗法均可选用。

三、冈上肌腱炎与冈上肌破裂

冈上肌起于肩胛骨冈上窝，止于肱骨大结节。其穿过肩峰部的上方有肩峰下滑囊，下方与关节囊相邻，与小圆肌、冈下肌、肩胛下肌腱共同组成肩腱袖，稳定肩关节。冈上肌又有协助三角肌外展的功能（图 10–1）。

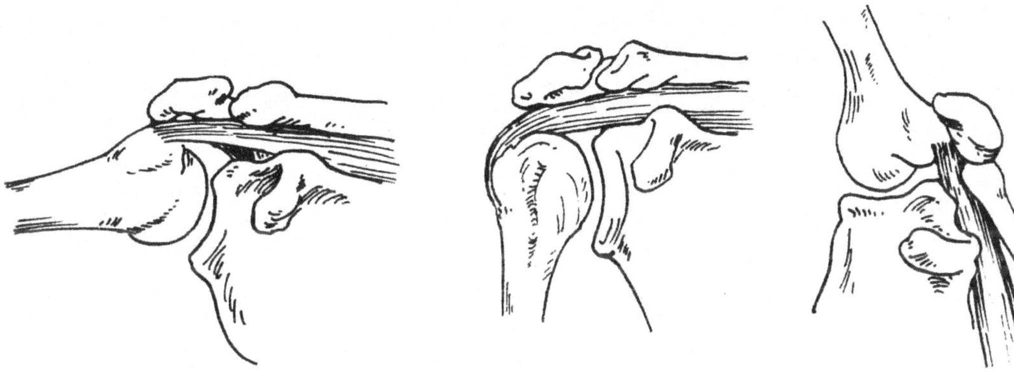

图 10–1　肱骨大结节、冈上肌之间的关系

（一）病因病理

肩的每次外展活动都可使冈上肌腱在肩峰和肱骨大结节之间摩擦和挤压。在正常情况下，肩峰下滑囊可减缓这种致伤力。但年龄增长或过度劳损，往往组织变性，肩袖可破裂，造成肌腱炎。由于肌腱血供很少，容易发生钙化沉积，加以肩峰骨质退变增生，更增加了对冈上肌的损伤，严重者可致冈上肌不完全破裂或完全破裂。

（二）临床诊断

患者发病年龄多在 20 ~ 40 岁之间，运动员常见。有慢性劳损史或外伤史，一般起病缓慢，症状往往不明显。如并发肩峰下滑囊炎时则疼痛较重。肩部在外展活动时，肩部外侧有疼痛，可直至三角肌附着处，肱骨大结节压痛明显，肩的活动多不受限。检查时有一明显的疼痛弧（图 10–2），即肩外展至 60° ~ 120°时有疼痛，超过 120°或低于 60°时均无痛；反之，从外展位降至正常位时，也在 60°~ 120°之间有疼痛。这是本病最主要的体征，原因是在此范围内冈上肌被挤压在大结节与肩峰之间所致。但如冈上肌完全破裂，则肩关节最初外展的 15°丧失，超过 15°后的外展由三角肌协同肩胛骨完成。X 线检查有时可见肩峰下或大结节周围有一浓密、不规则钙化阴影。肩关节造影可确定冈上肌是否破裂以及破裂的程度。

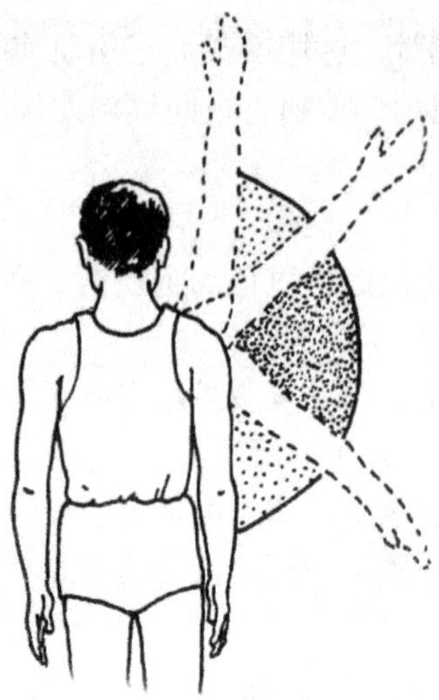

图 10-2 冈上肌腱炎疼痛弧

（三）治疗

1. 手法治疗 先在肩关节周围施以㨰、按、拿、擦、拍等手法以活血祛瘀、舒筋通络，然后运用摇肩、搓肩、旋肩及牵抖法进行治疗，以松解粘连，滑利关节。

2. 固定方法 急性期疼痛较重者，可用三角巾悬吊胸前制动，配合适当休息。

3. 功能锻炼 慢性期可加强肩关节自主活动，如进行大、小云手，前后左右甩手，上下通臂，弯肱拔刀，展旋动作等锻炼。

4. 局部注射疗法 可局部注射当归注射液、复方丹参注射液，每次 2 ~ 4mL；或用醋酸强的松龙 0.5mL，加适量普鲁卡因注射。每 3 次为一疗程，以二疗程为限。如诊断、注射正确，1 ~ 2 次即可见效。但如果剂量过大或次数过多，易致肌腱断裂。

5. 其他疗法 局部中药外洗、热敷散外敷、口服镇痛剂、理疗、针灸等法，都有一定疗效。

6. 手术治疗 如有冈上肌钙化，可采用手术刮除钙化沉积物。冈上肌完全破裂者，宜早期切开修补。

四、肱二头肌长头腱鞘炎

肱二头肌长头腱是一肩关节内的结构，它位于结节间沟和肱横韧带所组成的一段骨—纤维通道内。在肱骨头部，它还要转换方向，而抵关节盂上缘的肌起处。它易在日常工作、生活中发生慢性损伤而导致无菌性炎症，影响肩关节的活动。

（一）病因病理

本病常发生于肩部长期运动劳损者，或因肌腱组织变性所致。也可见于肱骨外科颈、解剖颈及大结节骨折后，骨痂形成使结节间沟粗糙，肌腱受到磨损者。是一种肌腱与腱鞘同时受累的病变。表现为腱鞘水肿、渗出，促使组织变性，日久形成粘连，导致肩关节周围炎。

（二）临床诊断

多发于中年人。急性期表现为三角肌痉挛，局部肿胀、疼痛，关节活动明显受限，肩关节前部结节间沟处压痛明显；慢性期活动多不受限。检查时，内旋试验阳性，抗阻力屈肘试验阳性。日久可有肩部肌肉萎缩，局部有摩擦感。X 线检查多无明显变化。

（三）治疗

1. 手法治疗 宜舒筋活血，采用推、攘、按、揉、擦法，先在肩关节周围施术，以缓解疼痛；然后用拨筋法、推顺法、牵抖法、搓法等进行治疗，以松解粘连，滑利关节。

2. 封闭疗法 痛点可注射当归注射液、复方丹参注射液 2 ~ 4mL，也可用 0.5% 普鲁卡因 5mL 加氢化可的松 0.5mL 局部封闭，疗效较好。

3. 针灸疗法　取肩隅、肩髎、肩外俞等穴进行针灸，每日 1 次，或配合灸法和拔火罐，有较好的止痛作用。

4. 药物治疗

（1）外用药：中药离子导入、中草药熏洗患处、局部热敷、膏药外敷等，均有较好消炎止痛作用。

（2）内服药：可用正骨紫金丹、骨痛丸等内服。

5. 手术治疗　非手术治疗无效时，可考虑手术治疗。将肱二头肌腱切断后固定于结节间沟或肱骨头或二头肌短头腱上，即可解除疼痛。

第三节　肘部筋伤

一、尺骨鹰嘴滑囊炎

尺骨鹰嘴滑囊炎俗称矿工肘，属创伤、劳损性病变。在尺骨鹰嘴部位，肱三头肌附着于鹰嘴突处有两个滑液囊，一个位于鹰嘴突和肌腱之间，称为肱三头肌下滑液囊；一个处于鹰嘴突、肌腱和皮肤之间，在肘后皮下，故称鹰嘴皮下滑囊。正常的滑囊有润滑肌腱来回活动及缓冲局部冲击、摩擦的作用。这两个滑囊均不与关节相通。

（一）病因病理

常因局部损伤或反复摩擦或撞击而致急性或慢性损伤，深囊和浅囊均可有渗液、肿胀，但以皮下滑囊的无菌性炎症改变为主。日久慢性刺激可致囊壁肥厚、囊腔内绒毛样变性，偶有钙质沉着等。

（二）临床诊断

尺骨鹰嘴部位呈圆形或椭圆形隆起肿胀，大小不等，直径为 1 ~ 2.5cm。肿块位于皮下，可以活动，质软，有轻度波动感，伴压痛。局部红肿，皮温略高。久则囊壁增厚，疼痛减轻，关节功能多不受影响。

（三）治疗

1. 手法治疗　宜活血祛瘀。常在尺骨鹰嘴部用按、揉、擦、挤等手法。深部滑囊炎可用拔压法，先伸后屈，多能奏效。

2. 封闭疗法　用粗针头先将囊内的液体抽出，然后向囊内注入醋酸氢化可的松，每周 1 次，3 ~ 4 次可愈。

3. 药物治疗　可用中药熏洗，外敷定痛膏，或涂各种擦剂。不须内服药。

4. 其他疗法　可用针灸治疗；或三棱针点刺，加压挤出积液，然后以无菌纱布加压包扎。红外线理疗、热敷及酒、醋疗法均可选用。

5. 手术疗法　对慢性病例，必要时可行滑囊切除术。

二、前臂伸肌腱周围炎

又称桡侧伸肌群肌腱周围炎、桡侧伸腕肌群捻发音性腱周炎，属中医“伤筋”范畴。多与劳损有关，表现为前臂背侧的肿胀、疼痛和压痛。

（一）病因病理

前臂桡侧腕长伸肌、腕短伸肌、伸拇长肌、伸拇短肌在前臂下 1/3 处相交，此处没有腱鞘，只有疏松的腱旁组织，缺乏良好的滑动作用。手及腕部过多的活动劳损，易致肌腱摩擦发生本病。病理主要表现为腱旁组织水肿、纤维变性、血管增生、白细胞及浆细胞浸润，久治不愈可形成粘连。

（二）临床诊断

本病好发于中青年男性，右侧多见，可能与有利有关；或见于偶尔打羽毛球、网球的人。多有劳损史，主要表现为前臂远端背侧疼痛、肿胀、压痛明显；腕部活动不便，屈伸、握拳时有捻发音；直接触摸有握雪感；皮肤温度可升高；活动时症状加重，休息后减轻。

（三）治疗

1. 手法治疗 患者正坐，一助手拿患肢前臂上端；术者一手握患者腕部相对拔伸，另一手先用滚法在背侧操作，然后用拇指沿桡侧伸肌腱自下而上反复用推擦、捋顺和捻揉法操作。

2. 药物治疗

（1）外用药：外敷正痛膏、活血散，或用息伤乐、扶他林乳膏涂擦。

（2）内服药：可服用身痛逐瘀汤加减，或正骨紫金丹。

3. 其他疗法 休息、针灸、磁疗等对本病亦有一定疗效，可酌情选用。

三、桡骨小头半脱位

俗称错环。又称小儿桡骨小头骨错缝，是儿童特有的损伤，也是常见伤。本脱位多因牵拉致使桡骨小头从环状韧带内滑脱所致，故又称“牵拉肘”。主要表现为肘关节的屈伸活动受限，手法复位后多能痊愈。

（一）病因病理

桡骨小头被环状韧带固定在尺骨的桡切迹上，构成上尺桡关节。在成人，桡骨头大，头下有一细小的颈部，环状韧带不易滑脱。而在小儿，因桡骨小头尚未发育成熟，头颈粗细大致相同，故易致环状韧带不全滑脱，阻碍关节自行复位。亦有人认为在牵拉前臂时引起肱桡关节松动，关节负压增加，因滑膜嵌入关节间隙内而致。总之，本病多因用力牵拉小儿前臂，使抵止在桡骨粗隆上的肱二头肌突然收缩，把松动的桡骨小头拉向肘关节前方而形成向前半脱位；或因前臂旋前屈肘跌倒，将桡骨小头挤向后而形成向后半脱位。

（二）临床诊断

多有前臂牵拉或跌仆的外伤史，伤后即感肘部疼痛，不敢活动。局部无明显肿胀，前臂处于旋前位，旋后时因疼痛受限。肘外侧有压痛，X 线片检查多无异常。

（三）治疗

手法复位是治疗本病的主要方法，一次可立即治愈。复位时让患者脱去上衣，露出患肢，术者一手握住患腕使其旋前，另一手托住肘关节。用拇指压在桡骨小头的前外方，准备向内后方推压。乘患儿不备时，突然将前臂旋后，同时挤压桡骨小头，屈肘关节至最大限度。当听到清脆的响声时表示复位成功，此时患儿即刻便能活动肘关节。如系后半脱位，需将桡骨小头推向前内方，前臂旋前即可。复位后一周内，避免牵拉前臂。一般不需固定和药物治疗。

四、肱骨外上髁炎

肱骨外上髁炎又称肘外侧疼痛综合征，俗称“网球肘”，是肱骨外上髁部伸肌总腱处的慢性损伤性肌筋膜炎。在肱骨外上髁主要有桡侧腕长、短伸肌，指总伸肌，小指固有伸肌和尺侧伸腕肌附着。在伸肌总腱深处有一无名的细小血管神经束从肌肉、肌腱发出，先穿过肌筋膜或腱膜，然后穿过深筋膜进入皮下。

（一）病因病理

本病主要与劳损有关。家庭妇女、瓦工、木工、网球和羽毛球运动员等，需要长期、反复用力从事手和腕的劳动，易患本病。其损伤机理是伸指或伸腕肌的主动收缩与被动牵拉，在伸肌总腱附着处产生一定的应力，使肌腱在肱骨外上髁附着处出现小的撕裂，损伤了伸肌总腱及筋膜。其腱周的病理表现多种多样，存在多种学说，主要有无菌性炎症说和血管神经卡压说。血管神经束在穿过肌腱或筋膜时受到病变的肌筋膜卡压而产生疼痛，日久导致组织粘连、出血机化、肥厚等病变。

（二）临床诊断

可由用力不当而突然诱发，但多数起病缓慢。肘关节外侧疼痛，可向前臂外侧放射。持物、扫地、拧毛巾等动作均可出现症状并加重疼痛。有的症状轻微，时隐时现，数月后可自愈；较重者反复发作，疼痛为持续性，握物无力，甚至持物脱落。肘关节的活动正常，局部无红肿。前臂旋前伸肘时，因疼痛而受限。在肱骨外上髁到桡骨小头处有一局限性而敏感的压痛点。抗阻力伸腕试验阳性，伸肌腱牵拉试验阳性。X线检查偶可见钙化阴影、骨膜反应或肱骨外上髁粗糙等。

（三）治疗

1. 手法治疗

（1）揉拔与摇转法：患者坐位或仰卧位，术者一手握患者上臂桡侧，一手握腕部。操作时两手配合，先上下抖动，再左右翻转，揉拨臂筋，反复数次。

（2）拔筋法：术者用拇指在伸肌总腱压痛点处用力弹拨 5 ~ 7 次，然后按揉局部。

（3）弹筋法：术者一手握腕，前臂托于肘下；另一手拇食指对捏，提弹肘桡侧深、浅肌肉，先浅后深，各 2 ~ 3 次。然后用掌根按揉数下。

（4）扳法：适用于有粘连和前臂旋前伸肘受限的患者。屈肘屈腕，前臂旋前，做肘关节屈伸扳动数次。

2. 药物治疗

（1）外用药：外敷活血散、正痛膏、骨痛贴等。也可用中药熏洗患处。

（2）内服药：应辨证加减。属气滞血瘀者，用行气活血汤；夹杂风寒者，选用和伤活血汤、桂枝汤。

3. 封闭疗法　找到痛点，用 0.5% 普鲁卡因加 0.5mL 氢化可的松作局部封闭。注射准确者疗效很好。

4. 其他疗法　中药离子导入、针灸等疗法，对本病都有较好疗效。

5. 手术治疗　适用于顽固性疼痛者，可采用小针刀闭合手术，或切开手术。小针刀松解时痛点要准确，顺肌纤维走行方向进行剥离，疗效肯定。切开时可行肌筋膜松解和血管神经束切断，能彻底解除疼痛，疗效显著。

五、肱骨内上髁炎

又称高尔夫球肘。是因前臂屈肌群主动收缩或伸张牵拉所致的以肱骨内上髁疼痛为主症的疾病。肱骨内上髁较外髁明显突出，为桡侧屈腕肌、掌长肌、指浅屈肌和旋前圆肌总腱的附着点。

（一）病因病理

由于前臂屈肌的反复而紧张的收缩、牵拉，使屈肌总腱或筋膜发生劳损所致。其发病机制与病理变化同肱骨外上髁炎。

（二）临床诊断

肱骨内上髁部疼痛、肿胀，压痛明显，刺激尺神经时可出现无力，无名指、小指有间歇性麻木感，屈腕肌抗阻力试验阳性、抗阻力旋前试验阳性，伸腕牵拉试验阳性，肘伸直前臂旋后、腕关节背伸时疼痛加重。病程长者肌力下降。本病应与肘关节创伤性关节炎、尺侧副韧带损伤及尺管综合征相鉴别。

（三）治疗

1. 手法治疗

（1）揉拔与摇转法：患者坐位或仰卧位，术者一手握患者上臂桡侧，一手握腕部。操作时两手配合，先上下抖动，再左右翻转，揉拨臂筋，反复数次。

（2）拔筋法：术者用拇指在伸肌总腱压痛点处用力弹拨 5 ~ 7 次，然后按揉局部。

（3）弹筋法：术者一手握腕，前臂托于肘下；另一手拇食指对捏，提弹肘桡侧深、浅肌肉，先浅后深，各 2 ~ 3 次。然后用掌根按揉数下。

（4）扳法：适用于有粘连和前臂旋前伸肘受限的患者。屈肘屈腕，前臂旋前，做肘关节屈伸扳动数次。

2. 药物治疗

（1）外用药：外敷活血散、正痛膏、骨痛贴等。也可用中药熏洗患处。

（2）内服药：应辨证加减。属气滞血瘀者，用行气活血汤；夹杂风寒者，选用和伤活血汤、桂枝汤。

3. 封闭疗法　找到痛点，用 0.5% 普鲁卡因加 0.5mL 氢化可的松作局部封闭。注射准确者疗效很好。

4. 其他疗法　中药离子导入、针灸等疗法，对本病都有较好疗效。

5. 手术治疗　适用于顽固性疼痛者，可采用小针刀闭合手术，或切开手术。小针刀松解时痛点要准确，顺肌纤维走行方向进行剥离，疗效肯定。切开时可行肌筋膜松解和血管神经束切断，能彻底解除疼痛，疗效显著。

第四节　腕手部筋伤

一、腕关节扭伤

腕关节扭伤为临床常见损伤，是因外力所致的腕关节周围软组织损伤。本病涉及组织较广泛，包括下尺桡关节损伤和三角软骨板的损伤。

（一）解剖生理

腕关节是上肢的重要组成部分，本身是一个多关节的复合体。近排腕骨与前臂桡骨远端关节面及三角纤维软骨板构成桡腕关节，尺骨小头与桡骨的尺切迹组成下尺桡关节，有下尺桡韧带连接。腕关节的掌、背侧均有腕横韧带加强保护，两侧有尺、桡侧副韧带。下尺桡关节间隙正常者为 0.5 ~ 2mm。三角纤维软骨板尖端附着于尺骨茎突上，其底边附着于桡骨远端尺骨切迹缘，与下尺桡韧带共同维持了下尺桡关节的稳定。三角软骨板将桡腕关节与下尺桡关节分开，故尺骨不参与腕关节的组成，正常时两关节不相通，但当软骨板损伤破裂，则两关节相通。三角软骨板的作用是使尺骨和桡骨靠紧，防止分离，稳定下尺桡关节，以利于桡骨在尺骨上的旋转。前臂中后位时软骨处于松弛状态，旋前时其背侧部紧张，旋后时掌侧部紧张。腕关节具有掌屈、背伸、尺偏、桡偏等活动。下尺桡关节主要起旋转前臂的作用。

（二）病因病理

本病主要为腕部遭受扭转外力所致，其中拧扭伤最常见。或因跌仆闪挫，手掌着地，尤其是桡腕关节背伸、极度尺偏旋前时，下尺桡关节受腕骨的撞击或三角软骨板受挤压，可引起尺桡侧副韧带的扭伤、撕裂，三角软骨板的破裂，下尺桡韧带松弛，下尺桡关节分离等病变。

（三）临床诊断

患者多有明确的外伤史。轻伤者腕部疼痛无力，重伤则肿痛、压痛拒按、活动功能障碍。伤后腕部桡骨或尺骨茎突部疼痛为尺、桡侧副韧带损伤；腕背伸、掌屈时疼痛为掌、背侧韧带或屈、伸肌腱损伤。下尺桡关节损伤表现为腕部疼痛、尺背侧肿胀、压痛、前臂旋转功能受限、握力下降、前臂旋前时尺骨小头向背侧明显突出，检查时可感到下尺桡关节松弛、腕部略增高、尺骨小头压痛。X 线片示下尺桡关节间隙增大。多并发有腕三角软骨板损伤，表现为伤后肿胀、尺侧疼痛、握力显著下降、持物易落、尺偏时疼痛加重、摇腕时有弹响，检查可见腕部活动及前臂旋转活动均受限，压痛在关节间隙与尺骨茎突远侧，三角软骨板挤压试验阳性。X 线造影示桡腕关节与下尺桡关节相通。

（四）治疗

1. 手法治疗　适用于调整腕部筋骨，能够理顺筋络。

（1）摇腕与分筋：患者坐位，术者双手分握患腕两侧，反正起落摇动各数次。拇食指要上下配合，用力要稳。

（2）归挤合筋法：术者用双手拿住前臂下端，双拇指在背侧，余四指在掌侧，与助手相对用力拔伸牵引腕关节，在牵引下做腕关节摇法；然后向下按后桡骨茎突与尺骨小头，再用力向内挤压，使二骨合拢。

（3）扬腕合筋法：术者双手拿住腕部，向上拔伸牵引，将患肢旋后，肘伸直，腕背伸，同时医生双手拇食指用力推挤桡、尺骨下端，使下尺桡关节复位。

2. 固定方法　整复后，在下尺桡关节背部偏尺侧放置一棉垫，然后用绷带从桡背侧向尺掌侧用力加压包扎固定，3 周内避免旋转活动，以后戴护腕以增强效果。

3. 药物治疗

（1）外用药：可选用各种药物熏洗，骨痛贴、息伤乐等擦剂外涂，止痛膏外敷等。

（2）内服药：可选用正骨紫金丹、回生第一丹及荣筋丸等药物内服。

4. 手术治疗　对于顽固性疼痛、关节稳定性差者，可选用三角软骨板切除、韧带修补术治疗。

二、狭窄性腱鞘炎

狭窄性腱鞘炎是因慢性劳损或急性损伤所致肌腱和腱鞘同时受累的一种疾病。常见于腕部和手指，好发于女性、工人和音乐工作者。在手指为指屈肌腱鞘炎，俗称弹响指、扳机指；在腕部常是拇长展肌和拇短伸肌腱鞘炎，又称桡骨茎突狭窄性腱鞘炎。其发病率以桡骨茎突最高，拇长屈肌次之，食指和中指最少。

（一）解剖生理

每个手指的屈肌腱都有腱鞘将其约束在掌骨和指骨上。腱鞘内层为滑膜，可使屈肌腱大幅度来回滑动，而摩擦力极小；外层为纤维鞘，两侧附着于指骨边缘，形成骨—纤维隧道，在屈指时，可有效地防止屈肌腱向掌心弹射和两侧滑动。在掌指、指间关节处，肌腱弹射力最大，此处的纤维鞘增厚形成韧带，起滑车作用，并以掌指关节处韧带最厚，称环状韧带。在手指用力劳动时，屈肌腱与环状韧带强烈摩擦，在长期、快速、用力的手部活动中，肌腱与腱鞘都将发生慢性损伤。在桡骨茎突部，拇长展肌与拇短伸肌共用一个腱鞘，被固定在桡骨茎突部，在手指损伤部位为环状韧带和指浅屈肌腱，拇指为环状韧带和拇长屈肌腱。

（二）病因病理

1. 慢性损伤

（1）手指的长期快速活动，如纺织女工接线头、织毛衣的操作、管弦乐演奏者的动作，均可造成有关腱鞘的损伤。

（2）手指的长期用力活动，增加了屈肌腱的弹射力与环状韧带的摩擦。

2. 急性损伤　因劳动或运动时握物用力过重，压迫了肌腱与环状韧带所致。

3. 病理变化　所谓狭窄性腱鞘炎并非单一腱鞘发炎，而是肌腱和腱鞘都受损伤，出现水肿、增生、肉芽组织形成、透明变性和粘连等慢性损伤性炎症变化。腱鞘、韧带的水肿和增生使骨–纤维隧道狭窄，压迫水肿和增生的肌腱，形成葫芦形肿大，阻碍肌腱的滑动。当肿大的肌腱通过狭窄的腱鞘时即发生弹响（图 10–3），不能通过时称闭锁。

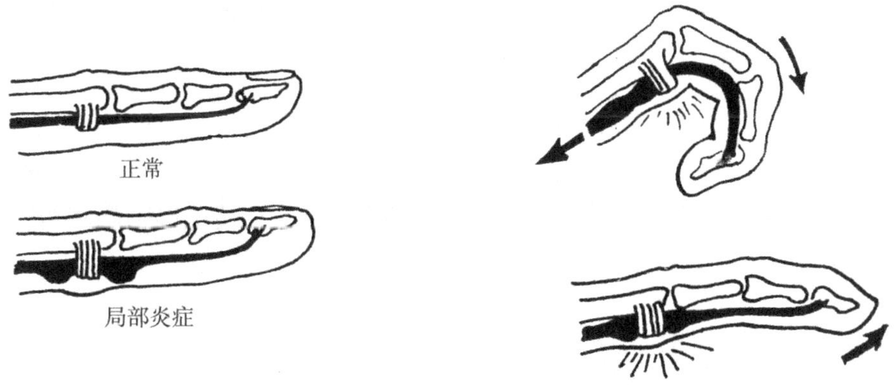

图 10–3　弹响指发生机理示意

（三）临床诊断

1. 桡骨茎突狭窄性腱鞘炎　起病缓慢，腕关节桡侧疼痛，局部肿胀，有时有热感及压痛，有时疼痛向手部或前臂放射。拇指外展背伸运动无力，提重物时乏力并加重疼痛。与健侧对比，可见患侧桡骨茎突部有一轻微隆起，按之有一豆大结节，压痛明显。握拳尺偏试验为阳性。

2. 弹响指和弹响拇　起病缓慢，初起时早晨醒来患指发僵、疼痛，活动后可消失。以后晨起时有弹响和疼痛，活动后逐渐消失。最后重者晨起时患指疼痛、闭锁，终日有闭锁、弹响和疼痛，局部压痛明显；在远侧掌横纹深处，掌骨头上能触到一较大的压痛硬节，嘱患者伸屈患指，可感到痛性硬节于指下弹动。

（四）治疗

本病贵在早治、彻底治疗，但更应重视预防。

1. 手法治疗　适用于初期及弹响前期，急性期不宜用手法治疗。

（1）拨筋法：术者用拇指于患处拨筋，用力方向与肌腱垂直，由一侧向另一侧拨。可重复操作，以松解粘连。

（2）捋筋法：术者使患部伸展，然后用另一手拇指与肌腱方向一致，由远侧向近侧推捋数下。可重复操作。

2. 局部封闭　局部注射氢化可的松效果很好。摸到结节后，从远侧或近侧进针，刺入腱与腱鞘韧带之间，注射 0.5mL 氢化可的松，可不加普鲁卡因，每周 1 次，连续封闭 3 ~ 4 次。

3. 药物治疗

（1）外用药：可选用中草药液外洗，如上肢洗方、骨痛贴、息伤乐等。

（2）内服药：选用舒筋丸或正骨紫金丹。

4. 功能锻炼　患者自觉加强患手的功能练习，如经常缓慢用力握拳、压指等。

5. 手术治疗　闭锁严重，疼痛难忍者需行腱鞘松解术治疗。

（1）小针刀松解术：在病变的掌指关节处摸到肿大的硬节及狭窄部，常规消毒，0.5% 的普鲁卡因局部麻醉后，用小针刀进行闭合手术，走向与肌腱一致，切断环状韧带。本法皮肤勿需切开、缝合，对组织损伤小。针孔三日可愈，不影响工作和生活。术后配合中药外洗则效果更佳。

（2）指鞘韧带切断术：局部麻醉下在病变结节的一侧切一长约 1.5cm 的纵切口，显露屈指肌腱及环状韧带，将韧带切断即可。对桡骨茎突狭窄性腱鞘炎，若两肌腱各有一腱鞘，应分别松解。

三、腱鞘囊肿

俗称“聚筋”。是手和足部的关节或腱鞘内的滑液增多后发生的囊性疝出，可为单个或多个。是因手或足的肌腱或关节的长期过度使用引起，也可由结缔组织的黏液性变性所致，好发于腕背部、腕掌侧、足背部等处，突出于关节或腱鞘附近皮下浅表，呈半球形隆起。

（一）病因病理

囊肿的出现多与劳损或结缔组织变性有关，多种原因可以诱发。囊肿外层为致密的纤维组织，内层光滑，内容物为黏性胶冻状液体。囊肿基底较广阔，并与关节囊或腱鞘相通。长期慢性刺激，囊壁随之肥厚、变硬。

（二）临床诊断

患者女性较多。好发于手部，起病缓慢，各年龄均可发病。在腕或足背部出现一圆形包块，1 ~ 2cm 大小，表面光滑，不与皮肤粘连，基底固定，硬度类似橡皮。腕屈曲时隆突明显，但无炎症现象。初起时柔软，可推动，有波动感，以后逐渐增大变硬。自觉腕部无力、不适，疼痛多为酸痛或放射性疼痛，压痛不明显。

（三）治疗

腱鞘囊肿可以自消，但时间较长。出现症状后应及时治疗。无论手术还是非手术治疗，愈后均有复发倾向。

1. 手法治疗

（1）扣挤法：适用于发病初期、囊肿柔软者。患者腕背朝上，医生双手分握患腕两侧，双拇指探明囊肿的相对固定方向。继而屈曲拇指的指间关节，深压囊肿一侧，扣紧不使其滑动。在挤压下摇腕，可觉指下空沉，肿物迅速变小以至消失。加压包扎 2 ~ 3 周。

（2）刮筋法：用于手指关节部的腱鞘囊肿。操作时，以拇指指甲扣紧肿物，向回一刮，肿物即可随响声消散。

2. 封闭疗法　局部麻醉。先用粗针将囊内滑液吸尽，然后再注入氢化可的松 0.5mL，加压包扎。每周 1 次，2 ~ 3 次为一疗程。

3. 其他疗法　用外力击破或挤破囊壁，或用小针刀刺破，或用三棱针点刺，或用火针、电针等，放出积液，囊肿多可消失。术后加压包扎 2 ~ 3 周。但复发较多。

4. 手术治疗　因囊肿基底广阔，不能结扎囊蒂者，且术后仍有复发，因此可行囊肿切除术，或囊壁外翻缝合术。

四、伸指肌腱断裂

伸指肌腱断裂俗称锤状指，是指由于外伤致使手指伸肌腱在末节指骨处断裂，远侧指间关节屈曲不能伸直的疾病。手部的伸肌腱无腱鞘保护，只有腱周组织覆盖，结构松弛并有弹性，以维持肌腱的正常功能，并无真正的滑动作用。伸肌腱的中间腱止于中节指骨，在拇指是止于近节指骨，联合腱止于末节指骨背侧基底部。

（一）病因病理

本病多发生在示、中指，常为运动时指端遭受骤起暴力而突然屈曲指间关节所致；或被动持续用力握压手指等，迫使伸肌腱在远节指骨附着处断裂引起。断裂后常并发末节指骨撕脱性骨折，肌腱可有一定回缩，但由于有腱周组织约束，回缩幅度不大。

（二）临床诊断

有明确的外伤史，伤后剧痛、肿胀，压痛明显，一侧较重。末节指间关节呈屈曲畸形，不能伸直，外观似锤，尤其是后期畸形更为明显。日久未治愈者，组织增生肥厚，指节变粗、末节指骨偏歪，活动时可伸直，但放手后仍呈下垂位。X线检查可见有无撕脱性骨折。

（三）治疗

本病属软组织损伤，但因其有肌腱断裂，应积极复位固定，以利损伤的修复。治疗越早，效果越好。

1. 手法治疗　伤后早期可不用麻醉即进行手法复位。术者白上而下将伸指肌腱捋顺，捻、按、揉指间关节，拔伸后保持背伸位。

2. 固定方法　整复后，在手指掌侧放置一竹片、木板或铝板均可，末节指骨掌侧与板之间加一梯形垫，以保持末节指间关节于背伸位，然后包扎固定。注意松紧适度，1月左右拆除固定。去固定后应逐渐练习关节的屈伸活动。

3. 药物治疗

（1）外用药：可选用中草药外洗或活血散外敷，或其他伤科外用擦剂。以活血止痛、舒筋通络为原则。

（2）内服药：内服正骨紫金丹、桂枝汤等加减。

4. 手术治疗　极少数患者需手术治疗。锤状畸形明显影响工作、早期治疗未愈者，可施行手术修复，术后过伸位固定。黄芪、白术、防风等。

八、经典论述

《素问·痹论》：“风、寒、湿三气杂至，合而为痹也。其风气胜者为行痹，寒气胜者为痛痹，湿气胜者为著痹也。”“其有五者何也？以冬遇此者为骨痹，以春遇此者为筋痹，以夏遇此者为脉痹，以至阴遇此者为肌痹，以秋遇此者为皮痹。”“痹在于骨则重，在于脉则血凝而不流，在于筋则屈不伸，在于肉则不仁，在于皮则寒，故具此五者则不痛也。凡痹之类，逢寒则虫，逢热则纵。”

《伤寒论·辨太阳病脉证并治下第七》：“伤寒八九日，风湿相抟，身体疼烦，不能自转侧，不呕、不渴、脉浮虚而涩者，桂枝附子汤主之。”

《金匮要略·中风历节病脉证并治第五》：“诸肢节疼痛，身体魁羸，脚肿如脱，头眩短气，温温欲吐，桂枝芍药知母汤主之。”

《金匮要略·痉湿暍病脉证治第二》：“太阳病，关节疼痛而烦，脉沉而细者，此名湿痹。湿痹之候，小便不利，大便反快，但当利其小便。”“风湿相搏，一身尽痛，法当汗出而解，值天阴雨不止，医云此可发汗。汗之病不愈者，何也？盖发其汗，汗大出者，但风气去，湿气在，是故不愈也。若治风湿者，发其汗，但微微似欲出汗者，风湿俱去也。”

《丹溪心法·痛风》：“四肢百节走痛是也，他方谓之白虎历节风证。大率有痰，风热、风湿、血虚。因于风者，小续命汤；因于湿者，苍术、白术之类，佐以竹沥；因于痰者，二陈汤加酒炒黄芩、羌活、苍术；

因于血虚者，用归芎之类，佐以红花、桃仁。”

《医宗必读·痹》：“治外者，散邪为亟，治脏者，养正为先。治行痹者，散风为主，御寒利湿仍不可废，大抵参以补血之剂，盖治风先治血，血行风自灭也。治痛痹者，散寒为主，疏风燥湿仍不可缺，大抵参以补火之剂，非大辛大温，不能释其凝寒之害也。治着痹者，利湿为主，祛风解寒，亦不可缺，大抵参以补脾补气之剂，盖土强可以胜湿，而气足自无顽麻也。”

《类证治裁·痹证》：“诸痹……良由营卫先虚，腠理不密，风寒湿乘虚内袭。正气为邪所阻，不能宣行，因而留滞，气血凝涩，久而成痹。”

《张氏医通·臂痛》：“臂痛者有六道经络，各加引经药乃验……臂臑之前廉痛者属阳明，升麻、白芷、干葛为引药；后廉属太阳，藁本、羌活；外廉属少阳，柴胡、连翘；内廉属厥阴，柴胡、当归；内前廉属太阴，升麻、白芷、葱白；内后廉属少阴，细辛、当归。”

《张氏医通·腿痛》：“腿痛亦属六经，前廉为阳明，白芷、升麻，干葛为引药；后廉太阳，羌活、防风；外廉少阳，柴胡、羌活；内廉厥阴，青皮、吴茱萸；内前廉太阴，苍术、白芍；内后廉少阴，独活、泽泻。”

《医门法律》：“凡治痹症，不明其理，以风门诸通套药施之者，医之罪也。痹症非不有风，然风入在阴分，与寒湿互结，扰乱其血脉，致身中之阳，不通于阴，故致痹也。”“鹤膝风者，即风、寒、湿之痹于膝者也。如膝骨日大，上下肌肉枯细者，且未可治其膝，先养血气，俾肌肉渐荣，后治其膝可也……故治鹤膝风而亟攻其痹，必并其足痿而不用矣。”

《金匮翼·热痹》：“热痹者，闭热于内也……脏腑经络先有蓄热，而复遇风寒湿气客之，热为寒郁，气不得通，久之寒亦化热，则痛痹熻热而闷也。”

第五节　胸背部筋伤

一、胸廓出口综合征

又称为颈肋综合征、前斜角肌综合征、胸小肌综合征、肋锁综合征及过度外展综合征等。是指胸廓上口出口处，由于某种原因导致臂丛神经、锁骨下动静脉受压迫而产生的一系列上肢血管、神经症状的总称。临床上主要表现为肩、臂及手的疼痛、麻木，甚则肌肉萎缩无力，手部青冷发紫，桡动脉搏动减弱。是肩臂痛的常见病因之一。青壮年较多见，男女之比约为 1 ∶ 2.2。发病率未见报道。多数患者无明显外伤史。

（一）解剖生理

胸廓出口的骨性结构是由第一肋骨与其上方的锁骨交叉而构成。锁骨的近端与胸骨形成胸锁关节，其远端与肩峰形成肩锁关节，连接着胸廓与上肢带骨。胸廓出口有许多肌肉附着，前斜角肌位于胸锁乳突肌的深面，其止点在第一肋骨的前中 1/3 的斜角肌结节。该肌将肋锁间隙分为前后两部分，锁骨下静脉位于前斜角肌的前方和锁骨后方。中斜角肌位于前斜角肌的后方，止于第一肋。前、中斜角肌与第一肋骨形成斜角肌三角间隙，臂丛神经和锁骨下动脉由此通过。臂丛神经由第 5 至第 8 颈神经根和第 1 胸神经根的前支组成，在其行程中要经过斜角肌间隙、锁骨后方至锁骨下肌及胸小肌腱的后方（图 10-4、图 10-5）。

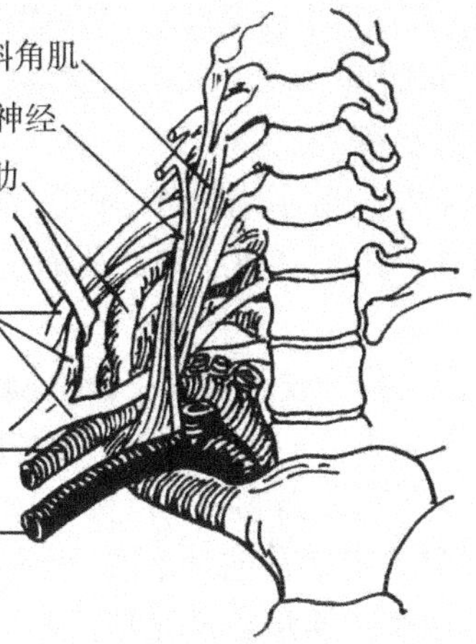

图 10-4 颈肋、前斜角肌与臂丛和血管的关系

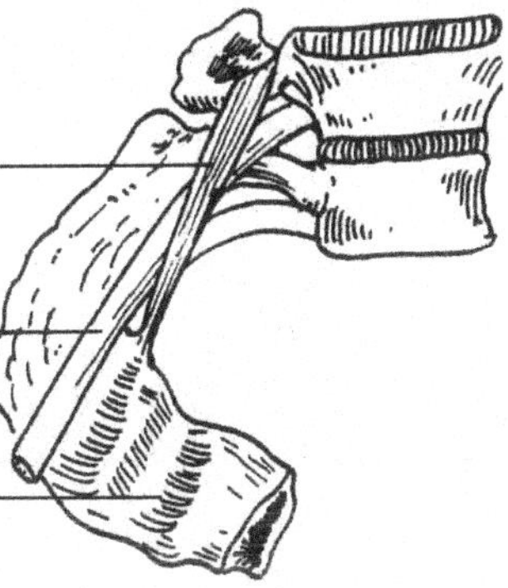

图 10-5 过度外展综合征

（二）病因病理

正常情况下肋锁间隙足以容纳通过的神经、血管而不产生压迫症状。但如有先天或后天因素使其解剖结构变异，则间隙狭窄，形成了对血管神经束的压迫。

1. 颈肋 第七颈椎肋骨残存或横突过长，可改变出口的结构，易使臂丛跨越颈肋时受到压迫。有颈肋者不一定出现症状，只有出现症状者方需治疗。

2. 斜角肌三角间隙变窄 锁骨下静脉在前斜角肌的前方，臂丛和锁骨下动脉在前斜角肌的后方，在此区域内的动、静脉和神经可单独或同时受压而产生症状。前斜角肌痉挛、挛缩或纤维化、肌肉异常发育或过度肥大，或者止点外移，以及增厚的中斜角肌筋膜和韧带，都可使间隙狭窄，神经、血管受到卡压。

3. 肋锁通道结构变异 第一肋骨或锁骨的畸形、外生骨疣，以及外伤骨折、肱骨头脱位等均可使肋锁间隙变小，产生臂丛神经和血管压迫症状。当肩部上抬时锁骨上升，裂隙加大；肩部下垂时，锁骨下降，致肋锁接近，通道变狭窄。

4. 其他 肩部外展时，肋喙韧带或胸小肌腱后的神经、血管受卡压。此外，肩部向后下垂、颈部伸展、面部转向对侧，以及深吸气都可使肋锁间隙狭窄，对神经、血管产生压迫。

（三）临床诊断

本病常发生在青中年，女性多见。常在先天因素的基础上，由外伤、劳损或其他原因诱发；单侧发病多于双侧。

1. 症状

（1）神经症状：患侧颈肩部疼痛，或前臂、手痛，一般多在尺神经和正中神经支配区，多为持续性，呈钝痛或刀割样痛。有的患者有感觉异常，如麻木感、烧灼感、蚁行感、痛觉过敏等，以尺神经支配区最明显，任何外展活动都可使症状加重。据报道，90% 以上的患者出现神经症状。

（2）血管症状：动脉受压迫时，可导致患肢血流障碍，出现疼痛、无力、发凉、怕冷、手指苍白，并有缺血性疼痛。患肢上举时疼痛加重，桡动脉搏动减弱或消失，此征阳性率可达 72%。静脉受压时，患肢肿胀，手部发绀、水肿、静脉扩张等。

（3）运动障碍：患肢在出现神经、血管症状的同时，常有疲劳感、握拳无力、持物不稳或脱落，但肌力无明显改变。病程长者，日久可出现受累肌肉的萎缩、肌力下降、精细动作困难等。

2. 体征

（1）斜角肌试验：患者正坐位，双手置于膝上，医生摸其患侧桡动脉，再令患者头后仰并转向患侧，同时深吸气。当桡动脉搏动减弱或消失、血压下降时，则为阳性。

（2）肩外展外旋试验：当肩关节外展外旋 90°，桡动脉搏动减弱或消失时，则为阳性。

（3）直肘后伸试验：让患者尽量将肩部移向后下方，两肘伸直，当桡动脉搏动减弱或消失时，则为阳性。

（4）前斜角肌压迫试验：当用手指压迫前斜角肌止点，患者感局部疼痛并放射至前臂尺侧，尺神经支配区有麻木、沉重感时，则为阳性。

（5）过度外展试验：患肢伸直并被动过度外展，当桡动脉搏动减弱或消失时，则为阳性（图 10–6）表示动脉受到胸小肌腱的挤压。

（6）举臂运动试验：双侧上肢外展外旋 90°，双手做快速连续的屈伸活动，当患侧上肢在数秒钟后即出现疼痛、麻木、乏力且自行落下时，则为阳性。

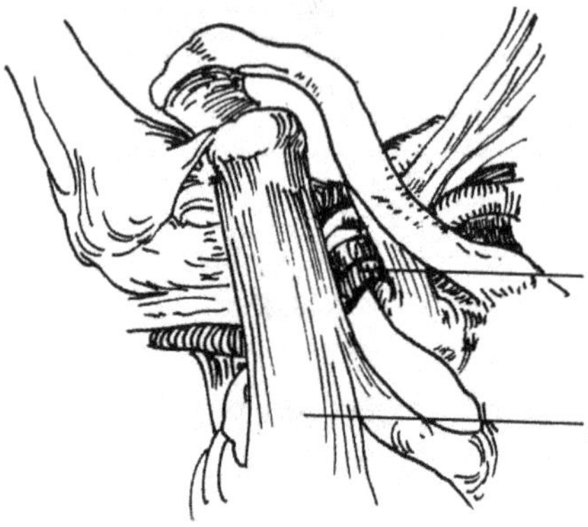

图 10–6　胸廓出口解剖关系

3. 检查

（1）X 线检查：常规拍颈椎正侧位片及上胸部正位片，以便确定有无颈肋或上肺部肿瘤、锁骨或第一肋畸形等。

（2）尺神经传导速度：尺神经传导速度的正常值在胸廓出口处为 72m/s，有胸廓出口征的患者则减少到平均 53m/s。此种检查对治疗方法的选择、诊断及疗效评定等都有一定价值。

（3）血管造影：血运障碍较重者，可行锁骨下动、静脉造影，以了解血管受压、闭塞或狭窄部位及侧支循环情况。

（4）斜角肌阻滞：用 1% 普鲁卡因行前斜角肌封闭后，当颈部活动范围增大而疼痛减轻或肩外展外旋 90°而动脉症状减轻时，则有助于确定诊断。

（5）肌电图检查：检查肌肉在静止和收缩时的生物电变化，有助于确定病变是在周围神经还是在肌肉本身。

根据病史、症状和体征，参照胸部和颈椎 X 线片、尺神经传导速度及肌电图等，一般可确定诊断。

（四）鉴别诊断

1. 颈椎疾病　颈椎病，尤其是神经根型、椎管内肿瘤、颈椎间盘急性突出等，都可引起上肢疼痛、麻木及功能障碍。一般来讲，这些疾病的桡动脉搏动多无异常。本病颈部僵直，活动受限，压头试验及神经根牵拉试验多为阳性，上肢腱反射减弱，颈椎 X 线示生理曲度消失、椎间隙狭窄、骨质增生及颈椎失稳等。必要时，行 CT 扫描则更易鉴别。

2. 臂丛神经及其末梢支损伤　如腕管综合征、肘管综合征等症状多局限在肘部以下，且无血管搏动减弱征象。打击、牵拉引起的臂丛损伤，多有明确外伤史，伤后即有症状，不难鉴别。

3. 血管病变　以血管改变为主的疾病，如雷诺病、血栓性静脉炎、动脉栓塞等，应注意与本病鉴别。

（五）治疗

原则上应采取保守疗法，临床上有 50% ~ 70% 的病例可经适当的非手术治疗而改善。

1. 非手术疗法　适用于症状较轻，尺神经传导速度高于 60m/s 者。首先要改变上肢姿势，如睡眠时将上肢高举过头，日常避免提重物，减少上肢过度外展、外旋或下垂、后伸的动作。平时加强颈肩部肌肉锻炼，对于血管痉挛者可给予扩血管药，前斜角肌痉挛者可口服解痉止痛药物，也可用按揉、弹拨的手法在其止点处按摩。针灸、理疗、热敷、超声波等疗法都可根据病情酌情选用。

2. 手术疗法　适用于神经、血管障碍明显，疼痛严重影响工作和生活，且经非手术治疗无效，尺神经传导速度低于 60m/s 者。手术方法：有前、中斜角肌切断或部分切断术，颈肋或颈，横突部分切除术，纤维束带切除术，神经血管松解术及第一肋骨切除术等。术后约有 90% 以上的病例症状消失。

二、棘上韧带损伤

棘上韧带损伤是指由于外伤或劳损而致棘上韧带的撕裂或炎性反应变性及钙化所致。多见于青壮年体力劳动者，为多发病。治疗不彻底时，常会迁延成慢性劳损，引起腰背部疼痛。

（一）解剖生理

棘上韧带是附着在各椎骨棘突上的索状纤维组织，自上而下呈纵行，比较坚韧，深层纤维连接 2 个棘突，中层联结 3 个，表层可达 3 ~ 4 个。据统计，73% 棘上韧带止于第 4 腰椎棘突，22% 止于第 3 腰椎棘突，5% 止于第 5 腰椎棘突，因而下腰部抗应力较弱。腰部的活动范围较大，30 ~ 40 岁者，75% 的棘上韧带有不同程度的组织变性，易受损伤；尤其弯腰时，腰背部弧形最外层所受抗应力最大，更易受损。

（二）病因病理

1. 急性损伤　棘上韧带损伤可由直接暴力和间接暴力所致，当暴力超过负荷时可发生韧带断裂。

（1）直接暴力：直接外力作用于背部时，使腰部前屈，或腰部直接受外力作用，均可造成棘上韧带的损伤。如用石块、棍棒击打腰背部，受击部棘上韧带可首先受伤断裂，工程事故及汽车撞伤等亦属直接暴力。伤处为闭合性或开放性时，可并发棘突、椎骨损伤或脱位。

（2）间接暴力：间接暴力所致棘上韧带损伤远较直接暴力多见。如弯腰搬取重物时，韧带失去骶棘肌肉的保护，骤然猛烈收缩时，极易造成棘上韧带损伤；或从高处坠下时，足臀部着地，胸腰段脊柱由于惯性过度前屈，使棘上韧带受牵拉而出现断裂；重者并发棘间韧带损伤和棘突骨折。

2. 慢性劳损　长期伏案工作或长期弯腰工作者，因棘上韧带长期受到牵拉刺激，可多次产生慢性小损伤，面部有出血、渗出，修复后组织增生，可使韧带变性、钙化等。

（三）临床诊断

1. 病史　患者多为 20 ~ 50 岁体力劳动者，有明显弯腰劳动或腰背部外伤史，多为突然发病。

2. 症状　受伤时，患者自觉伤处有帛裂声或撕裂感，随即局部突然疼痛，呈针刺刀割样痛。局部皮下有瘀斑，略肿胀。主诉疼痛位于脊背正中，轻者酸痛，重者不敢仰卧。

3. 体征　腰部肌肉痉挛，活动明显受限，前屈时疼痛明显加重。压痛点多位于棘突或棘突间；棘突间可有凹陷，棘上韧带不连续，棘突间距增宽。仰卧屈髋时，疼痛加重。局部封闭后，疼痛可减轻或消失。

4. X 线检查　一般棘上韧带损伤多无异常，前屈位时可有棘突间隙增宽，主要是排除骨折及骨病等。

根据以上病史、症状和体征，本病诊断并不困难，但应与急性腰扭伤和小关节紊乱相鉴别。损伤早期，有时上述疾病同时存在，但损伤部位及组织不同，详细检查后不难区别。

（四）治疗

急性期应卧床休息，减少弯腰活动，以利于损伤组织的修复。

1. 手法治疗　如属韧带拉伤而未断裂者，可用按摩手法治疗，以拇指按揉法为主。手法应轻揉、稳妥，以不加重损伤为原则。

如属棘上韧带撕裂或于棘突上剥离者，可用手法复位理顺。患者取坐位，术者以双拇指触摸棘突，找到棘上韧带剥离处后，嘱患者稍向前弯腰。术者一拇指按于剥离的棘上韧带上端，向上推按；另一拇指左右拨动损伤的韧带，此时嘱患者直腰，双拇指顺脊柱纵轴方向按压于原位。可反复顺压数次，使损伤之韧带归于原位。

2. 封闭疗法　痛点封闭既可用于诊断，亦有治疗作用。0.55% 普鲁卡因 5mL 加强的松龙 1mL 做痛点封闭，有较好止痛效果。每周 1 次，3 次为一疗程。

3. 药物治疗

（1）外用药：局部可外敷止痛膏、消肿止痛膏、骨痛贴等。

（2）内服药：以活血化瘀、消肿止痛为原则，可选用大成汤、复原活血汤、活血止痛汤加减。后期治疗以补益肝肾、强筋壮骨为主，可选用补肾壮筋汤、壮筋养血汤等加减。

4. 其他疗法　对稳定性韧带损伤，后期遗留慢性疼痛者，可采用理疗、针灸、拔火罐、局部热敷及针刀疗法，一般无须手术治疗。

三、棘间韧带损伤

棘间韧带损伤主要是指位于棘突之间的韧带发生变性、撕裂或松弛，从而产生腰背疼痛。棘间韧带损伤很常见，有人统计占慢性腰背痛患者的 10%，是导致腰背痛的常见病因。

（一）解剖生理

棘间韧带是一种致密的胶原结缔组织，它与相邻的棘突连接在一起，靠韧带的力量加强脊柱的稳定性，限制脊柱过度前屈。在一般情况下，因有骶棘肌保护而不易受损；但如本身变性或遭过度牵拉，则常易受累。

棘间韧带纤维连接于相邻两个棘突间，分为三层，中层纤维由后上斜向前下，两侧纤维则由前上斜向后下。三层纤维呈交叉状排列，以保证脊柱活动时椎体间的稳定，但易造成纤维间的摩擦劳损。一般 20 岁以后开始发生变性，据统计有不同程度退变者占 21%；30 ~ 40 岁为退变高峰，达 75%。退变纤维呈玻璃样变性、肿胀、萎缩或断裂，它是发生损伤的基础。

棘间韧带在有棘上韧带处常同时损伤. 当腰椎前屈超过 90°时，骨盆前倾，维持脊柱姿势的骶棘肌失去保护作用，此时棘上、棘间韧带受牵拉以维持脊柱稳定。过度牵拉的慢性积累性劳损，会造成韧带的损伤。

腰 5 骶 1 和腰 4、5 之节段无棘上韧带，由棘间韧带连接两个棘突。此部位活动度较大，且骶椎固定，故此处棘间韧带受力最大，为损伤好发部位。据统计，腰，骶，棘间韧带损伤约占伞部棘间韧带损伤的 92% 以上。

（二）病因病理

1. 外伤　当人体过度弯腰搬取重物时，由于骶棘肌松弛，失去对棘间韧带的保护，使力点全部落在韧带上。骤然发力，可导致棘间韧带的损伤。久治未愈则转为慢性腰痛。

2. 变性　主要指 20 岁以后的青壮年，棘间韧带有不同程度的变性。由于组织变性，使其承载能力下降，轻度的损伤即可使其发生断裂并产生疼痛。

3. 劳损　长期弯腰工作的人，棘间韧带处于被牵拉状态。长期慢性的积累性劳损，反复的微小损伤，可使韧带劳损变性，产生疼痛。

病理：棘间韧带损伤也分为急性和慢性。急性者为突然暴力所致，受损韧带可完全或部分断裂，受损处可有出血、渗出、白细胞及巨噬细胞浸润；慢性损伤主要为慢性牵拉，劳损或相邻棘突间的扭挫伤所致，椎间盘蜕变后椎间失稳，可加重棘间韧带劳损，主要表现为退变及小的纤维断裂。

（三）临床诊断

患者常诉腰痛无力。多有腰部扭伤病史，特别是弯腰搬重物受伤史。开始为突发性腰痛呈撕裂样，疼痛常向骶部或臀部扩散。重者可有局部肿胀、瘀血，直立位或腰椎过伸位时疼痛减轻或无痛。也有长期从事弯腰工作造成棘间韧带慢性劳损，自觉腰部酸痛无力，压痛部位处于棘突间，较棘上韧带损伤深在，坐位腰椎前屈时疼痛加重，休息后减轻。腰5骶1间隙多见。局部普鲁卡因封闭后疼痛消失。卧床休息时，腰部可垫一小枕，保持腰椎轻度伸位则较舒适。

X线检查：腰椎平片无异常，偶可见棘突发育不良；腰椎过屈位侧片，可见棘突间隙加宽。可靠的确诊方法可采用棘间韧带造影术。

（四）治疗

急性损伤患者应卧床休息，减少弯腰活动，保证损伤组织修复。慢性疼痛者，可采用针灸、理疗、局部热敷等法。手法治疗可在局部施行点按、捻散或扳推等手法。局部封闭为常用治疗方法，1%普鲁卡因2mL加强的松龙1mL做棘间韧带局封，可止痛消炎，效果良好。对于长期保守治疗无效、疼痛严重而影响工作者，可考虑行韧带修补术或脊椎融合术。

参考文献

[1] 田伟，王满宜，积水潭骨折. 第2版［M］. 北京：人民卫生出版社，2013.
[2] 刘玉杰，等. 实用关节镜手术. 第2版［M］. 北京：人民军医出版社，2011.
[3] 戴国锋. 急诊骨科学［M］. 北京：人民军医出版社，2012.
[4] 刘义兰，罗凯燕，熊莉娟. 关节镜手术及运动康复护理［M］. 北京：人民军医出版社. 2012.
[5] 王兴义，王伟，王公奇 . 感染性骨不连［M］. 北京：人民军医出版社，2016.
[6] 雒永生. 现代实用临床骨科疾病学［M］. 西安：西安交通大学出版社，2014.
[7] 裴福兴，陈安民，骨科学［M］. 北京：人民卫生出版社，2016.
[8] 胥少汀，葛宝丰，徐印坎. 实用骨科学［M］. 北京：人民军医出版社，2015.
[9] 霍存举，吴国华，江海波 . 骨科疾病临床诊疗技术［M］. 北京：中国医药科技出版社. 2016.
[10] 胡永成，马信龙，马英. 骨科疾病的分类与分型标准［M］. 北京：人民卫生出版社，2014.
[11] 唐佩福，王岩，张伯勋，卢世璧. 创伤骨科手术学［M］. 北京：人民军医出版社，2014.
[12] 黄振元. 骨科手术［M］. 北京：人民卫生出版社，2014.
[13] 梅西埃. 实用骨科学精要［M］. 戴闽，姚浩群，译. 北京：人民军医出版社，2016.
[14] 汤亭亭，卢旭华，王成才，林研. 现代骨科学［M］. 北京：科学出版社，2014.
[15] 郝定均，简明临床骨科学［M］. 北京：人民卫生出版社，2014.
[16] 邱贵兴. 骨科学高级教程［M］. 北京：人民军医出版社，2014.
[17] 任高宏. 临床骨科诊断与治疗［M］. 北京：化学工业出版社，2014.
[18] 陈建庭，朱青安，罗卓荆. 脊柱手术指南［M］. 北京：北京大学医学出版社，2013.
[19] 陈启明. 实用关节镜手术学［M］. 北京：人民卫生出版社，2016.
[20] 岳民生，刘树民，杜岩松. 股骨头坏死［M］. 北京：化学工业出版社，2013.
[21] 吕厚山. 膝关节外科学［M］. 北京：人民卫生出版社，2010.
[22] 陶海鹰，陈家禄，任岳. 脊柱外科手术入路与技巧［M］. 北京：人民军医出版社，2013.
[23] 郝定均，王岩，田伟 . 脊柱创伤外科治疗学［M］. 北京：人民卫生出版社，2011.
[24] 郭卫春，熊敏，余铃. 骨肉瘤基础与临床［M］. 湖北：武汉大学出版社，2014.
[25] 马奎云，孙孝先. 新编颈椎病学［M］. 郑州：郑州大学出版社，2014.
[26] 刘沂，史立强，刘云鹏 . 髋关节骨折脱位临床指南［M］. 北京：人民军医出版社，2010.
[27] 陈义泉，袁太珍. 临床骨关节病学［M］. 北京：科学技术文献出版社，2010.
[28] 潘志军，陈海啸. 临床骨科创伤疾病学［M］. 北京：科学技术文献出版社，2010.
[29] 孙捷，刘又文，何建军，等. 实用微创骨科学［M］. 北京：北京科学技术出版社，2012.
[30] 姜保国，王满宜. 关节周围骨折［M］. 北京：人民卫生出版社，2013.
[31] 赵定麟，李增春，刘大雄，等. 骨科临床诊疗手册［M］. 北京：世界图书出版公司，2008.
[32] 陈峥嵘. 现代骨科学［M］. 上海：复旦大学出版社，2010.